骨科微创手术系列丛书

骨科微创手术学

Minimally Invasive Spine Surgery

脊柱 | A Practical Guide to Anatomy and Techniques

〔美〕布拉卡·奥祖尔

主编　〔美〕爱德华·本泽尔

〔美〕史蒂文·加芬

主译　马信龙

U0339054

天津出版传媒集团

天津科技翻译出版有限公司

著作权合同登记号：图字 02-2013-10

图书在版编目(CIP)数据

骨科微创手术学. 脊柱／(美)奥祖尔(Ozgur, B.),(美)本泽尔(Benzel, E),(美)加芬(Garfin, S)主编；马信龙等译. —天津：天津科技翻译出版有限公司，2014.7

（骨科微创手术系列丛书）

书名原文：Minimally invasive spine surgery：a practical guide to anatomy and techniques

ISBN 978-7-5433-3340-6

Ⅰ.①骨…　Ⅱ.①奥…　②本…　③加…　④马…　Ⅲ.①脊柱病－显微外科学　Ⅳ.①R68

中国版本图书馆 CIP 数据核字(2013)第 311155 号

Translation from English language edition：

Minimally Invasive Spine Surgery

by Burak Ozgur, Edward Benzel and Steven Garfin

Copyright © 2012 Springer New York

Springer New York is a part of Springer Science + Business Media

All Rights Reserved.

授权单位：Springer-Verlag GmbH

版　　　权：天津科技翻译出版有限公司

出　版　人：刘 庆

地　　　址：天津市南开区白堤路 244 号

邮政编码：300192

电　　　话：022-87894896

传　　　真：022-87895650

网　　　址：www.tsttpc.com

印　　　刷：天津新华印刷三厂

发　　　行：全国新华书店

版本记录：787×1092　16 开本　12 印张　200 千字
　　　　　2014 年 7 月第 1 版　2014 年 7 月第 1 次印刷
　　　　　定价：50.00 元

（如发现印装问题，可与出版社调换）

译校者名单

主　译　马信龙

副主译　许卫国　　李世民　　阚世廉　　叶伟胜
　　　　孙景城　　雪　原　　郝永宏

译校者　（按姓名汉语拼音排序）

白春宏	蔡　琳	蔡　迎	曹树明
陈　思	郭　林	韩　超	郝春燕
郝永宏	阚世廉	李　晖	李明新
李世民	刘林涛	刘子媛	刘兆杰
刘忠玉	马信龙	孟晓辉	苗　军
潘　涛	石敬贤	石　青	苏啸天
孙景城	田　鹏	万春友	王敬博
魏学磊	吴英华	解敏坤	徐建华
徐　康	许卫国	雪　原	闫　旭
杨　阳	杨　忠	叶伟胜	殷中罡
尹　路	袁　永	詹海华	张　波
张　超	张继东	张建兵	张　涛
赵　栋	周慧芳	朱少文	

编者名单

Edward S. Ahn, PhD Chief Technology Officer, Angstrom Medica, Inc., Woburn, MA, USA

Christopher P. Ames, MD Associate Professor, Department of Neurosurgery, University of California-San Francisco, San Francisco, CA, USA

Henry E. Aryan, MD Clinical Instructor of Neurosurgery, Complex Spinal Reconstruction & Neurospinal Oncology, Department of Neurological Surgery, University of California-San Francisco, CA; Sierra Pacific Orthopaedic & Spine Center, Fresno, CA, USA

Farbod Asgarzadie, MD Assistant Professor, Department of Neurosurgery, Loma Linda University Medical Center, Loma Linda, CA, USA

Lissa C. Baird, MD Neurosurgery Resident, Division of Neurosurgery, University of California-San Diego, UCSD Medical Center, San Diego, CA, USA

Scott C. Berta, MD Neurosurgery Resident, Division of Neurosurgery, University of California-San Diego, UCSD Medical Center, San Diego, CA, USA

Sigurd H. Berven, MD Associate Professor in Residence, Department of Orthopaedic Surgery, University of California-San Francisco, UCSF Medical Center, San Francisco, CA, USA

Christopher M. Bono, MD Assistant Professor, Director of Spine Surgery, Department of Orthopaedic Surgery, Boston Medical Center, Boston University School of Medicine, Boston, MA, USA

Michael A. Chang, MD, PhD Department of Orthopedic Surgery, Wichita Clinic, Wichita, KS, USA

Andrew Cragg, MD Clinical Professor of Radiology, University of Minnesota, Edina, MN, USA

Oksana Didyuk, BS Research Assistant, Department of Neurosurgery, Providence Medical Center, Michigan Head and Spine Institute, Southfield, MI, USA

Kurt M. Eichholz, MD Assistant Professor of Neurological Surgery, Department of Neurological Surgery, Vanderbilt University Medical Center, Nashville, TN, USA

Richard G. Fessler, MD, PhD Professor, Department of Neurosurgery, Northwestern University; University of Chicago, Chicago, IL, USA

Steven R. Garfin, MD Professor and Chair, Department of Orthopaedic Surgery, University of California-San Diego, UCSD Medical Center, San Diego, CA, USA

Samuel A. Hughes, MD, PhD Neurosurgery Resident, Department of Neurological Surgery, Oregon Health & Science University, Portland, OR, USA

David H. Jho, MD, PhD Neurosurgery Resident, Department of Neurosurgery, Massachusetts General Hospital, Harvard Medical School, Boston, MA, USA

Hae-Dong Jho, MD, PhD Professor & Chairman, Department of Neuroendoscopy, Allegheny General Hospital, Drexel University College of Medicine, Pittsburgh, PA, USA

Iain H. Kalfas, MD, FACS Chairman, Department of Neurosurgery, Cleveland Clinic, Cleveland, OH, USA

Larry T. Khoo, MD Chief of Neurosurgery, UCLA Santa Monica Hospital, Assistant Professor of Neurological & Orthopedic Surgery, University of California-Los Angeles Comprehensive Spine Center, Los Angeles, CA, USA

Choll W. Kim, MD, PhD Assistant Professor, Department of Orthopaedic Surgery, University of California-San Diego, San Diego, CA, USA

Isador H. Lieberman, MD, MBA, FRCSC Professor of Surgery, Chairman, Medical Interventional and Surgical Spine Center, Cleveland Clinic Florida, Ft. Lauderdale, FL, USA

Adam K. MacMillan, BS Project Manager, Angstrom Medica, Inc., Woburn, MA, USA

Tobias Moeller-Bertram, MD Assistant Clinical Professor of Anesthesiology, Department of Anesthesiology, Center for Pain Medicine, University of California-San Diego, VA San Diego Healthcare Systems, San Diego, CA, USA

Peter O. Newton, MD Director of Scoliosis Service and Orthopaedic Research, Department of Orthopaedics, University of California-San Diego, Rady Children's Hospital, San Diego, CA, USA

Andrew D. Nguyen, MD, PhD Neurosurgery Resident Physician, Division of Neurosurgery and Senior Clinical Fellow, Division of Neuro-Interventional Radiology, University of California-San Diego Medical Center, San Diego, CA, USA

Donna D. Ohnmeiss, PhD President, Texas Back Institute Research Foundation, Plano, TX, USA

John E. O'Toole, MD Assistant Professor, Department of Neurosurgery, Rush Medical College of Rush University Medical Center, Chicago, IL, USA

Burak M. Ozgur, MD Director of Minimally Invasive Spine Surgery, Assistant Professor of Neurosurgery, Department of Neurosurgery, Cedars-Sinai Medical Center, Los Angeles, CA, USA

Pablo Pazmino, MD Department of Orthopaedic Surgery, Olympia Medical Center, Beverly Hills, CA, USA

Ramiro A. Perez de la Torre, MD Spine Fellow, Department of Neurosurgery, Providence Hospital, Southfield, MI, USA

Mick J. Perez-Cruet, MD, MS Director, Minimally Invasive Spine Surgery and Spine Program, Department of Neurosurgery, Providence Medical Center, Southfield, MI 48075; Adjunct Associate Professor, Oakland University, Rochester, MI, USA

Andrew Perry, MD Resident, Department of Orthopaedic Surgery, University of California-Sàn Diego, San Diego, CA, USA

Ralph F. Rashbaum, MD Co-founder, Texas Back Institute Research Foundation, Plano, TX, USA

John J. Regan, MD Medical Director, Beverly Hills Spine Group, Cedar-Sinai Institute for Spinal Disorders, Beverly Hills, CA, USA

Hormoz Sheikh, MD Spine Research Fellow, Department of Neurosurgery, Providence Medical Center, Michigan Head and Spine Institute, Southfield, MI, USA

Jeff S. Silber, MD, DC Associate Professor, Department of Orthopaedic Surgery, Long Island Jewish Medical Center, New Hyde Park, NY; Albert Einstein School of Medicine, Bronx, NY, USA

Vartan S. Tashjian, MD, MS Department of Neurosurgery, University of California-Los Angeles, Santa Monica Orthopedic and Neurosurgical Spine Center, Los Angeles, CA, USA

Vickram Tejwani China Medical University, Shenyang, Liaoning, China; West Bloomfield, MI, USA

Alexander R. Vaccaro, MD, PhD Professor, Departments of Neurosurgery and Orthopaedic Surgery, Thomas Jefferson University and Rothman Institute, Philadelphia, PA, USA

Rohit B. Verma, MD Orthopaedic Spine Surgeon, Department of Orthopaedic Surgery, The Spine Institute; Department of Neurosurgery, The Chiari Institute, North Shore Manhasset Hospital, Great Neck, NY, USA

Mark S. Wallace, MD Professor of Clinical Anesthesiology, Program Director, Department of Anesthesiology, Center for Pain Medicine, University of California-San Diego Medical Center, La Jolla, CA, USA

Anthony T. Yeung, MD DISC – Desert Institute for Spine Care, Phoenix, AZ; Volunteer Clinical Associate Professor, Department of Orthopaedic Surgery, University of California-San Diego School of Medicine, San Diego, CA, USA

Christopher A. Yeung, MD DISC – Desert Institute for Spine Care, Phoenix AZ; Department of Orthopaedic Surgery, Volunteer Clinical Faculty, University of California-San Diego School of Medicine, San Diego, CA, USA

Hansen A. Yuan, MD Professor, Department of Orthopaedic and Neurological Surgery, State University of New York-Syracuse Medical Center, Syracuse, NY, USA

Barón Zárate Kalfópulos, MD Orthopaedic Surgeon, Department of Spinal Surgery, National Rehabilitation Center, Universidad Nacional Autónoma de Mexico, México Distrito Federal, Mexico

译者前言

目前,骨科微创手术在国内外均受到广大骨科医生和患者的欢迎。这是因为微创手术随着技术的成熟和器械的发展更新,越来越能达到与传统开放性手术完全相同的治疗效果。它既能减少骨科手术患者的痛苦,又能大大节省患者的住院时间和治疗花费,显然对国家经济建设和医保支出都有好处。特别是对手术患者的损伤轻微,从而术后并发症也明显下降。越来越多的骨科医生都在学习和开展微创手术,它已经成为一项不可或缺的临床技术。

近期,世界最著名的出版公司之一——施普林格公司出版了骨科微创手术学(Minimally Invasive Surgery in Orthopedics)系列专著,包括脊柱、上肢、髋、膝和足踝五本(其中《微创全髋关节置换手术》一书已经由天津科技翻译出版有限公司引进出版)。此系列几乎涵盖了当前骨科领域的全部微创手术。有鉴于此,天津医院骨科组织骨科医师将其翻译为中文版,无论对促进我国骨科临床微创技术应用还是推动我国骨科临床微创手术发展,都必然起到重要作用。

值此中文版出版之际,我们谨表欣慰和祝贺。

主译

序言(一)

脊柱外科与其他外科专业相比,在过去的30年里发展得十分迅速。过去的40年里从做实习医师开始,我十分幸运地见证了这次发展历程。在那个时期,脊柱外科并不是一个受住院医师喜欢的专业,经常作为最后的选择。相比较而言,住院医师对骨科更感兴趣。有赖于膝关节镜技术的发展,我们才开始对微创外科有所认识。在我担任住院医师和后来脊柱外科医师期间,关注点都在融合技术特别是脊柱骨折和畸形的手术上。虽然多年以来脊柱治疗的许多原则仍然没有改变,但是很明显,在微创脊柱外科中,无论从方法和脊柱外科技术上都发生了巨大的变化。这些技术的绝大部分已经经受住了时间的检测,虽然有一些技术没有通过实践检验,但是所有的这些都有助于提高我们的认知或丰富脊柱外科知识。

微创脊柱外科作为脊柱治疗最新发展中的一种,已经对我们将如何对待未来的脊柱患者产生了巨大的影响。虽然其他专业的医师很久以前就开始热衷于运用微创治疗方法,但是微创脊柱外科(MISS)的发展速度很慢。从椎间盘疾病治疗开始,现在已包括融合术、运动保护技术,甚至还有脊柱重建术。根据过去40年的发展情况来看,我相信随着时间的推移,这些技术会继续发展和改进。

教育在任何一个领域的发展过程中都扮演着很重要的角色,特别是像微创脊柱外科这样一个新兴并且需求量大的领域。如今,随着先进技术的发展对脊柱疾病治疗原则及治疗结果的理解和知识的丰富,已允许我们更加有效地治疗许多种脊柱疾病。有些进步在10年以前是我们做梦都想不到的。然而微创脊柱外科的教育首先应强调原则。我们不应该忘记患者的治疗应该基于手术指征而不是现有技术,即便创伤很小。

本书的作者都是微创脊柱外科的领军人物,成功地总结了该领域的现有知识,广泛涵盖了脊柱外科中的各种技术和手段,而且既包括原则也包括技术。本书对适应证进行了明确的说明,并且对技术也进行了简明扼要的讨论。随着脊柱外科成为一项专业领域,本书无疑会成为神经脊柱外科和矫形脊柱外科医师及实习生的一本有价值的参考书。当然,随着我们这个领域的继续进步,这本书将成为将来创新的一个基础。

Behrooz A. Akbarnia

加利福尼亚 拉荷亚

(郝春燕 译 李世民 校)

序言(二)

在过去20年里,脊柱外科手术发生了巨大的变化。取得的进展包括设备的进步、手术室内外成像技术的应用和对生物力学理解的深入。微创脊柱外科已经成为脊柱外科领域的一个分支,在过去的10年中发展十分迅速。

微创脊柱外科有利于减少术后疼痛和对正常解剖的破坏,后者还能够缩短住院时间。理论上,所有这些益处也将能够降低医疗费用,但是这一点还没有被记录在案。和大多数新技术一样,掌握微创脊柱外科与学习曲线有关。事实上,对于一些手术如脊柱的胸腔镜,学习曲线是比较陡峭的。要达到熟练掌握这项既简洁而又复杂的技术,如果不是专门进修学习的话,有必要通过强化突出的课程学习。本书的编辑召集了微创脊柱外科这一领域的专家共同完成了这本将成为该专业的标准的教科书。

本书论述了整个脊柱的微创外科手术,从颈部开始到胸腰部。本书撰写了一个非常好的绪论,并且通过微创手术介绍了多种融合技术。从传统的观点说,"小关节面神经后根切断术"和"小关节面和硬膜外类固醇注射"两章不应该包括在微创脊柱外科内。然而对这本书而言则是合理的选择。

虽然书中的许多手术都能通过传统的开放式技术完成,但是作者非常详细地介绍了微创技术与传统开放式方法相比之优劣。外科医师首先应该成为脊柱开放手术方法的专家。在掌握了基本的必要的微创设备使用方法,并且了解解剖后,便可采用本书描述的微创方法。本书写得很好并且很及时,它将成为所有应用微创脊柱外科手术的外科医师和准备在此领域深造的医师们的一本标准教科书。

Volker K. H. Sonntag, MD

图森;亚利桑那　凤凰城

(郝春燕 译　李世民 校)

前　言

　　微创脊柱外科的原则和技术的应用增长十分迅速。在某种程度上,它成为了许多脊柱外科医师使用的方法。脊柱外科的医师和患者,对使用这种方法的热情都很高,主流的医学网站、网上讨论以及外科协会的学术会议对微创脊柱外科的热议都令人印象深刻。

　　微创脊柱外科如此受欢迎的原因有很多。主要是安全,失血少,疼痛小,在患者中很受欢迎。虽然有这种热情,然而做一些自我反思和认真的考虑是十分必要的。作为医师,我们必须考虑到现有的支持这种新技术的最佳证据。本书中,我们的目的是考虑现有证据来支持微创脊柱外科。然而我们同样也应当考虑到安全问题、学习曲线问题,以及这种技术的高额成本。许多情况下,后两个问题可能比其他的问题更重要。在不同程度上,也需要对外科医师的具体问题作重要的考虑。

　　在接下来的内容中,我们尽力收集了各方面的研究成果,为读者便捷掌握各种微创脊柱外科提供一些基础理论,其中包括疾病病理和相关技术问题,并根据病例来说明微创手术的局限性以及优势所在。有一点必须记住:通过小开口可能潜伏大并发症。记住这一点之后,请您阅读、欣赏并且学习这本由经验丰富的作者们写就的作品。我们希望您跟我们一样,本书能为微创外科提供一个客观的、诚实的和平衡发展的路径,并且在未来几年里能够提供有益的帮助。

Burak M. Ozgur　加利福尼亚,洛杉矶

Edward C. Benzel　俄亥俄,克利夫兰

Steven R. Garfin　加利福尼亚,拉荷亚

（郝春燕 译　李世民 校）

目 录

第1章 脊柱微创手术总论及原则

Burak M. Ozgur

　　"微创"一词似乎是我们这些日子里听到的最多的词语，它几乎成为一种流行语。不管是什么类型的手术，所有的患者都希望被告知他们将接受的是微创手术。而几乎所有的外科医师都想宣布，他们所做的手术都是微创手术。或者，我们必须考虑另一种替代说法：没有一个外科医师会告诉患者，他或她所做的手术是"最大程度地侵入"。

　　微创的准确意思是什么？是手术的切口小？是所有微创的最终效果都必须达到整形效果？怎样理解术后疼痛程度、麻醉剂的使用和住院？当然我们必须考虑软组织的损伤程度和失血量。所有考虑都必须服务于手术计划的制订及手术方法的选择。

　　首先必须考虑的是正确的诊断及对症治疗。我们永远都不应该由于自己的经验不足和（或）暴露不充分，而让我们的患者受到伤害。无论通过微创还是传统开放手术实施减压术或固定术，最终的结果必须是操作是有效的，并且在功能上是相同的。

　　我认为微创手术是一种思维方式。微创手术是外科医师作出的慎重决定和不懈努力，是为了在不影响手术目的的情况下，尽可能最大程度地保护肌肉及韧带等软组织。事实上，我把微创手术看成是外科医师在最小程度破坏周围组织的情况下完成的手术。我们必须记住人体是在不停地进行自我调节、自我稳定和自动融合的整体。不同形式的关节炎，甚至合并有自身免疫性疾病引起的脊柱侧弯就是一个明确的证据。

　　直到最近才开始有人关注减压去除的骨结构和剥离的软组织在多大范围就可能会引起更多的我们所不知道的后果。例如，我们已知如果我们过多地切除关节突的内侧1/2和破坏关节囊，这可能对我们的患者有长期影响。我想进一步说一下，脊柱翻修手术中很大比例的退行性改变在本质上是医源性的，是继发于手术区域不被重视的软组织被广泛地切除。可以回想我们是如何暴力地使用 Cobb 刮匙广泛剥离软组织直到我们可以将大尺寸的、弯曲的自动牵开器放入暴露区。大量研究已经显示广泛的肌肉坏死是由于这些形式的暴露及牵开引起的。当然这些形式的暴露方式对于有些类型的病例是必要的。然而多数情况下，我们可以用较少切除和破坏周围组织即可达到我们的目标。

　　描述传统开放手术的图 1.1 与描述微创入路的图 1.2 在视野暴露范围和软组织破坏方面相比，表现出明显的不同。图 1.3 演示

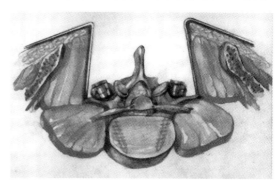

图 1.1 传统开放外科手术暴露示意图。（见彩图）

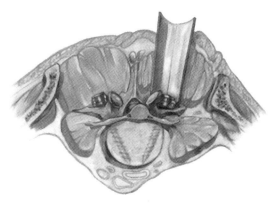

图1.2 微创外科手术通过管型牵开器显露视野的示意图。（见彩图）

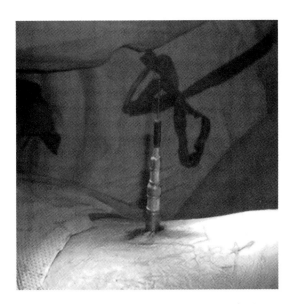

图1.3 连续扩张管的放置示意图。（见彩图）

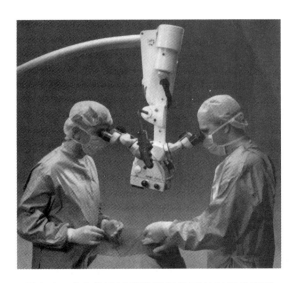

图1.4 术中使用显微镜的好处不仅仅是为了采光和操作，也方便教学及让助手看清手术视野。（From Mayer HM，ed. *Minimally Invasive Spine Surgery：A Surgical Manual.* 2nd ed. Berlin：Springer；2006. p. 13. Reprinted with kind permission of Springer Science ＋ Business Media）

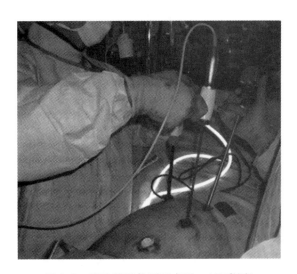

图1.5 腹腔镜的使用示意图。（见彩图）

了如何使用连续扩张管入路。图1.4演示了共同使用一个手术显微镜的优点，既可以增强外科医师可视化的操作，又同时允许助手协助参与。否则，对于那些实习生及住院医师等来说，微创手术的操作程序是十分困难的。图1.5显示了一个正在内窥镜协助下进行操作的病例。最后，图1.6和图1.7显示了传统开放手术和微创手术在手术切口大小上的差别。

　　向患者解释脊柱紊乱的病理生理时，我喜欢用轮胎来做比喻。我将正常状态下的椎间盘描述为轮胎，椎间盘就像一个充满空气的新轮胎。然而，随着我们年龄的增长，椎间盘就好像是失去了空气的轮胎，椎间盘的高度逐渐丧失，使得相邻的椎体靠拢在一起。这个概念通过图1.8形象地展示出来。现在通过多个角度来考虑这一逐步恶化的过程，正如成人退变性脊柱侧凸。将轮胎类比扩大为整个汽车。正常状态的脊椎和汽车通过图1.9形象地展示出来。逐步退变的脊柱不仅仅是丧失了椎间高度，而且也使关节突关节暴露在其他额外的应力作用下，同时我们从不同程度的脊椎前移中看到了脊柱不稳定的确实证据。因此，我们可以在不同阶段的脊柱退行性改变的患者就医时看到形式各异的复杂脊柱畸形。再次分析汽车的类比，我们可以看到这个过程是如何在多个水平不断累积，并可能最终导致相当复杂的脊柱畸形。这一表述通过图1.10形象地展示了出来。

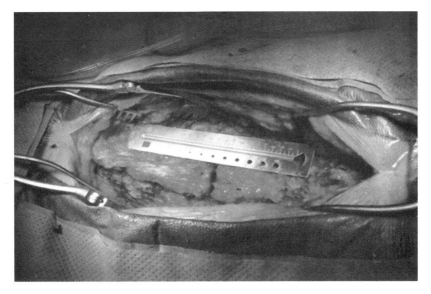

图1.6　传统开放手术的暴露范围。（见彩图）

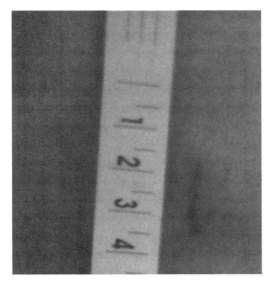

图1.7　愈合良好的微创手术切口。

长期的临床经验表明，患者不仅希望在手术过程中流失更少的血液和忍受更少的痛苦，而且也希望住院时间更短。然而，对社会效益最具显著的影响是如何使患者能在短时间内恢复工作。不幸的是，还没有文献研究这些影响趋势，但是经验丰富的外科医师却发现了这些影响因素。并不是所有的病例都可能适合微创手术。最重要的是，外科医师必须尽最大努力去对疾病作出正确的诊断，然后对患者作出合理的治疗安排。我相信在将来，相关文献将会对这些技术问题提供疗效支持并展现出这些技术带来的好处，同时在治疗脊柱疾病时能为患者提供更好的治疗选择。

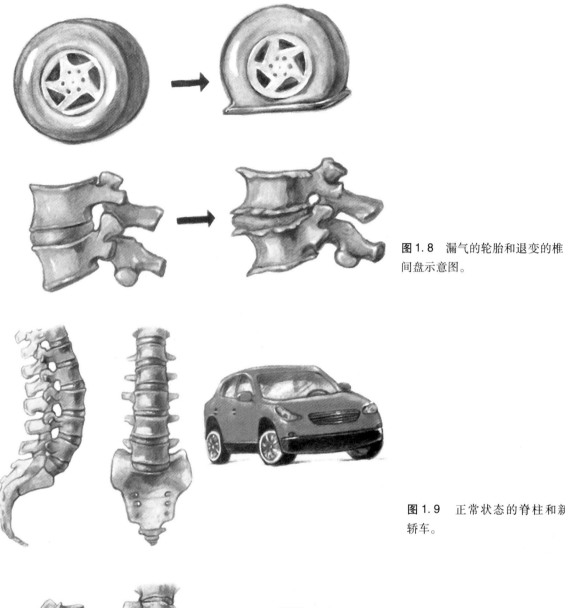

图 1.8 漏气的轮胎和退变的椎间盘示意图。

图 1.9 正常状态的脊柱和新轿车。

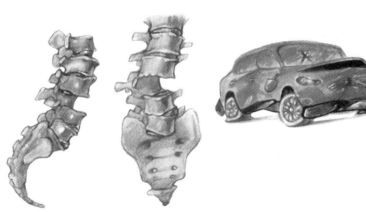

图 1.10 多节段骨质退变和间盘退变疾病造成的成人退变性侧弯和年久失修的汽车示意图。

（雪原 杨忠译 李世民校）

第 2 章　图像引导脊柱导航的原理及临床应用

Iain H. Kalfas

简介

图像引导脊柱导航是一项以计算机为基础的外科技术，用来提高在复杂的脊柱手术中对未暴露的解剖结构的定位[1,2]。它是从立体定位性外科原理演变而来的。立体定位性外科是三维坐标空间中特定点的定位，已经被神经外科医师们使用了几十年，来帮助定位颅内占位性病变。立体定位颅脑手术的应用最初包括使用一个连接到患者头部的外部框架。然而，基于计算机技术的发展已不再需要这个框架，并将立体定位技术扩大到其他外科领域，特别是脊柱外科。

随着脊柱手术器械使用的日益增多以及更多复杂手术的发展，复杂脊柱疾患的处理受到很大程度的影响。这些技术对脊柱外科医师提出了更高的要求：需要对未暴露在手术视野的脊柱解剖结构进行精确的定位。特别是那些需要将骨螺钉拧入胸、腰、骶椎、颈椎侧块和上颈椎跨关节间隙的各种固定技术，都需要对未暴露的脊柱解剖结构实现"可视化"。虽然传统的术中成像技术如 X 线透视检查，被证实是有用的，但它们对复杂的三维结构仅能提供二维成像，因而受到制约。因此，外科医师需要推断基于图像和相关解剖知识的第三维图像。这种所谓的解剖推算，可能在把螺丝拧入未暴露的脊柱时，导致不同程度的不准确性。

一些研究表明，常规 X 线在评估腰骶部脊柱椎弓根螺钉置入中存在不可靠性。在这些研究中，椎弓根皮质被螺钉穿透的比例为 21% ~ 31%[3-5]。在脊柱外科医师定位未暴露的脊柱解剖结构时，这些传统放射技术的缺点是它们最多只能显示两个平面的图像。虽然侧视图较容易评估，但是前后位（AP）或斜视图却难以理解。对于大多数螺钉固定来说，轴位片上螺钉的位置是最重要的。这个平面最能反映螺钉相对于椎管的位置，但常规术中成像却不能提供。为了评估轴向成像对螺钉放置的潜在优势，Steinmann 等使用了一种基于图像的技术：结合尸体脊柱标本的计算机断层扫描（CT）的轴位图像和 X 线透视检查，研究椎弓根螺钉的放置。这个研究证实，椎弓根螺钉插入精度改进后只有 5.5% 的错误率[6]。

图像引导脊柱导航可以在复杂的脊柱手术中最大限度地减少"猜测"。它允许多层面计算机断层（CT）图像的术中操作，可以定位任何外科领域的选定点。虽然不是术中成像装置，但是相比常规术中成像技术（例如 X 线透视），它提供给脊柱外科医师更卓越的图像数据，提高了复杂脊柱外科手术的速度、准确度和精度，并且在大多数情况下，省去了繁琐的术中透视。

图像引导脊柱导航原理

之前已经记述了图像引导的导航系统定位颅内病变的使用[7,8]。图像引导导航建立了术前 CT 图像数据和与其相应的术中解剖之间的空间关系。CT 图像数据和解剖结构可以被看作一个三维坐标系统，其中的每个点在该系统中具有一组特定的 x、y 和 z 的直角坐标系。使用特定的数学算法，使每一个图像数据组中的特定点，可以"匹配"它在手术野中的对应点。这个过程被称为"登记"，它代表了图像引导导航的关键一步。精确的导航最少需要匹配或登记 3 个点。

在过去的 10 年间，多种导航系统得到了发展。大多数这些系统的通用组件包含一个连接有双摄像头光学定位器的图像处理计算机工作站（图 2.1）。在手术过程中定位时，光学定位器对着手术视野发出红外光。安装在一排固定无源反射球上的手持式导航探头将外科医师和计算机工作站连接在一起，也可以将无源反射器连接到标准的外科手术器械上。计算机工作站了解每个导航探针或定制可追踪外科器械上的无源反射器的间距和定位。对手术视野发送的红外光由无源反射器反射回光学定位器（图 2.2）。然后，此信息传递至计算机工作站，可以用它来计算手术器械尖端区域的精确位置，以及器械尖端静止解剖点的定位。

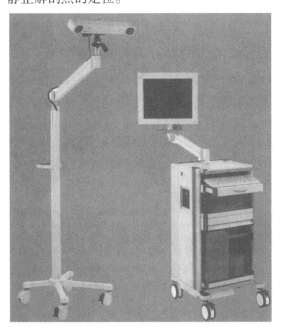

图 2.1 带有红外线摄像机系统的图像引导导航工作站。

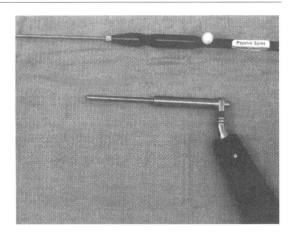

图 2.2 脊柱外科手术中的导航探头和钻导引架。

脊柱外科导航原理的最初应用并不直观。早期应用于颅脑手术的导航技术，是用一个安装在头部的外部框架来提供一个连接术前图像数据和颅内解剖的参考点。这对于脊柱外科手术来说是不实用的。最新一代的颅内导航技术使用了参考标记或基准点，它们在成像之前连接在头皮上。然而，这些安装在表面上的基准点对于脊柱导航来说并不实际。这与准确度和脊柱皮肤有较大的运动度有关[9,10]。对于颅内应用来说，不存在这个问题，因为在头皮连接的基准点的位置相对固定。

脊柱手术中导航技术的应用包括使用刚性的脊柱解剖结构本身作为一个参考框架。脊柱表面的骨性标志为图像引导导航提供必需的参考点（图 2.3）。具体而言，任何术中和术前图像数据集可以识别的解剖标志都可以用来作为一个参考点。棘突或横突尖端的一个小关节或突出的骨赘都可以作为潜在的参考点。由于每个椎体是一个固定的刚性体，所以，选定的登记点与一个单节段脊椎解剖结构的空间关系不会受到身体姿势改变的影响。

两种不同的登记技术可以用于脊柱导航：配对点登记和表面匹配。配对点登记包括在计算机断层扫描（CT）或磁共振成像（MRI）的数据集和在暴露的脊柱解剖结构上选择的一系列相应点。登记过程在手术暴露之后、任何计划的减压程序之前立即进行。可以使用棘突作为登记点。

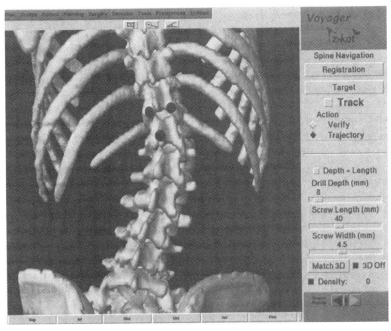

图 2.3 导航工作站屏幕显示 T12 椎弓根钉插入的配对点登记计划。在 T12 水平，选择三个离散的骨性标志。在这种情况下，选择了 T12 两横突侧缘和 T12 棘突顶点。

通过用电脑光标加亮，在 CT 图像数据集选择出一个特定的登记点。然后把探头的尖端放置在手术视野中的对应点上，将探头手柄上的反射球瞄准相机。从相机发出的红外光被反射回探头的尖端，以便能确定探头尖端的空间位置。登记过程的初始步骤有效地"链接"了图像数据中的选择点和手术野中的选择点。当登记了至少 3 个这样的点时，探头就可以被放置在手术野中的任何其他点，而计算机工作站将会识别图像数据集中的对应点。

另外，第二种登记的技术称为"表面匹配"。这项技术包括在暴露脊柱手术视野上选择多个非离散点。这种技术不需要事先选择图像集上的点，而图像数据集和手术野中离散的点需要经常提高表面映射的精度。这些点的位置信息被传输到工作站，并且创建所选择的解剖结构的"地形图"来"匹配"的图像集[11]。

通常，配对点登记比表面匹配更快。配对点登记所需要的平均时间为 10 ~ 15 秒。困难情况时，表面映射所需的时间会长很多，大约为 10 ~ 15 分钟。由于每个手术中都需要执行一些登记过程，所以这个时间差可以显著地影响导航过程和手术时长[12]。

登记的目的是在数据图像空间和相应的

手术解剖物理空间之间建立精确的空间关系。如果患者在登记后移动，这种空间关系就会扭曲，导致导航信息不准确。有选择地使用脊柱跟踪装置能够减少这个问题。该装置由一组单独的无源反射器组成，这些反射器安装在一种可以连接到暴露的脊柱解剖结构的仪器上（图 2.4）。摄像机系统可以跟踪坐标

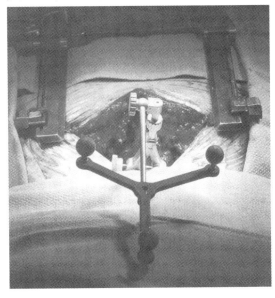

图 2.4 在手术视野中，在棘突上连接参考框。参考框可以监控脊柱结构的意外移动，这些移动可能会影响导航的精度。

系统的位置。框架的移动提示脊柱导航系统的任何不慎移动。系统进行修正来保持登记过程的准确，无须重复登记过程。使用追踪装置的缺点是：它和脊柱的连接过程需要增加时间，需要在它和照相机之间保持视线，以及不得不在手术视野里带着设备进行操作的不便性。尤其在颈椎操作中，使用图像引导导航是非常麻烦的。

在没有追踪装置的情况下，图像引导脊柱导航也能运行[1,12]。这涉及确认图像导航上运动效果的准确度，并在选择每个螺钉合适轨迹的相对短的时间内（即 10～20 秒）保持合理、稳定的位置。患者的呼吸、手术团队倚靠手术床，或者手术床位置的改变，都有可能影响位置。即使是在胸椎，患者的呼吸运动也是可以忽略不计的，并且不需要任何跟踪。虽然倚靠手术床引起的移动及重新放置手术床或会影响登记的准确度，但是在短期导航程序中很容易避免。如果确实发生患者的意外移动，可以重复登记过程。重复登记过程中最简单的是使用时间较短的配对点技术，而不是更费时的表面匹配技术。

当登记过程完成后，探头可以在手术野中的任何表面点定位，紧接着在工作站监视器上呈现以图像数据集对应点为中心的三个独立、重组的 CT 图像。每个重组图像都作为探头长轴的参考。如果探头被放置的脊柱解剖结构直接与其长轴垂直，那么这三个图像将在矢状面、冠状面和轴面显示。一条代表探头长轴定位的轨迹线将覆盖矢状面和轴面。代表通过所选定轨迹截面的光标将覆盖冠状面。轨迹插入的"深度"可以对应所选的螺钉长度进行调整。随着深度的调整，冠状面也将相应调整，代表沿所选择轨迹放置的螺钉前端最终位置的光标也随之调整。由于探头移动到手术野的另一点，重组的图像、光标的位置和轨迹线也将发生变化。三个重组图像的平面定位随着探头相对脊柱轴角度的变化也将改变。当探头的方向不垂直于脊柱的长轴时，那么图像在一个倾斜或直角平面

显示。不考虑探头的定位，与其他任何术中成像技术相比，导航工作站可以为外科医师提供更多的解剖信息。

临床应用

图像引导脊柱导航最初用来评估尸体标本的胸和腰骶部脊椎椎弓根螺钉的置入。螺钉插入的准确性被 X 线平片和薄层 CT 成像所记录。所有插入的椎弓根螺钉被满意地放置[2]。图像引导脊柱导航的临床应用开始于腰骶椎弓根的固定[1,13,14]。其他的脊柱应用逐渐演变包括经口减压、颈椎螺钉固定、胸椎椎弓根固定、胸腰椎前路减压固定和在脊柱转移瘤中的应用[12,15-20]。

椎弓根固定

椎弓根固定作为一种有效、可靠的维持脊柱稳定的方法，已获得广泛认可。然而，由于每个患者椎弓根解剖结构的变化，很难保证放置椎弓根螺钉的安全性和精确性。螺钉放置不满意可导致不同程度的神经损伤和内固定失败。如果每个螺钉插入椎弓根之前，测量仪器能提供给医师精确的空间定位，可以减少这些并发症的发生。

图像引导脊柱导航现在经常被用来代替 X 线透视检查，观察胸椎和腰骶椎椎弓根螺钉的置入。X 线透视检查为脊柱解剖结构提供实时成像，但对于复杂的三维结构体仅能生成二维图像。虽然透视机的操作能够减少这个问题，但这些操作繁琐费时。其他的缺点包括暴露于辐射中以及需要在手术过程中穿铅衣。X 线透视检查不能提供脊柱解剖结构的轴向平面图。正是图像引导导航所提供的这种轴向视图，使得它在脊柱螺钉固定过程中优于 X 线透视。

脊柱图像导航的应用包括通过对相应的脊髓节段进行检测，获得术前 CT 扫描。图像由一个连续轴向计算机断层扫描图像的三维体积数据集组成，或者可以使用 MRI 数据集。

然后，图像数据通过光盘或一个高速数据链转移到计算机工作站。如果使用配对点登记，那么在图像数据集中，每个脊髓节段选择和存储 3~5 个参考点。

术中，检测脊髓节段的暴露过程。侧位像用来证实正确的脊髓节段。然后，放置计算机工作站和相机航向定位器。安装在桌脚的红外摄像机探测器向头侧瞄准胸部和腰骶部。

图像引导导航通常用于任何有计划的减压之前，便于利用完整的后路组织作为登记点。使用配对点或表面匹配技术来登记首个脊髓节段。登记过程完成后，导航工作站将计算并显示登记误差（以毫米表示）。这是直接由外科医师登记技术决定的。呈现的错误并不代表线性误差，而是代表手术野中登记点的间距和图像数据库中对应点的间距之间体积的计算。这个数字只是一个准确性的相对指标。

验证步骤是确保登记的准确性的一个更好的方法。该步骤通常在任一登记过程完成后立即执行。外科医师在手术野中不连续的标记点放置导航探头。随着导航系统跟踪探头的移动和定位，如果实现了准确的登记，工作站屏幕上的轨迹线和光标将移动到图像数据组中的对应点。如果没有实现准确登记，光标和轨迹线将会停留在所选择手术野以外的一个点。如果发生这种情况，应该重复这个登记过程。这一步是登记精度的绝对指标，在进行导航前是十分重要的。

当证实了第一脊柱水平的准确登记后，定位椎弓根的标准骨性标志被用于接近螺钉入口点。一个引导钻被放置在该入口点，导航探针穿过引导钻。导航系统被在手术野中的跟踪探头激活。工作站屏幕上显示 3 个独立的重组视角。每个视图都代表一个独立的平面通过手术野中的选定点。在大多数椎弓根固定的情况下，这些视图通常由矢状位、轴位和冠状位重建组成。探头长轴的参考轨迹线叠加在矢状和轴向视图上。圆形光标，即所选轨迹的横截面图，叠加在冠状视图上。随着探头移动穿过手术野，光标和轨迹线的位置将发生相应的变化。轨迹线的宽度和光标的直径可以调整，以匹配要使用的椎弓根螺钉的相对直径。轨迹线的长度，也可以调整（图 2.5）。

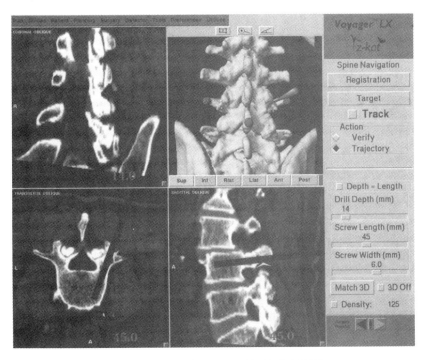

图 2.5 工作站屏幕显示 L3 椎弓根钉的导航。

随着探头被放置在每个椎弓根进钉点，在工作站屏幕上呈现出实时性的图像。随着轴向面和矢状面中探头角度的调整，图像立即更新以显示相应的轨迹。冠状视图的深度可以调整，显示沿所选轨迹任何点的横截面的解剖结构。每个椎弓根的定位进行检测，可以快速准确地评估。任何轨迹或进入点选择的错误，可以通过调整探头和钻导引架确定和校正。

当选择了满意的螺钉进入点和轨迹后，探头从钻导引架移除，创建一个通过引导插入的钻头（直径 3mm）和沿导向孔所选择的轨迹。使用钻导引架的目的是通过导航过程保留物理轨迹和入口点所获得的信息。如果没有一个钻具引导器，可能很难在相同的点精确地定位钻头或椎弓根探头及在导航过程中选择相同的轨迹。放置导向孔后，声音可以传下来以确保适当的定位。然后进行对侧椎弓根的导航，并钻一个导向孔。每个脊柱节段的导航过程，包括登记、准确性验证、导航、导孔的放置，通常不超过 2~3 分钟。

当检测每节新增的椎骨时，一组这个节段的新登记点被选择出来。这种被称为"段登记"方法，消除了任何在解剖定位中的潜在差异。这些差异可能与术前 CT 扫描和手术之间患者的位置变化有关。由于每个椎体都是一个固定的刚体，在单节段脊柱水平，对于椎体解剖结构选定的登记点的空间关系，不会受到身体姿势变化的影响。

钻出所有导孔后，选定并插入适当大小的螺丝。不需要 C 形臂 X 线透视或系列 X 线片。通常情况下，使用配对点登录技术时，固定两个腰椎节段，导航和螺钉插入的过程约 8~10 分钟。由于达到足够的表面映射登记需要花费更多的时间，所以在使用表面映射技术时，这个数字可能会相当高。

除了在腰骶部的大椎弓根螺钉置入外，图像引导导航也可以促进胸椎椎弓根这样较小螺钉置入（图 2.6）。进一步的胸椎椎弓根螺钉置入精密性，极大地拓展了处理胸椎和颈胸交界处不稳定时固定的选择。

在腰骶部脊柱椎间融合器的放置中，图像引导的导航也可以用来代替 X 线透视检查。在椎间盘摘除过程中，导航探头可以插入到抽空的间盘间隙中。设置轨迹长度为零，三个重组图像的显示提供给间盘间隙最佳的空间定位，以确保笼子精确地放置（图 2.7a,b）。

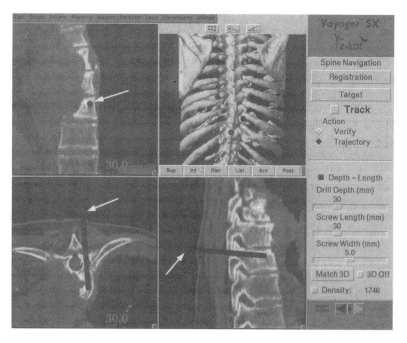

图 2.6　工作站屏幕显示 T8 椎弓根钉在主动脉真菌性动脉瘤的导航。

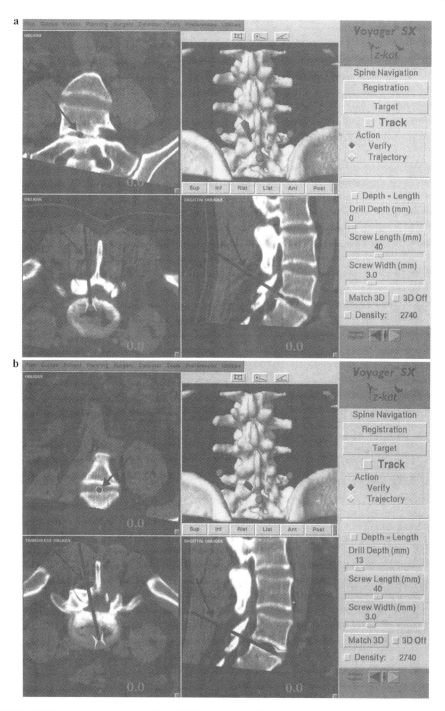

图 2.7　工作站屏幕显示 L5-S1。（a）工作站屏幕显示 L5-S1 椎间盘切除之前，后路椎体融合（箭头示探头尖端的位置和轨迹）。（b）工作站屏幕显示 L5-S1 间盘切除术后。在笼或移植骨插入（箭头示探头尖端的位置和轨迹）之前决定间盘深度和间盘移除的程度。

脊柱微创手术

　　脊柱微创外科手术的优点是，通过使用较小的皮肤切口最小程度地破坏软组织，减少术后疼痛以及加快术后恢复。这种方法的缺点是，外科医师暴露手术解剖有限，对于非直视下的解剖结构，定位的准确度较低。这增加了在选择准确通过脊柱解剖结构的螺钉轨迹时的困难，与常规开放手术比起来，长期使用常规 C 形臂透视的必要性也提高了。通过脊柱图像导航能够最大程度地降低或者克服这个需要 X 线透视检查的局限性。

微创椎弓根固定过程中，在所检测脊柱节段做两个椎旁切口。切开横突、关节突和椎弓根入口区，并将微创管形或椭圆形拉钩最小限度的插入每一侧。一旦暴露，与传统方法一样开始航行过程。每一个检测节段选择三个登记点。这通常包括两个横突的前端、关节突关节或者棘突的尖端，可以通过一个小的中线切口到达。然后通过每个拉钩导航放置探针，导航每侧的椎弓根轨迹。这个过程中不需要透视成像。

C1-C2 经关节螺钉固定

此过程包括通过 C2 峡部的螺钉通道，横过关节突关节到 C1 侧块。螺钉插入的危险包括：如果螺钉的放置太横向或靠近腹侧，可造成椎动脉的损伤；如果螺钉的放置太居中，可造成脊髓的损伤；如果螺钉的轨迹太靠近腹侧，C1 侧块的处理就失败了。如果 C2 峡部太窄，禁忌任意一侧螺钉的插入。通常双侧的过程使用 X 线透视引导。

合适的螺钉进入区和轨道的选择，需要对寰、枢椎的解剖有一个透彻的了解。虽然 X 线透视提供了有关脊柱解剖的实时成像，但是产生的图像仅代表一个复杂的三维解剖区域的二维图像。透视机的操作能够减少这个问题，但是这些操作是繁琐费时的。其他缺点包括暴露于辐射和需要在手术过程中穿铅衣。X 线透视检查不能提供脊柱解剖结构的轴向平面图。正是图像引导导航所提供的这种轴向视图，使得它在脊柱螺钉固定过程中优于 X 线透视。图像引导导航的应用为合适的螺钉放置显著增加了精确性。

图像引导导航技术应用于后路 C1-C2 螺钉固定，包括低枕区延伸到 C3 的术前的 CT

扫描。图像数据传送到计算机工作站，并且可用于创建一个术前螺钉轨迹计划。在 C1 和 C2 水平分别选择推荐的进入点和目标。然后，可以在这两个点之间的多个平面上，利用图像数据集来展示沿所选择轨迹螺钉放置的位置。除了和侧位透视图像提供的相同信息的矢状位图像外，其他两个图像也展示出来。其中一个图像沿所选择的轨迹垂直于矢状图像，代表一个直角视图大致位于通过脊柱的冠状面和轴向平面之间的中间位置。它显示了所选轨迹的第二视角。

一个附加的视图显示了一个与探头长轴垂直的定位像，因此，可以显示所选择的运动轨迹。一个游标叠加在这个图像上，可以显示沿选定轨迹的螺钉尖端位置的极微小增量。通过滚动这个图像，沿所选择的轨迹的螺钉的推荐位置可以沿其整个路径进行评估。虽然这个规划的技术并不能确保术中螺钉安全的置入，但是它能在术前提醒医师避免把螺钉置入解剖功能不全的患者，并选择一个替代的方法。

术中，摆好患者的体位，并暴露 C1-C2 后路的复杂结构。电线（电缆）和 C1-C2 水平植骨固定过程在导航和螺钉插入之前进行。完成这个步骤，首先在导航过程中最大限度地减少 C1 和 C2 之间的任何独立活动，并使螺钉插入更容易。如果使用参考系，通常是连接到 C2 棘突。

接着安置移植物和电缆，在 C2 水平选择 3~5 个登记点，不需要包括 C1 的登记点。虽然 C1 和 C2 之间的空间关系在术前扫描位置和术中的位置之间可能发生变化，但是对方便准确地将螺钉置入的图像导航能力没有显著影响。此过程中的技术难度是螺钉准确地穿过 C2 狭窄的峡部。假如有一个合理的令人满意的 C1 和 C2 的重新排列以及在适当的 C2 解剖结构上有一个螺钉的最佳定位，那么 C1 的侧块是一个相对大的、容易达到的目标。虽然 C1 和 C2 的相对位置在术前影像集和手术视野中都是重要的，但是它不足以干扰图像引导导航的过程。

在 C7-T1 水平中线的每一侧做两个单独的刺状切口。通过其中一个切口放置一个钻导引架，并通过椎旁肌肉组织进入手术视野。为了钻引导架的精确放置，在推荐的进入区钻一小块表皮。登记过程在 C2 水平进行，使用验证步骤确认它的精度。探头通过钻引导架，随着其位置在手术视野中的调整，工作站屏幕上的图像会相应地调整，在两个不同的平面和第三个平面上螺钉尖端的投影位置，显示相应的轨迹。可以快速、准确地评估螺钉位置定位的准确性（图 2.8）。轨迹或入口点选择中的任何错误，可以通过调整探头与钻引导器的位置得到确定和纠正。当已选择了正确的螺钉插入参数，探头从钻引导架移除，并插入钻头。沿选定的轨迹钻一个洞，插入适当长度的螺钉。在另一侧重复该过程。

钻引导架的目的是保留通过椎弓根的导航，刚刚获得的物理轨迹和进入点的信息。如果不使用钻引导架，可能很难精确地在相同的点放置钻或者椎弓根探头，以及在探头移除后，保持导引探头所传达的之前相同的轨迹。

虽然图像引导导航不能保证准确的螺钉放置，但是和单独的 X 线透视检查相比，能提供给手术医师更大程度的解剖信息。导航技术加入透视，能够给这个过程提供更大程度的精确性。在这种情况下，导航技术显著减少了使用术中 X 线透视的时间，因为它通常仅用于术前帮助患者摆放体位和在导航步骤之后马上选择在矢状面上的轨迹作为最后的检查。

C1-C2 节段螺钉固定

作为一种螺钉固定的可选择方法，C1-C2 节段固定可用于处理寰枢椎不稳定[21]。该过程包括放置螺钉进入两个 C1 侧块，再向下放置两个 C2 椎弓根螺钉。然后，每侧的多轴螺钉头与棒连接。虽然这种做法可能会减少螺钉插入中椎动脉受损的风险，但它并不能消除所有的风险。这种跨关节技术，需要精确的解剖定位，以避免动脉或神经损伤。图像导航则可以作为术中透视的补充，以提供螺钉准确插入定位的需要。

和经关节螺钉固定技术一样，也需要获得术前 CT。C1-C2 后路暴露后，电线电缆的固定过程开始进行。为了 C1 侧块螺钉的放置，首先在 C1 进行登记。在 C1 通常使用 3 个登记点，包括中线后路结节，C1 小椎弓根的连接及其侧块（紧贴在两条退出 C2 神经根之上）标记的双侧点。一旦登记，进入侧

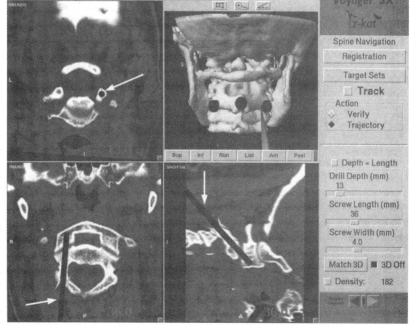

图 2.8 工作站屏幕显示 C1-C2 经关节螺钉插入的轨迹。右下屏幕显示矢状面上的轨迹。左下屏幕代表垂直面位于轴位和冠状面之间。它表示内-外侧的轨迹。左上屏幕表示垂直于其他两个图像的平面。它显示了在指定的深度，沿所选择的轨迹，插入的螺钉尖的位置（箭头标记螺钉轨迹及其尖端的位置）。

块的正确运动轨迹和螺钉的插入，可以在工作站屏幕上显示（图2.9a,b）。对C2椎弓根螺钉插入使用图像导引，在C2使用相同的登记点用于经关节固定（C2棘突和C2-3关节的两个侧缘）。比起经关节固定，螺钉的进入点更靠近侧面，轨迹更向中线定位。导航探头通过钻引导架放置在这个入口点，并在工作站屏幕上显示所选择的轨迹。当正确的入口点和轨迹被选中时，取出探头，插入钻，钻出导向孔。接着在另一侧重复进行该过程。然后连接两个短杆和螺钉头。

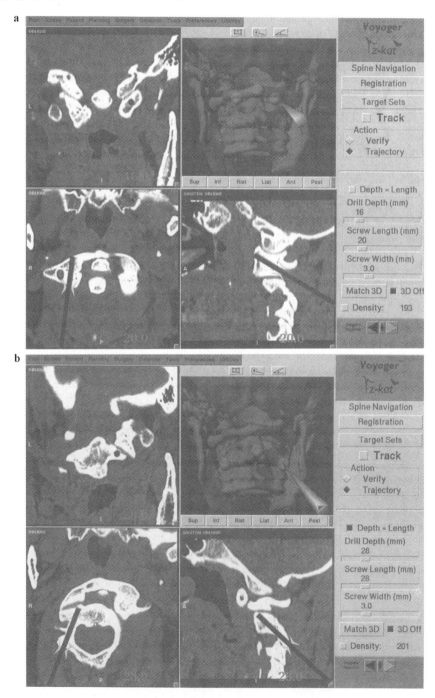

图2.9 **（a）** 工作站屏幕显示C1侧块螺钉置入的导航信息。**（b）** 工作站屏幕显示C2椎弓根螺钉置入的导航信息。

经口咽入路手术

上颈椎经口咽入路减压通常需要术中透视，以帮助在手术过程中保持适当的解剖定位。虽然用 X 线透视检查，很容易获得在矢状面上的定位，但是深度和中、外侧定位更难评估。图像引导技术可帮助外科医师在经口手术中的多平面定位[12,22]。

不像其他脊柱图像引导应用，经口咽手术过程中没有现成的离散登记点。在此设置中，在术前 CT 之前，应用表面安装标记（基准点）。通常情况下，两个基准点应用于乳突，两个应用于眶外侧缘，或同时应用到颧骨隆起。C1 的前结节和鼻中隔也可以用来作为一个固有的登记点。

患者用三头头部支架定位。在使用表面安装基准点悬垂患者之前，进行登记过程。由于登记点在这个过程中不可用，所以为口咽导航使用一个参考框架。位置允许在手术过程中改变，而不需要重新登记。这个参考框架能和三头支架连接起来。

在手术过程中，探头可以被放置在减压区域。立即生成重组的矢状位、轴位和冠状位 CT 图像，提供给外科医师手术解剖相关的精确定位。特别是轴向平面的定位可以将椎动脉在减压过程中的侧偏风险降至最低（图 2.10）。如果经口减压后，采用后路减压，相同的 CT 图像数据集可用于 C1-C2 螺钉置入。

胸腰椎前路手术

图像引导脊柱导航可以应用于胸腰椎前路手术，帮助外科医师定位前路减压的程度，有利于固定螺钉的精确放置。虽然由于脊柱前方相对缺乏突出的骨性标志，前入路脊柱外科手术的参考点选择是有限的，但是其所需的精度低于后路螺钉固定。这种准确度被称为"临床相关精度"，将根据正在执行的程序而改变。它代表需要达到一个特定手术任务程度的准确度。例如，插入一个 C1-C2 经关节螺钉比通过大的胸椎或腰椎椎体放置一个前路固定螺钉具有更高的临床相关精度。在这两种情况下，图像引导导航比单纯的透视能提供更加一致的临床相关精度。

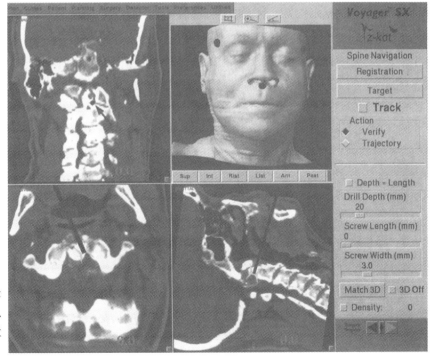

图 2.10　工作站屏幕显示经口入路减压的导航信息（箭头标记探头尖端的位置和轨迹）。

胸腰椎前路手术中使用图像引导导航的潜在登记点包括在椎体终板、椎弓根、肋骨头以及突出的腹侧骨赘上所选择的标志。在一般情况下，登记错误多一些是可以容忍的，因为大多数胸腰椎前路比后路螺钉固定对精度的要求更低。登记后立即进行准确性验证步骤可在导航之前进一步确认临床相关精度的完成。

前路减压过程中，探针可以被放入部分减压区域来帮助外科医师定位脊柱对侧缘，以及更重要的定位硬膜外间隙（图2.11a）。肿瘤边缘的定位也可以通过将探针插入部分减压的肿瘤床的方式获得。减压之后，图像引导可以用来导航前路固定螺钉在椎体次全切除区域的任一端穿过椎体（图2.11b）。

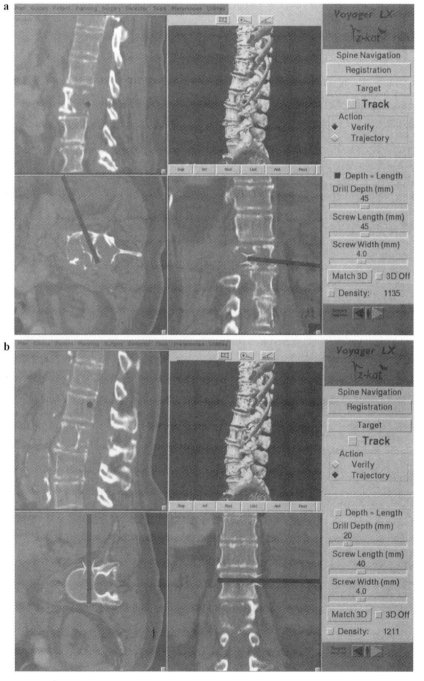

图2.11 （a）工作站屏幕显示移除 L2 转移性病灶中的导航。（b）工作站屏幕显示腰椎前路螺钉固定的选择轨迹。

其他脊柱应用

图像引导技术有一些针对复杂的脊柱疾患处理的其他应用。任何要求提高外科医师对未暴露的脊柱解剖结构定位的术中成像技术，都可以从图像引导中受益。其他图像引导程序已应用于包括无移位的齿状突骨折前路螺钉固定、颈椎椎体次全切除和切除椎旁肿瘤。导航工作站也可作为一个提供术中图像处理能力的平台。这允许外科医师在多个平面上翻阅重组的 CT 图像，提供最佳的术前规划及改进术中解剖评估。

图像引导脊柱导航的陷阱

虽然图像引导的脊柱导航已被证明是一种可以使复杂的外科手术变得容易、多用途且有效的工具，但是在使用之前和使用过程中，容易产生一些潜在的问题。在一般情况下，这些缺陷和错误与准确性问题、技术本身及该技术在手术过程中的整体易操作性有关。只有彻底了解这些潜在的问题，才能确保有效地在脊柱外科中利用图像引导导航。

同任何其他基于计算机的技术一样，图像引导导航高度依赖于导入系统中的信息质量。虽然取得合适的重组 CT 图像，并让它们正确地传输到导航工作站是很重要的，但登记过程仍是图像引导中至关重要的一步。如果医师登记的方式过于随便，那么术中导航将出现不准确的信息。

图像引导的另一个重要原则是理解导航提供的信息，这与外科医师自己的手术解剖结构知识和通过解剖结构的合适的螺钉轨迹有关。图像引导导航不能代替一名了解相关脊柱解剖和手术技术的外科医师。它仅仅通过提供多于术中透视所能提供的图像信息，帮助一个外科医师确认他对于未暴露的解剖结构的估计。尽管图像引导有其优势，但是外科医师必须最终评估这些系统所提供的信息，并确定它是否与自己对未暴露的解剖结构的估计和建议的手术

方案相关。如果存在良好的相关性，手术步骤可以进行。但如果不存在足够的相关性，那么外科医师需要在进行之前，重新评估脊柱解剖的结构和图像引导登记的准确性。

图像引导技术也有不同程度的术中功能，这取决于所使用的导航系统的特点。能转化成可以简化或复杂化整体过程的易用因子。通常情况下，使用表面测绘登记技术和参考框会增加导航程序的时间，经常比单独使用 X 线透视更长、更复杂。而不使用参考框的配对点登记技术的使用，简化了脊柱导航的过程。使用这种方法，插入四个椎弓根螺钉通常需要不超过 8~10 分钟的时间。通过优化使用导航技术的容易程度，对于大多数脊柱螺钉固定程序来说，标准透视变得不必要了。

透视导航

透视导航是标准透视和图像引导导航技术的结合。它的开发是为了解决一些早期的图像引导系统的困难，通常比标准透视需要花更长的时间才能使用[23]。它的优点是，允许在操作过程中减少透视时间。随着患者在术前摆放体位，可以得到患者脊柱解剖结构相关的正、侧位 X 线透视。这是通过安装在 C 形臂或患者的一个自定义的参照框完成的。这个框架在两个得到的图像上叠加一个特定的网格。然后导航工作站可以利用两个图像并把解剖成像的空间位置和导航探针联系起来。一个导航轨迹线和光标可以分别叠加在正侧位图像上。由于探头在手术过程中移动到暴露的脊柱解剖结构上，轨迹线和光标将在静止的透视图像上调整自己的位置（图 2.12）。

尽管透视导航有其优点，但它仍然有一些和标准透视相同的难点。虽然受到的辐射剂量减少并且手术小组得到精简，但它仍然是一个因素。上胸段区定位的困难是相同的。在肥胖者中，上胸椎区及腰骶部区域利用透视成像可能很难充分地看到。

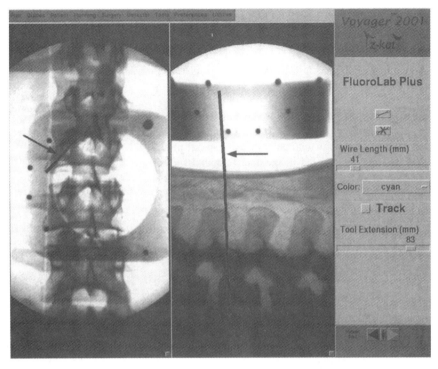

图2.12 透视导航系统的工作站屏幕。仅提供标准正侧位像。和基于CT的图像引导导航不同，透视导航不提供重要的轴位像。

与基于CT的导航相比，透视导航的主要缺点是图像平面的限制。与传统透视一样，透视导航仅提供给医师正、侧位平面图像。与基于CT的导航不同，它不提供一个轴位像，而在大多数脊柱螺钉固定程序中，轴位像是确定内侧移位的螺钉侵入椎管的最主要的平面。

一种传统透视的改良术——等中心透视，针对透视导航局限性提供了一些改进。此装置通过在患者的周围旋转C形臂180°的圆弧获取术中图像。与传统的CT成像一样，获得的图像可以被重组进多平面图像，包括轴位像。然而，这些图像与标准CT成像的质量不同，他们足够为导航所使用。如果需要评估减压或螺钉定位的准确性，图像采集也可以在手术过程中重复。

术中成像的最新进展包括平板探测器技术的使用，以提高术中图像采集及其质量。平板探测器可以安装到移动摄像单元类似于传统的C形臂的透视。这种装置可以用来获

取标准正、侧位图像，C形臂的结构可以"关闭"，完全环绕患者。这使得平板探测器围绕患者以360°圆弧横扫，显著改善所获取的图像质量。重组图像在质量上类似于传统的CT成像，优于等中心C形臂成像的质量。除了重组CT图像，这种能够获得高品质平面图像的能力，使这项技术成为脊柱微创手术的理想选择。

结论

图像引导导航技术已成功地应用于脊柱外科。它可以被用于常规以及脊柱微创手术。通过连接脊髓表面解剖和数字化的图像数据，图像引导脊柱导航有利于医师定位未暴露的脊柱结构，提高手术的精度和准确度。它通常用于优化脊柱固定螺钉的放置，并监测复杂减压过程的程度。它也可以作为术前规划工具。

虽然图像引导脊柱导航是一种多功能、

高效的技术，但它不能替代一个对相关脊柱解剖结构有透彻了解且拥有正确手术技术的外科医师。它只是作为一个附加的信息来源，被手术医师用来选择术中决定。因此，它类似术中常规成像技术（即 X 线透视），不同之处在于它给外科医师提供了更大程度的图像信息。

在理想的情况下，这项技术在脊柱外科手术的临床应用，可以有利于缩短手术时间，减少发病率，并降低成本。它应该能最大限度地减少或消除常规术中成像的需要。它速度快，使用方便且可靠，并能够提供准确的术中信息，同时按照每个外科手术的常规标准，最大限度地减少一切干扰。最终，它需要在临床上通用。多个外科专业日常使用这一技术，将推动其不断演变和发展，并把它确立为一个经济有效的手术工具。

（雪原　张超　李世民译　马信龙校）

参考文献

1. Kalfas IH, Kormos DW, Murphy MA, et al. Application of frameless stereotaxy to pedicle screw fixation of the spine. *J Neurosurg.* 1995;83:641–647.
2. Murphy MA, McKenzie RL, Kormos DW, Kalfas IH. Frameless stereotaxis for the insertion of lumbar pedicle screws: a technical note. *J Clin Neurosci.* 1994;1(4):257–260.
3. George DC, Krag MH, Johnson CC, Van Hal ME, Haugh LD, Grobler LJ. Hole preparation technique for transpedicle screws: effect on pull-out strength from human cadaveric vertebrae. *Spine.* 1991;16:181–184.
4. Gertzbein SD, Robbins SE. Accuracy of pedicle screw placement in vivo. *Spine.* 1990;15:11–14.
5. Weinstein JN, Spratt KF, Spengler D, Brick C, Reid S. Spinal pedicle fixation: reliability and validity of roentgenogram-based assessment and surgical factors on successful screw placement. *Spine.* 1988;13:1012–1018.
6. Steinmann JC, Herkowitz HO, El-Kommos H, Wesolowski DP. Spinal pedicle fixation: confirmation of an image-based technique for screw placement. *Spine.* 1993;18:1856–1861.
7. Barnett GH, Kormos DW, Steiner CP, Weisenberger J. Use of a frameless, armless stereotactic wand for brain tumor localization with two-dimensional and three-dimensional neuroimaging. *Neurosurgery.* 1993;33:674–678.
8. Barnett GH, Kormos DW, Steiner CP, Weisenberger J. Intraoperative localization using an armless, frameless stereotactic wand. Technical note. *J Neurosurg.* 1993;78:510–514.
9. Brodwater BK, Roberts DW, Nakajima T, Friets EM, Strohbehn JW. Extracranial application of the frameless stereotactic operating microscope: experience with lumbar spine. *Neurosurgery.* 1993;32:209–213.
10. Bryant JT, Reid JG, Smith BL, Stevenson JM. A method for determining vertebral body positions in the sagittal plane using skin markers. *Spine.* 1989;14:258–265.
11. Pellizzari CA, Levin DN, Chen GTY, Chen CT. Image registration based on anatomic surface matching. In: Maciunas RJ, editor. *Interactive Image-Guided Neurosurgery.* Park Ridge, IL: American Association of Neurological Surgeons; 1993. pp. 47–62.
12. Kalfas IH. Image-guided spinal navigation. *Clin Neurosurg.* 1999;46:70–88.
13. Foley KT, Smith MM. Image-guided spine surgery. *Neurosurg Clin N Am.* 1996;7(2):171–186.
14. Glossop ND, Hu RW, Randle JA. Computer-aided pedicle screw placement using frameless sterotaxis. *Spine.* 1996;21:2026–2034.
15. Assaker R, Reyns N, Vinchon M, Demondion X, Louis E. Transpedicular screw placement: image-guided versus lateral-view fluoroscopy: in vitro simulation. *Spine.* 2001;26(19):2160–2164.
16. Kalfas IH. Image-guided spinal navigation: application to spinal metastasis. In: Maciunas RJ, editor. *Advanced Techniques in Central Nervous System Metastasis.* Lebanon, NH: AANS Publications; 1998. pp. 245–254.
17. Kalfas IH. Frameless stereotaxy assisted spinal surgery. In: Renganchary SS, editor. *Neurosurgery Operative Color Atlas.* Lebanon, NH: AANS Publications; 2000. pp. 123–134.
18. Laine T, Lund T, Ylikoski M, Lohikoski J, Schlenzka D. Accuracy of pedicle screw insertion with and without computer assistance: a randomised controlled clinical study in 100 consecutive patients. *Eur Spine J.* 2000; 9(3):235–240.
19. Welch WC, Subach BR, Pollack IF, Jacobs GB. Frameless stereotactic guidance for surgery of the upper cervical spine. *Neurosurgery.* 1997;40(5):958–964.
20. Youkilis AS, Quint DJ, McGillicuddy JE, Papadopoulos SM. Stereotactic navigation for placement of pedicle screws in the thoracic spine. *Neurosurgery.* 2001;48(4):771–778.
21. Harms J, Melcher R. Posterior C1–C2 fusion with polyaxial screw and rod fixation. *Spine.* 2001;26:2467–2471.
22. Welch WC, Subach BR, Pollack IF, Jacobs GB. Frameless stereotactic guidance for surgery of the upper cervical spine. *Neurosurgery.* 1997;40(5):958–964.
23. Foley KT, Simon DA, Rampersaud YR. Virtual fluoroscopy: computer-assisted fluoroscopic navigation. *Spine.* 2001;26(4):347–351.

第 **3** 章 颈椎前路椎间孔切开术

David H. Jho，Hae-Dong Jho

简介

在保留颈椎节段活动性的同时直接切除受压的病理结构，是颈椎神经根病和颈椎脊髓病外科手术治疗所一直面对的挑战。经典的颈椎前路手术治疗单一的颈椎间盘突出或颈椎管狭窄，通常是手术减压，并通过金属植入进行植骨融合。尽管这种颈椎前路椎间盘切除、融合术可以直接去除受压的病理结构，同时也因为颈椎的融合固定导致颈椎相应节段的活动度减少。为了尝试保留颈椎受累节段的活动度，椎间盘关节成形术近年来已经被应用到了前路手术。经典的颈椎后路手术包括颈椎椎板切除术和颈椎椎板成形术，有时也会在此基础上进行椎间孔成形术。然而，后路手术并不能直接去除来自前面的压迫的病理结构，以解除对神经根或脊髓的压迫。因此，为了消除不稳定因素，后路手术也被主张进行脊柱固定。随着颈椎手术几十年的发展，H. D. Jho 首先于 1996 年在"功能脊柱手术"的微创理念指导下报道了颈椎前路椎间孔成形术，通过前路直接去除压迫的病理结构，却在没有使用植入物的情况下保留了椎间盘和功能运动单元[1]。

最初报道的颈椎前路椎间孔成形术包括去除外侧部分的椎间盘即钩椎关节。随后，不同的手术方法逐步发展起来，能够更有效地完成手术目的，同时使手术操作对脊柱和功能运动单元的影响逐步减小。不幸的是，

在科学知识的更新和工艺技术的发展可以对一种特殊的疾病提供一种特殊的治疗方法的同时，却没有一个准确的专业术语能够描述手术方法的改进过程。 "外科手术学"（Surgiology）是有代表性的专业术语，这种形式的派生词最初来源于韦氏词典，其中"外科手术"定义为：（a）通过手动或仪器操作切除有病变的组织器官来治疗由损伤或缺陷所致的疾患的方法；（b）这种类型疾病的手术操作；（c）处理这类疾病的其他医学方法；而"-ology"后缀主要用作科学、教义或理论之义。外科手术学是具有趋势性的历史发展的内在过程，最终使得无效的术式逐渐被淘汰而有效的术式得以逐步改进和完善。

本章我们将通过外科手术学来阐述颈椎前路椎间孔成形术从最初描述到目前各种不同的手术方式的发展过程。在最初的文献报道中，颈椎前路椎间孔成形术的入路是通过外科操作，于钩椎关节的外侧部分构建一个到达神经根的入口。为了降低损伤椎体动脉的风险，这一术式要先在钩椎关节内侧部分构建一个小孔，然后向钩椎关节的外侧部分前进，一直到椎体动脉的内侧缘。这种内侧-外侧入路骨切除方法很快改进为从椎体动脉的内侧缘开始操作的外侧-内侧入路骨切除方法。这种术式的不同改进形式起源于快速有效的手术入路理念，这种手术入路理念是指从皮肤切口到能够快速有效触及目标病理结构的矢状位上的手术目标颈椎椎骨。因此，外科手术方式根据入路理念变得更加个体化，并由颈椎的解剖特点和疾患的自然病理特点

决定。外科手术学的结果就是以下改进术式的不断发展过程：①经下位椎体入路；②经钩突入路；③经上位椎体入路；④颈椎前路椎间孔成形术。这些术式的详细介绍将会在本章节进行讲述。我们会交替使用"头端-尾端""高的-低的"或"上面的-下面的"这些专业术语，以定位脊柱椎体确定目标病理结构的位置。

手术适应证和术前准备

手术的适应证和常规的颈椎前路椎间盘切除术和椎体次全切除术的适应证相同，在患者被告知推荐的常规前路融合术或后路手术之后，作为可供选择的术式。除非有明显的肌力下降或严重脊髓病的证据，保守治疗小于 6 周时可以做第一次尝试。最初颈椎前路椎间孔成形术仅限应用于由软间盘突出或骨刺形成导致的椎管狭窄所引起的颈椎神经根病。此后，该术式及其改进术式的适应证被扩展到由椎管狭窄或后纵韧带骨化（OPLL）引起的脊髓压迫的减压术、切除硬脊膜外或硬脊膜内的脊柱肿瘤和放置蛛网膜下的分流管。所有患者术前均进行磁共振成像扫描（MRI），部分患者要求进行脊髓计算机断层扫描（CT），尤其是 MRI 检查发现体内存有之前前路融合手术后的金属植入物的患者。术中所有患者均采用躯体感觉诱发电位（SSEP）进行监测。除了早期在门诊接受手术的患者和那些坚持于手术当天回家的患者，所有患者都按要求住院观察一夜。所有患者于术后 6 周均接受 MRI 检查和动态颈椎射线照射检查。

外科手术方式

大多数设备和仪器与常规的颈椎手术中使用的器械相似。这种手术是在操作显微镜或内窥镜的情况下进行的。为了显露钩椎关节，薄小的颈椎牵开系统被用于牵开颈长肌。

使用配有 2mm 钻头的纤细的高速磨钻去除骨结构。

体位

所有的手术均采用全身麻醉。术前可以获得 SSEP 的基本波形，并于术中进行不断地跟踪监测直到手术结束。患者的体位与常规的颈椎前路椎间盘切除术相似，保持头部的直线方向而无旋转及颈部无过伸的中立位。如果 MRI 检查发现椎管可以为脊髓提供足够的空间，就可以放置小的垫肩在肩下使颈部呈现出轻度的过伸。在颈部摆放体位时的严密监测对于防止发生体位性颈脊髓损伤是非常重要的，特别是那些对颈部过伸表现出过激症状经历的患者，或者 MRI 检查提示有严重的脊髓压迫的患者。

颈椎前路椎间孔成形术的原始描述

颈椎前路椎间孔显微成形术首先于 1996 年进行了报道[1]。用手指触及 C6 横突结节以确定皮肤切口位置，可以在胸锁乳突肌（SCM）的内侧缘很明显地触及 C6 横突结节。皮肤切口从旁开正中线 1 ~ 2cm 切开，然后沿着外侧延伸，穿过 SCM 的内侧缘，切口总的长度大概为 3 ~ 5cm。尽管手术显露的视野中心通常位于离开正中线 3 ~ 4cm，但切口必须根据颈部的具体情况进行调整。颈部较长的患者需要一个相对较长的手术切口，以满足一个 20° 的外侧-内侧入路的角度，这个角度可以指向目标操作区域。在颈椎的前方，手术操作的目标解剖结构是表面覆盖有颈长肌的钩椎关节。根据颈椎轴位上的指向，手术入路角度是由神经根孔的入口的内侧缘到出口的内侧缘的延伸线决定的。当这条直线延伸到皮肤时，它在皮肤上的位置就是皮肤切口显露的关键位置。沿着肌纤维的走向钝性分离颈阔肌或者选择性地沿着皮肤切口平行切开颈阔肌。SCM 的内侧缘必须分离显露清楚，然后切开分离 SCM，一直分离到位于临近 SCM 的椎前筋膜。位于手术操作范围的颈动脉可以用手指触摸来辨别，并且将 Meyerding 牵开器置于颈动脉的内侧。虽然不像常规颈椎前路椎体切除术那样需要尽可能大地显露颈椎前柱结构，颈椎前路椎间孔显微成形术也需要用 Meyerding 牵开器将气管食管结构小心并且轻轻地牵离正中位置。颈椎外侧部的显露视野可以通过颈长肌来显露。对于上颈椎手术，术中 X 线常被用来定位手术操作的正确位置。然而对于下颈椎手术，虽然正确的手术节段定位可以通过 X 线来确定，但是也可以通过手指触摸颈椎前柱的解剖标记结构来定位正确的手术节段。对于 C6 横突结节的辨别就可以定位正确的手术节段。通过触及 C6 横突结节，颈长肌的位置就可以被确定。在这时，应用手术显微镜或内窥镜可以使手术操作视野更加地可视化及清楚。内窥镜手术已经被应用到这一类手术，然而，特别设计的内窥镜是必需的。颈长肌的中间部分被牵至横突结节，而尾端部分被牵至椎间盘水平。颈椎牵开器系统被应用来钝性分离牵开颈长肌，进而能够持续显露钩椎关节。这一操作的最初描述提及须切断颈长肌的中间部分，但是这一操作很快被改进为只是钝性分离颈长肌，使得颈长肌得以保留。向外显微分离至钩状突，椎动脉就被显露清楚。然后邻近的手术操作区头尾端椎体的横突也被显露清楚。在钩状突的外侧可以清晰地观察到椎动脉的搏动。在最初的手术描述中，钩椎关节外侧 5～8cm 的部分是需要用磨钻去除的，随后很快被改进以去除更少的骨结构。纵向去除的骨结构包括从头端椎体的横突内侧的下缘到尾端椎体的横突内侧缘的上缘，总长度大致为 7～10mm。使用配有 2mm 钻头的纤细的高速磨钻来去除目标骨结构。通常打开后纵韧带（PLL）可以使位于椎动脉后面的脊髓外侧部到神经根得到确实充分的减压。当打开 PLL 后可能会使得静脉回流变得困难。椎间盘通常会最大程度地保持完整。在充分的减压之后，用 3-0 的可吸收缝线缝合颈阔肌及皮下组织。手术切口采用局部浸润麻醉，用可吸收缝线或黏合剂关闭皮肤切口。

基本的技术操作包括在手术导管到达压迫的病理结构后，沿着从内侧到外侧的走向去除钩椎关节最外侧部分仅有几个毫米的骨结构。然而，这种技术操作很快被加以改进，因为骨结构去除的最终结果是实际去除的骨结构要远比事先设计的要多。由于担心可能会损伤椎动脉，以至于在开始去除骨结构时的起始位置要比真正需要的更加偏内侧。另外，从钩椎关节开始开骨窗并不总是通向目标病理结构的最佳方法，因为到达目标病理结构的手术入路的终点是受到皮肤切口的影响的。因此，相关操作技术的改进也就随之而来。

颈椎前路椎间孔成形术的外科手术学的进程

经下位椎体入路

"经下位椎体入路"指的是开骨窗的位置位于下位椎体的外侧部到椎间盘水平。对于 C3-C4 的手术或皮肤手术切口切开偏向尾端的任意颈椎间盘水平的手术，这一入路是被要求的。头端和尾端的横突内侧部需要被识别。下位椎体横突的上内侧 1～2mm 部分需要被去除，然后椎动脉就可以被识别。在椎动脉的内侧，使用配有 2mm 钻头的磨钻向后去除下位椎体外上侧 2～3mm 的部分（图3.1a,b）。纵向去除的骨结构的长度大约为 5mm。向后沿着指向头端的手术入路方向钻磨，就可以直接到达目标位置（图3.1c）。换句话说，从位于头侧的下位椎体开骨窗的上-后手术入路可以直接到达位于椎间盘水平的病理压迫结构，同时保留了颈椎腹侧部的钩椎关节。用微型解剖器械和各种不同的向上弯曲的刮匙去除压迫的突出的软间盘或骨刺，使得受压迫的神经根和脊髓最外侧部分得到减压。

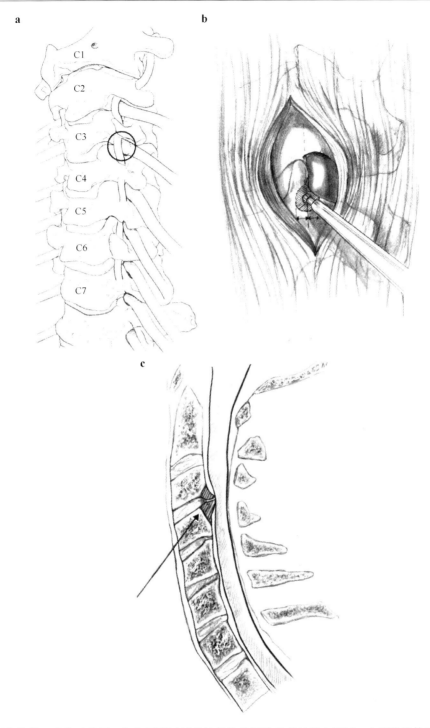

图3.1　经下位椎体入路的示意图。(a) 圆形区域是该前路椎间孔手术的核心区域。在下位椎体的上外侧方向开一个小的骨窗。这个椎体的横突最内侧2mm的部分被去除，随之椎动脉被显露出来。(b) 然后通过这个椎体的上外侧部外侧3mm的部分或者钩突的基底部（阴影部分）向后纵韧带钻孔。这一技术操作主要用于像C3-C4这样的位置较高的颈椎间盘的椎间孔成形术。(c) 指向头侧的箭头表示从手术切口到需要手术的目标病理结果的前后手术入路。因此，为了沿着手术入路方向直接到达目标位置，需要从下一个椎体开骨窗。在其他的颈椎椎体水平如果皮肤手术切口被实施于尾端，同样的操作也可以被使用。

根据病理结构的具体程度来决定向后去除多少骨结构。随着磨钻向后前进，手术操作的参考点包括紧邻椎间盘下位椎体的上终板，以及目标病理结构区域上面椎体的下终板。位于压迫的病理结构尾侧的无压迫部分的 PLL 首先被显露，随后位于压迫病理结构头侧的 PLL 被显露。在外侧部使用磨钻必须严格小心，因为这里有神经根存在。包裹神经根的薄的骨皮质被去除，随后将压迫的病理结构从 PLL 剥离。可以用微型解剖器械从中间将 PLL 打开并将外侧部分切除。在 MRI 检查没有提示软间盘突出及 PLL 有病变的病例，PLL 可以不被切除。由于硬脊膜外的静脉回流位于椎管外侧的两层 PLL 中间，因此去除 PLL 后会导致硬脊膜外的血流困难。脊髓硬脊膜可以被识别，如果当脊髓需要减压时，可以沿着头尾侧椎体后缘更靠近中线位置去除压迫病理结构。

经钩突入路

当皮肤外科手术切口到目标病理结构的手术入路的方向与颈椎矢状轴垂直，于脊柱的前外侧开骨窗必须沿着手术入路的方向进行。特别是对于 C3-C4 或 C5-C6 节段的手术，常规的皮肤切口位于颈部上方或中部，就像这样一个垂直的手术入路。在这种情况下，钩状突位于垂直的手术入路的终点（图 3.2a-c）。从手术皮肤切口到显露骨结构的操作方法与颈椎前路椎间孔成形术的一般描述是相似的。去除受累部位上位椎体和下位椎体的横突的最内侧到 2mm 的部分，椎动脉就被显露出来。靠近椎动脉的外侧钩状突被切除，另外去除椎动脉内侧的外侧钩状突的最外侧 2～3mm 部分直到 PLL。位于头侧椎体的正常边缘到尾侧椎体的正常边缘的压迫的病理结构就被显露出来。以椎间盘上下侧的椎体终板为参考，向后方沿着尾侧-头侧的方向逐步显露。纵向去除的骨结构长度大致为 5mm。在 PLL 被显露出来后，切除突出的软间盘或骨赘等压迫结构。PLL 常常被打开以

显露位于脊髓最外侧部及近神经根的硬脊膜，进而发现是否残存着难以发现的游离破碎的椎间盘。避免破坏钩状突内侧的较薄的骨性结构的观念，对于维持椎间盘的完整性是至关重要的。当脊髓需要进行减压时，使用一种特别设计的刮匙去除位于头侧及尾侧椎体后方的压迫的病理结构，以完成更近中线位置的减压操作。采用上面提及的缝合方法缝合切口。

经上位椎体入路

当从前-后的手术入路方向向尾侧倾斜时，这一手术技巧需要在受累部位上面椎体的下外侧部开一个骨窗（图 3.3a-c）。这一手术入路最主要用于 C6-C7 或 C7-T1 节段的手术，此外，也常常被用于那些由于手术切口人为的靠近头侧的其他节段的手术。在去除受累部位上面椎体横突内侧 2mm 部分后，椎动脉就被显露出来。用磨钻在受累部位上面椎体的下外侧 2～3mm 部开一个骨窗，并向 PLL 继续操作。在通过椎体终板的最后方，手术入路方向就直接到达了病理结构的位置。应该尽量避免损伤椎间盘前 2/3 部分的椎体终板。其余的手术操作和其他入路的操作方法是一样的。

颈椎前路椎间孔成形术

有时，压迫的病理结构沿着狭窄的椎间孔的内侧壁呈连续分布，就像是脊柱骨赘形成后沿着椎间孔的内口（神经根从脊髓的起始处）向外口（于椎动脉后方的神经根出口）延伸。像这样的病例，容纳神经根的椎间孔必须沿着椎间孔的纵轴进行扩展。"椎间孔成形术"描述了神经孔的重建过程：通过去除沿着椎间孔纵轴分布的内侧骨赘来扩大椎间孔（图 3.4）。由于压迫的病理结构通常位于神经孔的内侧壁，指向椎间孔内侧壁的前面入路对于有效地去除压迫的病理结构是非常适用的。

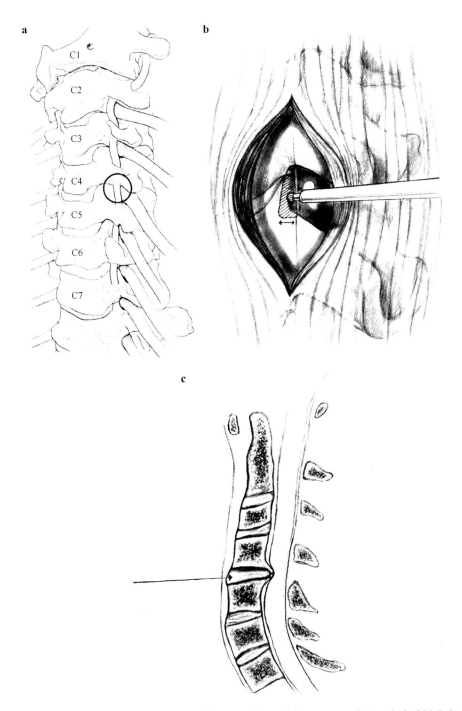

图3.2 左侧经钩状突入路示意图。(a) 圆圈区域标记的手术区域位于 C4-C5 节段。去除受累节段上、下横突内侧 2mm 后，椎动脉就被显露出来。切除外侧钩状突，沿着钩状突外侧 2～3mm（阴影区域）向后纵韧带钻磨。(b) 应该尽量保护内侧钩状突的薄层以维持椎间盘的完整性。(c) 这一术式从皮肤切口到目标操作区的手术入路方向必须与脊柱纵轴方向垂直。

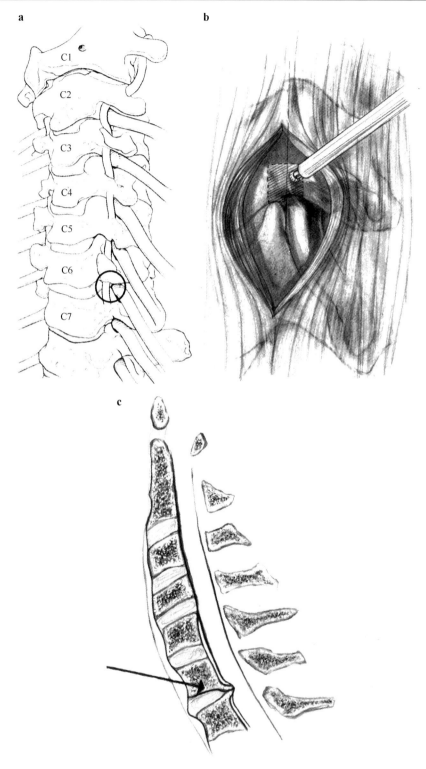

图3.3 手术识别区（a）、骨窗开口位置（b）以及经受累节段上位椎体入路的左侧手术入路方向（c）的示意图。去除受累节段上位椎体横突内侧2mm部分后，椎动脉就被显露出来。随后去除上位椎体下外侧部的外侧3mm部分（阴影部分）。这一术式应该尽量避免损伤终板的前2/3。从皮肤切口到目标病理结构的前后方向的手术入路应向头侧倾斜。这一术式已经被广泛应用于神经根病的治疗。

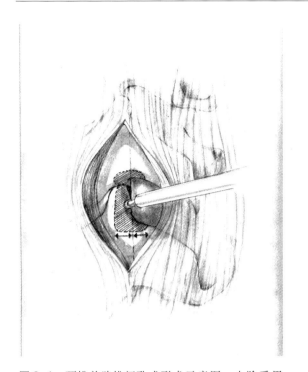

图 3.4　颈椎前路椎间孔成形术示意图。去除受累节段上、下椎体横突 2mm 后，椎动脉就可以被显露识别。这一术式可以被用于脊柱关节性椎间孔狭窄。用高速磨钻修整沿着神经根孔内侧壁并纵向分布的骨赘。

去除受累节段上下椎体横突椎动脉孔内侧 2mm 的部分。随后，去除上位椎体的下外侧部分、下位椎体的上外侧部分和钩状突的外侧 2mm 部分，直到显露 PLL。为了在垂直方向上减压充分，磨钻需要沿着神经通道方向从椎弓根到椎弓根进行操作。在 PLL 被显露后，位于脊髓外侧前面的、PLL 后面的骨赘就可以被切除。如果脊髓同样需要进行减压，通过椎间孔成形术的通道可以去除位于脊髓前面的骨赘。在 PLL 被切除之后，位于椎弓根到椎弓根部分的硬脊膜就被显露出来。神经孔在垂直方向上比较狭窄的情形在老年人中比较普遍，在这种情况下，去除椎间孔下面的椎弓根的上面部分是有必要的。手术缝合方法与前面提及的方法相同。

术后处理

术后，除了早期在门诊接受手术的患者和那些坚持于手术当天回家的患者，所有患者都按要求住院观察一夜。术后疼痛相对较轻微，大多数患者按常规给予口服麻醉性镇痛药，也有少数患者拒绝服用这些药物。术后，患者被允许立即恢复日常正常活动。颈托对于患者来说既不是必需的，也不是有帮助的。术后第二天，手术切口就可以去掉敷料而暴露于空气之中，患者也可以进行运动及洗澡。竞技性活动及重体力劳动要到 4～6 周后才可以进行。患者于术后几天之内就可以回到办公室之类的工作岗位，然而，至少要在术后 4～6 周后患者才被允许进行体力劳动的工作。按照常规，所有患者于术后 6 周都进行了对比增强 MR 检查和动态 X 线检查。

结果

我们之前共报道了 104 例患者，这些患者都符合以下研究标准：保守治疗至少 6 周无效的单侧颈椎神经根病（或者患者表现为明显的肌力减弱至少 4 周）；影像学检查证实的与临床症状一致的病理解剖特征；以前未接受过颈椎手术；无颈椎管狭窄引起的脊髓受压。男性患者 45 例、女性患者 59 例。患者年龄分布从 26 岁到 74 岁，平均年龄为 46 岁。病理结构为退变性骨赘 44 例（42.3%）、软间盘突出 54 例（51.9%）及二者都有 6 例（5.8%）。症状持续时间为 4 周到 156 个月（平均时间为 17.6 个月）。随访时间为 12 个月到 86 个月（平均 36 个月）。另外，神经根病术前症状包括：严重的颈部疼痛 83 例（79.8%）和明显的枕部疼痛 11 例（10.6%）。手术结果分级如下：“优秀”表现为症状完全消失；“良”表现为神经根病解除，但仍伴有偶发的、最小的、轻微的、残留的非神经根性不适；“可”表现为轻微的、残留的神经根病，伴或不伴有轻微/（中等）残留的非神经根性不适；或“差”表现为持续的明显的神经根性症状，伴或不伴有非神经根性不适（包括症状较术前没有改变或恶化）。104 例患者中，83 例（79.8%）表现为"优秀"；20 例（19.2%）表现为"良"；1 例（1%）表现为"可"。没有患者表现为"差"，也没有患者术后症状无改变或恶化。1 例患者虽然他的神经根病得到了根治，却在术后发展为椎间盘炎，并在手术节段水平使用抗生素治疗后导致了相邻节段椎体融合。1 例患者术后有暂时性的体位性偏瘫，6 周后恢复。2 例患者术后有暂时性的 Horner's 综合征，6 周后恢复正常[2]。

讨论

尽管关于颈椎手术入路（如外侧入路）的各种不同改进术式已经被报道，但是间盘切除、椎体融合术的概念却被保留下来[3-6]。为了坚持这一观念，常规的颈椎前路椎间盘手术经过半个世纪的发展，已经改进为全椎间盘切除、金属植入物和植骨融合[7]。虽然越来越多的新手术方法尝试使用人工间盘的关节成形术来重建颈椎手术节段的活动性，但仍然要依赖于椎间盘切除术。颈椎前路椎间盘成形的最初描述不仅仅包括新手术技巧通过前外侧入路到达钩椎关节，也介绍了"功能性脊柱手术"的新概念[1]。这种"功能性脊柱手术"的目标继承了在能够完成直接去除压迫的病理结构的同时，却保存运动单元的治疗理念。它的原始描述是：去除钩椎关节最外侧 5mm 部分作为到达压迫的病理结构的外科通道，随后对位于从脊髓起始部到椎动脉后方的神经根进行广泛的减压。关于我们的外科手术技巧的改进方法已经被报道[2,8-17]。

通常，在矢状位上，从前-后方向的颈椎椎间盘有一定程度的向头侧倾斜。因此，最初描述的椎间孔成形术的手术入路的终点，位于椎弓根的上部和手术操作目标区域的下部。为了达到最终目标，在随后操作的手术方向必须要向头侧有一定程度的倾斜。皮肤切口也必须与这种椎间孔成形术的手术入路

方向保持一致。因此，皮肤切口的位置与传统的常规前路椎间盘切除术相比要更向头侧倾斜，并且为了能够有效地直达手术操作目标区，前面的骨窗的开口位置也应相应地向头侧倾斜。当椎间孔成形术的凿洞向后沿着垂直于脊柱纵轴的方向前进时，为了能够顺利地到达操作区，前面的骨窗应开口于受累节段上位椎体的最外侧部。前-后方向的手术入路的外侧 1/3 部分包括椎体间的连接，它是钩椎关节的后面部分并包括真正压迫的病理结构。这一术式涉及在受累节段上位椎体开骨窗，因此，这一术式被命名为"经上位椎体入路"。当前-后方向的手术入路与脊柱纵轴垂直时，骨窗必须开在钩状突的外侧部；因此，这一改进术式被称为"经钩状突入路"。当手术入路方向向头侧倾斜，"经下位椎体入路"不得不在受累节段的下位椎体外侧开骨窗来进行调整。为了尽量降低对椎体骨结构的破坏，只须暴露椎动脉的内侧 2mm。当狭窄的神经根孔需要扩大重建到正常大小时，通过"前路椎间孔成形术"可以直接去除沿着神经根孔纵轴方向分布的内侧骨赘。其他学者也报道过运用颈椎前路椎间孔成形术的相关经验[18-20]。

尽管在我们的经验中，颈椎前路椎间孔成形术的手术风险已经被降到最小，但是对于任何类型的前路脊柱手术都理论上存在永久性的、严重的并发症的可能性。主要潜在可能的并发症包括 Horner 综合征、损伤椎动脉、椎间盘突出复发和脊柱不稳定。因为颈交感神经穿过颈长肌的外侧缘，在分离颈长肌时，由于牵拉或完全切断神经而引起交感神经被损伤，就会引起 Horner 综合征。根据神经损伤的类型及程度，Horner 综合征分别表现为暂时性的或永久性的。椎动脉损伤对于任何术式都是一种潜在风险，尤其是当椎动脉存在着解剖变异，椎动脉穿过 C4 或 C5 进入横突孔而不是 C6。分离或切开颈长肌，颈椎外侧部被显露，椎动脉正好从颈长肌的下面穿过，就可能会伤及椎动脉。应该通过

术前 MRI 检查来判断椎动脉进入横突孔的具体节段水平，以避免损伤椎动脉。椎动脉损伤可以导致立刻或延迟的脑干中风，这种损伤可能会通过外科急诊暴露椎动脉近端和远端来修复。复发性椎间盘突出从破坏的纤维环缺口突出是一种迟发性并发症，这种并发症常常发生于椎间盘破坏程度很大的情况下。为了防止复发性椎间盘突出的发生，椎间孔成形术扩建后的椎间孔应该在满足充分的减压的情况下维持在最小的尺寸范围。如果骨结构被大量地去除，就可能会引起脊柱的不稳定[19]。如果术后患者主诉有明显的颈部疼痛，脊柱不稳定应该被考虑。当患者表现有明显的脊柱不稳定，脊柱融合手术是需要的。和常规颈椎前路脊柱手术有关的并发症包括脑脊液漏、硬脊膜外出血或血肿、神经根或脊髓损伤、手术节段为非受累节段、感染或者切口血肿形成。声音嘶哑理论上会发生在常规前路颈椎手术后，但这种情况基本上不可能发生，因为颈椎前路椎间孔成形术是在非常靠外侧进行操作的。因为这些可能潜在的手术并发症，除非是受过很好培训的或有经验的外科医师，这一手术术式对于没有相关操作经验的外科医师来说是不被推荐的。

致谢　感谢 Mi-Ja Jho 和 Robin Coret 对本手稿在筹划过程给予的帮助！

（雪原　杨忠译　李世民校）

参考文献

1. Jho HD. Microsurgical anterior cervical foraminotomy: a new approach to cervical disc herniation. *J Neurosurg*. 1996;84: 155–160.

2. Jho HD, Kim WK, Kim MH. Anterior microforaminotomy for treatment of cervical radiculopathy: Part 1—Disc-preserving "functional cervical disc surgery." *Neurosurgery*. 2002;51 [Suppl 2]:46–53.

3. George B, Zerah M, Lot G, et al. Oblique transcorporeal approach to anteriorly located lesions in the cervical spinal canal. *Acta Neurochir (Wien)*. 1993;121:187–190.

4. Hakuba A. Trans-unco-discal approach: a combined anterior and lateral approach to cervical discs. *J Neurosurg*. 1976;45: 284–291.

5. Lesoin F, Biondi A, Jomin M. Foraminal cervical herniated disc treated by anterior discoforaminotomy. *Neurosurgery*. 1987;21: 334–338.

6. Verbiest H. A lateral approach to the cervical spine: technique and indications. *J Neurosurg*. 1968;28:191–203.

7. Sampath P, Bendebba M, Davis JD, Ducker T. Outcome in patients with cervical radiculopathy. Prospective, multicenter study with independent clinical review. *Spine*. 1999;24(6):591–597.

8. Jho HD. Decompression via microsurgical anterior foraminotomy for cervical spondylotic myelopathy. *J Neurosurg*. 1997;86: 121–126.

9. Jho HD. Decompression via microsurgical anterior foraminotomy for spondylotic cervical myelopathy: technical note. *Neurosurgical Focus*. 1996 December;1 (6) article 4, 1–11.

10. Jho HD. Spinal cord decompression via microsurgical anterior foraminotomy for spondylotic cervical myelopathy. *Minim Invas Neurosurg*. 1997;40 (4):124–129.

11. Jho HD. Microsurgical anterior cervical foraminotomy for radiculopathy: a new approach to cervical disc herniation. In: Minimally invasive techniques of spinal surgery, *Neurosurgical Focus*. 1998 February;4(2):article 1.

12. Jho HD. Anterior microforaminotomy for cervical radiculopathy: disc preservation technique. In: Rengachary SS, Wilkins RJ, editors. *Neurosurgical Operative Color Atlas*. Philadelphia: Williams & Wilkins; 1998. 7:43–52.

13. Jho HD. Treatment of spondylotic cervical myelopathy via anterior foraminotomy. In: Camins MB (guest editor), Loftus CM, Batjer HH, editors. *Cervical Spinal Stenosis, Techniques in Neurosurgery*. Philadelphia: Lippincott-Raven; 1999;5 (2): 124–132.

14. Jho HD, Ha HG. Anterior cervical microforaminotomy. Kang JD (guest editor), Fu F, editor. *Current Techniques in Cervical Spine Surgery, Operative Techniques in Orthopaedics*. 1998;8 (1):46–52.

15. Jho HD, Ha HG. Anterolateral approach for spinal cord tumors. *Minim Invas Neurosurg*. 1999;42:1–6.

16. Jho HD, Kim MH, Kim WK. Anterior cervical microforaminotomy for spondylotic cervical myelopathy: part 2. *Neurosurgery*. 2002;51 [Suppl 2]:54–59.

17. Jho HD. Editorial—Failed anterior cervical foraminotomy. *J Neurosurg (Spine 2)*. 2003;98:121–125.

18. Grundy PL, Germon TJ, Gill SS. Transpedicular approaches to cervical uncovertebral osteophytes. causing radiculopathy. *J Neurosurg (Spine 1)*. 2000;93:21–27.

19. Hacker RJ, Miller CG. Failed anterior foraminotomy. *J Neurosurg (Spine 2)*. 2003;98:126–130.

20. Johnson JP, Filler AG, McBride DQ, Batzdorf U. Anterior cervical foraminotomy for unilateral radicular disease. *Spine*. 2000;25(8):905–909.

第 **4** 章 | 颈椎后路椎间孔切开术和椎板切除术

John E. O'Toole, Kurt M. Eichholz, Richard G. Fessler

简介

在有症状的颈椎退行性脊柱疾病的手术治疗中，颈椎后路减压术是一个基本方法[1-4]。虽然颈椎前路手术的作用突出，但是颈椎后路椎板切除术和椎间孔切开术也能够缓解92%～97%由椎间孔狭窄或侧方椎间盘突出引起的神经根病患者的症状[3,5]。同样，颈椎后路减压能改善62.5%～83%已接受成形术或者椎板切除术的脊髓病变颈椎管狭窄患者的神经功能[4,6-8]。此外，这些操作避免了前路颈部脊柱手术的并发症，如食管损伤、血管损伤、复发性喉神经麻痹、吞咽困难，以及相邻运动节段融合后的加速退化[9-11]。

然而，颈椎后路开放手术需要对椎旁肌行广泛骨膜下剥离，这会导致术后疼痛、痉挛、功能紊乱，18%～60%的患者还可能发生持续性运动障碍[4,9,12,13]。而且，术前脊柱前凸的丢失和长节段的减压增加了术后矢状面畸形的风险[14-17]，这个并发症提示椎板切除术中关节固定。使用广泛的后路融合技术会增加手术风险、时间和失血，术后早期疼痛加剧，并可能导致相邻节段退变。

微创技术的基本宗旨是减少因手术方法引起的发病率。为此，肌肉分裂管状牵开器系统和改良内窥镜技术及相关工具已允许应用于颈椎后路减压的微创技术中[13,18]。首次在尸体模型上进行内窥镜下的颈椎间孔切开术/椎板切除术（CMEF/D），证明与开放手术相比，至少能达到成功实现骨切除和神经

根暴露的相同效果[19,20]。CMEF/D临床应用的报道[9,13,21]表明，功效相当于开放手术（症状缓解率87%～97%），但在CMEF/D情况下，失血、住院时间和术后疼痛药物的使用均减少。最近，我们评估了CMEF/D后的临床结果，使用验证结果仪器列出了一个30例前瞻性群组（数据未发表）。在这些患者中，平均视觉类比量表（VAS）评分从2.0降到0.6，头痛、颈痛从5.0降到2.1，手臂疼痛从4.8降到1.9。平均颈部残疾指数评分从37.7降到20.8。平均36分简表显示，身体疼痛、身体功能和角色量表有显著的统计学差异。平均手术失血量80mL，平均住院时间是10小时。从添加所收集的文献到现在，数据显示CMEF/D是一种用于治疗单纯神经根型颈椎病的安全、有效、微创的门诊手术。

小切口多节段椎板切除术和椎板成形术的可行性也首次在尸体模型上得到证实[22,23]。在不同的研究中，这两种技术显示椎管横截面积扩大了43%[16,22,23]。但是，椎管狭窄的颈椎后路微创减压的临床应用还没有像CMEF/D一样被广泛研究。微创颈椎椎板成形术作为常规安全、可行技术，已经被报道在4名患者中使用，术后Nurick颈椎病量表评分增长了1.25个点。微创椎板成形术研究的创始人指出技术难点在于提升椎板和插入骨移植。

另一方面，颈椎管狭窄显微内窥镜减压术（CMEDS）是基于已经应用于腰椎狭窄的更常见的技术[24]。通过保留颈椎大部分正常的骨韧带解剖结构，CMEDS降低了椎板切除术后脊柱后凸风险以及与椎板膜相关的问

题[4,16]。Yabuki 等[25]发表了他们的 10 例脊髓型颈椎病患者利用内窥镜 METRx 系统的一系列手术（美敦力公司 Sofamor Danek，孟菲斯，田纳西州）。使用伸缩平移和椎管切除术解除背侧骨性和韧带压缩，他们可以处理两个层面的椎管狭窄，报道称平均手术时间是 164 分钟，平均失血 45mL，术后第一天平均颈 VAS 评分 2.8，术后第 3 天为 0.8[25]。研究者认为，虽然没有对照组，但与开放手术相比，术后颈部疼痛减少巨大。在一个平均 15 个月的随访中，患者的日本骨科协会评分平均改善 2.5 分。他们没有出现并发症、术后不稳定或需要再次手术的情况[25]。

为了保持对侧骨和浅韧带结构并仅执行一个肌肉扩张，我们更喜欢使用如下所述的 CMEDS 单侧方法。Perez-Cruet 和资深作者（RGF）曾报道了五个患者在一个、两个或三个水平节段接受 CMEDS 治疗[16]。所有患者的脊髓病好转，并回到工作岗位，唯一的并发症是由非预期的脑硬膜切开术引起。

适应证

CMEF/D 的手术适应证是由侧方腰椎间盘突出症或椎间孔狭窄（单个或多个）（图 4.1）引起的神经根病。对于颈椎前路椎间盘切除及融合术后持续或反复发作的神经根症状和颈椎椎间盘疾病的患者来说，前路手术是相对禁忌的（颈前感染，气管造口术，前照射）[13]。CMEDS 的适应证是中央型颈椎管狭窄（例如，黄韧带或小关节增生），患者表现为脊髓病或脊髓神经根病。神经症状与影像学表现相关。

禁忌证包括没有神经系统症状的单纯颈部轴向疼痛、颈椎不稳定、有症状的中央型椎间盘突出症、腹部疾病的负担过重（例如：弥漫性 OPLL）或者是脊柱后凸畸形。这些情况会导致后路减压无效，或者不能忍受全身麻醉。

术前评估

在详细询问病史和体格检查之后，进行术

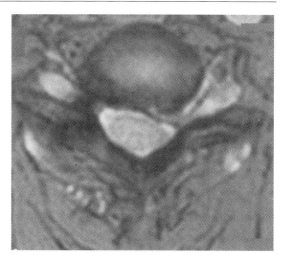

图 4.1　颈椎轴位 MRI T2 加权图像显示颈椎间盘突出，压迫左侧硬脊膜和椎间孔走行的神经根。

前影像学评价，包括：磁共振成像（MRI）或脊髓造影计算机断层扫描（CT）来定义病理解剖学；前后位（AP）、侧位和动态颈椎 X 线片来排除不稳定性。术前肌电图（EMG）和神经传导研究也可以协助特定神经根病的神经定位。

设备

CMEF/D 和 CMEDS 所需要的特殊设备包括：

- Mayfideld 或者其他带有半坐位定位的头固定装置
- 与内窥镜兼容的管状牵开器系统
- 内窥镜摄像系统和适当的监控
- 内窥镜脊髓仪器（包括 microcurerres 和 1~2mm 的咬骨钳）
- 高速钻
- 术中荧光镜

设置

气管内全身麻醉在慢性脊髓压迫症患者中采用纤支镜插管诱导。体感诱发电位（SSEP）和肌电图机监控整个手术。一条动脉线通常有助于维持患者血压正常的坐姿，从而避免脊髓的灌注不足。一个心前区多普勒被用于检测空气栓塞，尽管如今这已经不是问题了。一般不需要导尿管导尿。外科医师须谨慎对待静脉注射皮质类固醇作为常规围手术期抗生素。诱导后麻痹剂被最小化，便于术中神经根刺激的身体反馈。然后手术台相对于麻醉站翻转180°。患者被Mayfield三点头部固定，并逐步屈曲手术台，然后保持患者垂头仰卧位：患者处于一种半坐的位置，头部屈曲但不旋转，颈后垂直于地板（图4.2）。这个坐姿的优势是，减少术中血液的淤积，减少失血，减少手术时间，并且肩膀依赖重力定位更好地侧向荧光成像[9,13]。Mayfield被固定在一个安装有横杆的桌子上，患者的胳膊过膝盖交叉合拢或者放在胸口，这取决于体型。腿、手和胳膊都有垫料，特别是肘部，以防止尺神经病变。荧光镜检查C形臂的基础是与手术在同一侧。透视镜和内窥镜显示器放置在患者头部下，手术的另一侧，便于当外科医师站在患者后面或者通过管状牵开器在一个舒适的高度操作时直接查看监视器。根据C形臂和手术台的设计特点以及

术中是否需要正位图像来决定C形臂放置在患者的下方、上方还是前方（图4.2）。最后检查颈部，确保安全的位置以保证足够的颈静脉引流和呼吸道的通畅。

技术描述

本节概述了CMEF/D[5,9,13,18]和CMEDS[16,22,25]技术。虽然这里描述的程序利用了METRx牵开器和内窥镜系统（TN），但原理与牵开器系统的使用相同。

悬垂前，获得初始荧光透视图像确认足够的可视化并计划最初入口点。剃光颈后，擦洗，准备，常规铺单。最好是使用胶线条或者是抗菌胶粘层（3M Health Care，St. Paul，MN）固定，以保持手术中单子的位置。吸管、烧灼器、内窥镜光源和相机电缆通常是搭在顶部或者侧面，固定好单子。在患者颈部的外侧放置长K氏针或者斯坦曼针，通过侧位透视再次确认手术节段。手术侧中

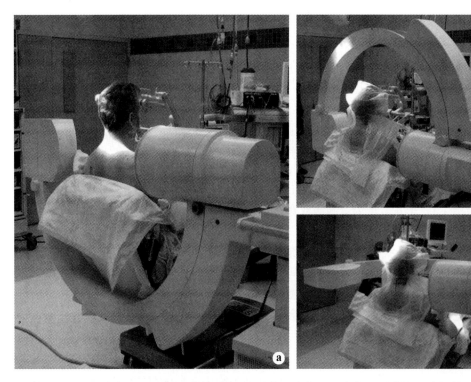

图4.2 针对CMEF/D或者CMEDS的患者在Mayfield头部固定位置和术中C形臂的X线投射机的位置有多种关系：（a）在患者下面。（b）在患者上面。（c）在患者前面。

线大约 1.5cm 的位置标识出了一个 1.8cm 的纵向切口，这是注射局部麻醉的部位。对于两个节段水平的手术，切口应该定位在目标节段的中间位置。对于双侧手术，可以使用皮肤中线切口，这样每一侧的皮肤均可以自由伸缩。最初的刺状切口之后，K 氏针在荧光镜的指导下慢慢穿过肌肉组织，停靠在目的节段嘴侧块的内下方边缘（图 4.3）。仅对

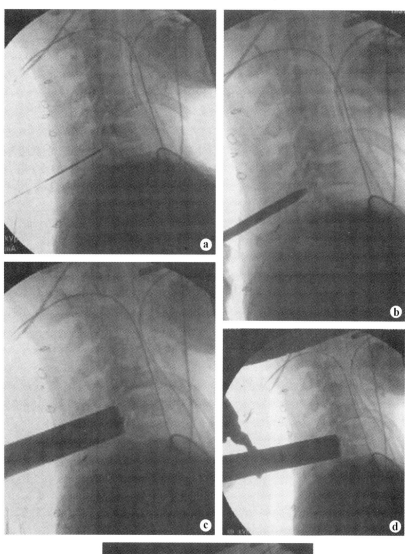

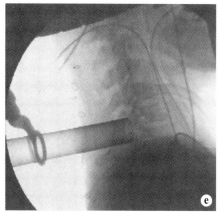

图 4.3　X 线侧位片显示了肌肉扩张的过程。(a) K 氏针 停在椎间孔上方的椎板关节连接处（以颈 6~7 为例）。(b) 连续插入前两个肌肉扩张器。(c) 插入最大的扩张器。(d) 把 18mm 的管型牵拉器套在扩张器上。(e) 管型牵拉器插入位置后撤出扩张器。

骨进行操作而不穿透中间层的空间是至关重要的，因为在这个空间中，侧面薄黄韧带可能无法防止医源性硬脑膜或脊髓损伤。此时，在 K 氏针入口点上下 1cm 处的切口已完成，并且线已被移除。肌肉膨胀过程中作用在腰椎上的轴向力，在颈椎上更加危险。因此，使用单级烧灼器或者剪刀切开颈筋膜的长度要和切口长度等同，这样肌肉的扩张就可以安全、可控地进行。K 氏针在荧光透视下再

次放回，同时管状肌肉扩张器连续插入。

最后的 16 mm 或 18mm 的管状 METRx 牵开器放置在扩张器上，并固定到安装有一个灵活的牵开臂的手术台上，并去除扩张器被（图 4.3）。带有 25°角的玻璃棒式内窥镜被安装到相机上，设置白平衡，并在插入之前用防雾溶液处理，通过一个圆柱形成对的塑料摩擦盘和管连接（图 4.4）。

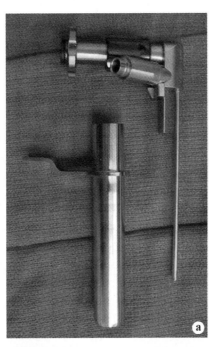
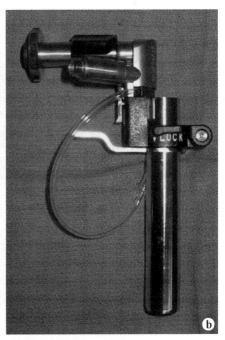

图 4.4 （a）METRx 管状的牵拉器和刚性的 25°角玻璃杆型内窥镜。（b）内窥镜插入管内，并用圆筒状的配对塑料管固定在适当位置。

单级烧灼器和垂体骨钳用于清除侧块上剩余的软组织和椎板，小心地横向切开骨块（图 4.5）。用一个小的向上角度的刮匙轻轻地从椎板下缘底面分离黄韧带，并用带有小踏板的钻孔机开始椎板切开术。这时，CMEF/D 和 CMEDS 在过程上要分开。我们首先描述 CMEF/D 技术，然后是 CMEDS。

显微内窥镜下颈椎间孔切开术/椎板切除（CMEF/D）技术

手术后续步骤与开放性手术稍有不同。根据小关节增生的程度，Kerrison 骨钳能被用

来完成大部分的椎板切开术和早期的椎间孔切开术或者在骨切除早期钻孔（图 4.5）。使用细钻头和可调节式的防护套筒会极大地方便在重要的神经结构周围开孔（图 4.6）。椎板切开术后，黄韧带可以从中间去除，以便鉴定硬脑膜的侧边缘和神经根的近端部分（图 4.5c）。背侧骨切除应该遵循通过切除部分内侧关节突，神经根进入椎间孔的原则。关键是要至少保留关节突的 50%，以便维持生物力学的完整性[26]。这个程度的切除足够暴露出椎间孔的神经根。此时，静脉丛上覆盖的神经根应该小心地用双极灼烧器凝聚切

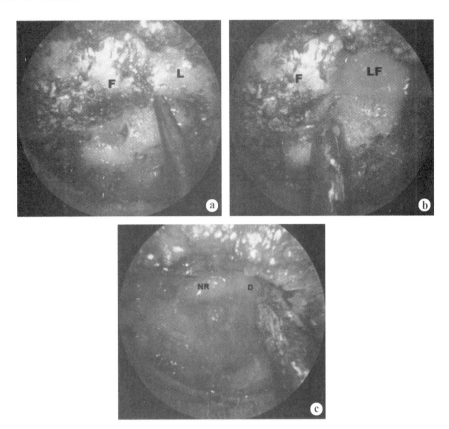

图4.5　左侧为术中内窥镜照片。在所有的照片中，嘴侧在顶部，内侧在右边。(a) 首次暴露揭示椎板外侧缘 (L) 连接内侧面 (F) 用细的上行刮匙插入椎板连接处近尾端边缘。(b) 在初始椎板切开术后，看到黄韧带 (LF) 紧邻关节突 (F)。(c) 在椎间孔切开术后，硬膜 (D) 侧面和减压的神经根 (NR) 在近端孔外侧缘显露。(见彩图)

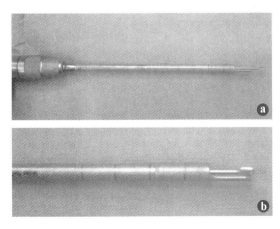

图4.6　内窥镜 TDQ 头（Midas Rex，Fort Worth，TX），保护套筒。(a) 可伸缩式的。(b) 伸展式的。

割。幸好，采用坐位可以不用那么担心术野中的血液淤积和模糊。能够很好地看到神经

根后，用一个合适角度的解剖器触到腹侧神经根、骨刺或骨盘碎片。如果有骨赘存在，可以用一个向下角度的刮匙来夯实材料进一步向腹侧进入到间盘或弄碎它，以便后续的去除。对于软椎间盘突出症，神经钩可以通过神经根的腹侧和下部，来轻轻挑开碎片，使之远离神经，以便最终使用垂体咬骨钳去除。在这两种情况下，尾侧椎弓 1/4 处上内侧缘的附加钻孔有更大的空间可以通到腹侧病理区，为神经根的收缩需要提供更大的空间。最后，为观察任何受压的迹象检查椎间孔，并用抗生素冲洗术野。用双极电烧、骨蜡和任何可用于手术的止血剂来止血。将甲泼尼龙浸泡脱脂棉放在神经根部以减少术后炎症。闭合切口和术后护理如下所述进行。

椎管狭窄颈显微内窥镜减压（CMEDS）技术

同侧椎板切开术完成后，保留黄韧带以保护硬脑膜。镜筒倾斜大约45°，以便用内窥镜和镜筒来观察对侧。用细刮匙轻轻切开韧带和棘突底面之间的平面。带保护套的钻套筒延伸（图4.6b），逐步钻孔到棘突底面和对侧椎板直达对侧关节突。这种预先的减压允许更大的工作空间，在这个空间内可以解除韧带的过度膨胀，同时避免向下的压力作用在硬脑膜和脊髓上。现在可以安全地用刮匙和Kerrison骨钳来完成韧带的解剖和去除。这时，对侧关节突或者尾侧椎板上边缘的任何压缩因素都可以用Kerrison骨钳进行开孔或者切除，韧带的切除对硬脑膜有更大的影响。用细探针轻轻探测到对侧椎间孔以确认减压后，镜筒回复到原位，完成同侧韧带和骨的切除。然后，显示完全减压和硬脑膜脉动（图4.7）。如果依照指示，和上面的描述一样，同侧椎间孔切开术也可以同时进行。用抗生素冲洗术野。用双极电烧、骨蜡和止血剂止血。图4.8演示了一个典型的用

CMEDS方法来治疗单节段C4-C5椎管狭窄的病例。典型的骨减压程度见术后的CT（图4.8c）。

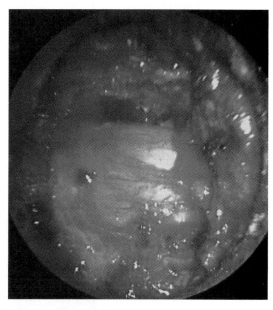

图4.7 术中内窥镜右路CMEDS的照片。可见硬膜已被看作是完全解除压缩，图中已去除多余骨和韧带。嘴侧在右，外侧在底部。（见彩图）

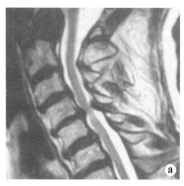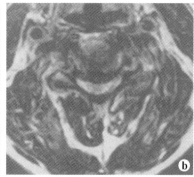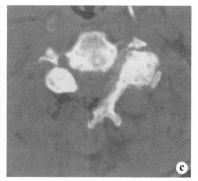

图4.8 一名慢性脊髓型颈椎管狭窄的80岁男性接受C4-C5右侧CMEDS手术。（a）矢状面T2加权MRI显示C4-C5颈椎狭窄，伴脊髓信号改变。（b）轴向T2加权MRI显示严重的颈C4-C5压缩。（c）术后的轴向CT图像显示骨切除已达到充分脊髓减压所要求的常见程度。可见保留了背棘突和对侧椎板。此外还可见对椎旁软组织的影响微小（术后，压切口侧和椎板切开术部位缘可以看到空气）。

切口闭合和术后处理

拆除镜筒，在切口周围的筋膜和肌肉注射局麻药。需要一条或两条可吸收缝线缝合

筋膜伤口，缝合皮下需要两或三针，皮肤的缝合需要皮内和皮下缝合（图4.9）。不需要用到敷料。患者回复到仰卧位，移除Mayfield架。患者从麻醉中苏醒后，被带到术后麻醉

恢复室并尽早恢复行动力。颈托不是必要的。虽然在某些情况下，我们会让 CMEDS 患者在医院过夜，但如果患者医学上稳定，那么 2 ~ 3 小时后患者即可出院回家。出院带药通常包括一个类鸦片/扑热息痛组合止痛药和肌肉松弛剂，非甾体类抗炎剂也常被用到。

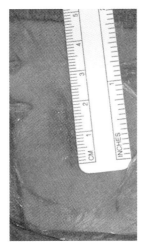

图 4.9　CMEF / D 或 CMEDS 的切口关闭后仅 2cm 长。（见彩图）

并发症

颈椎后路减压术后，典型并发症的发生率在 2% ~9% 的范围之内，这主要是由于感染和脑脊液漏 （CSF）[9] 造成的。迄今为止，我们的系列病例中没有任何的感染，令人意想不到的是，最近，早期患者硬脊膜漏的发生率从开始的 8% 下降到了大约 1% 。通过窄径管直接缝合修复硬脊膜漏是很困难的。因此，处理小缺口的技巧是用如肌肉、脂肪、明胶海绵、纤维蛋白胶的替代品或者是人造结构物，如甲灭酸（CA）简单的直接覆盖。使用这种方法，卧床休息一夜足以弥补该缺口。对于不能一期缝合的较大的硬脑膜撕裂，要对腰椎脑脊液进行两到三天的引流，防止泄漏。最终，微创手术后的小创口和相对少的死腔使得假脑膜炎发病率和脑脊液皮瘘可忽略不计。

潜在的神经系统并发症包括颈椎间孔的操作造成的神经根损伤或在扩张或减压中对脊髓的直接机械损伤。通过早期监测源自动脉周围的静脉丛的深静脉出血可以避免椎动脉的损伤。它们可能由于外侧关节突的意外扩张或者是椎间孔旁的过分清理引起的。这种类型的出血通常可以通过明胶海绵或者其他止血产品进行控制。如前所述，尽管使用半坐位，但是到目前为止，空气栓塞没有出现。而且在我们使用的这些技术中，还没有观察到如疾病复发或术后不稳定等并发症的延迟出现。

经验和教训

- 仔细剪短侧块骨上的 K 氏针，以免落入管道内。
- 在插入第一个扩张器之前，要按皮肤切口长度锐性切片颈筋膜，以保证能安全地扩张。
- 为了保证术后的稳定性，关节面复合体应至少保留 50% 。
- CMEDS 治疗中，在棘突下表面和对侧椎板的常规钻孔可以防止对黄韧带、硬脊膜和脊髓产生过度的下压力。

结论

后路显微内窥镜下颈椎间孔切开术/椎板切除术和椎管狭窄颈显微内窥镜减压术在减少失血、住院时间、术后疼痛、肌肉疼挛，保留运动能力和降低医源性残疾的风险方面都有很大益处，但是与开放性手术比起来仍然有同等的功效。最终，正是由于它能延迟和立即减少发病率的作用并结合安全有效地减压，使那些应用于颈椎退行性疾病的微创技术十分具有吸引力。它们的使用范围将会继续扩大到广大外科医师所熟悉的内窥镜技术中。

（雪原　周慧芳　张超译　李世民校）

参考文献

1. Aldrich F. Posterolateral microdisectomy for cervical monoradiculopathy caused by posterolateral soft cervical disc sequestration. *J Neurosurg*. 1990 March;72(3):370–377.

2. Crandall PH, Batzdorf U. Cervical spondylotic myelopathy. *J Neurosurg*. 1966 July;25(1):57–66.

3. Henderson CM, Hennessy RG, Shuey HM, Jr., Shackelford EG. Posterior-lateral foraminotomy as an exclusive operative technique for cervical radiculopathy: a review of 846 consecutively operated cases. *Neurosurgery*. 1983 November;13(5):504–512.

4. Ratliff JK, Cooper PR. Cervical laminoplasty: a critical review. *J Neurosurg*. 2003 April;98(3 Suppl):230–238.

5. Khoo LT, Perez-Cruet MJ, Laich DT, Fessler RG. Posterior cervical microendoscopic foraminotomy. In: Perez-Cruet MJ, Fessler RG, editors. *Outpatient Spinal Surgery*. St. Louis: Quality Medical Publishing, Inc.; 2006. pp. 71–93.

6. Kumar VG, Rea GL, Mervis LJ, McGregor JM. Cervical spondylotic myelopathy: functional and radiographic long-term outcome after laminectomy and posterior fusion. *Neurosurgery*. 1999 April;44(4):771–777; discussion 777–778.

7. Wang MY, Green BA. Laminoplasty for the treatment of failed anterior cervical spine surgery. *Neurosurg Focus*. 2003 September 15;15(3):E7.

8. Wang MY, Shah S, Green BA. Clinical outcomes following cervical laminoplasty for 204 patients with cervical spondylotic myelopathy. *Surg Neurol*. 2004 December;62(6):487–492; discussion 492–483.

9. Fessler RG, Khoo LT. Minimally invasive cervical microendoscopic foraminotomy: an initial clinical experience. *Neurosurgery*. 2002 November;51(5 Suppl):S37–S45.

10. Hilibrand AS, Robbins M. Adjacent segment degeneration and adjacent segment disease: the consequences of spinal fusion? *Spine J*. 2004 November-December;4(6 Suppl):190S–194S.

11. Ishihara H, Kanamori M, Kawaguchi Y, Nakamura H, Kimura T. Adjacent segment disease after anterior cervical interbody fusion. *Spine J*. 2004 November-December;4(6):624–628.

12. Hosono N, Yonenobu K, Ono K. Neck and shoulder pain after laminoplasty. A noticeable complication. *Spine*. 1996 September 1;21(17):1969–1973.

13. Siddiqui A, Yonemura KS. Posterior cervical mircoendoscopic diskectomy and laminoforaminotomy. In: Kim DH, Fessler RG, Regan JJ, editors. *Endoscopic Spine Surgery and Instrumentation: Percutaneous Procedures*. New York: Thieme; 2005. pp. 66–73.

14. Albert TJ, Vacarro A. Postlaminectomy kyphosis. *Spine*. 1998 December 15;23(24):2738–2745.

15. Kaptain GJ, Simmons NE, Replogle RE, Pobereskin L. Incidence and outcome of kyphotic deformity following laminectomy for cervical spondylotic myelopathy. *J Neurosurg*. 2000 October;93(2 Suppl):199–204.

16. Perez-Cruet MJ, Samartzis D, Fessler RG. Microendoscopic cervical laminectomy. In: Perez-Cruet MJ, Khoo LT, Fessler RG, editors. *An Anatomic Approach to Minimally Invasive Spine Surgery*. St. Louis: Quality Medical Publishing, Inc.; 2006. pp. 16-11–16-17.

17. Yonenobu K, Okada K, Fuji T, Fujiwara K, Yamashita K, Ono K. Causes of neurologic deterioration following surgical treatment of cervical myelopathy. *Spine*. 1986 October;11(8):818–823.

18. Khoo LT, Bresnahan L, Fessler RG. Cervical endoscopic foraminotomy. In: Fessler RG, Sekhar L, editors. *Atlas of Neurosurgical Techniques: Spine and Peripheral Nerves*. Vol. 1. New York: Thieme; 2006. pp. 785–792.

19. Burke TG, Caputy A. Microendoscopic posterior cervical foraminotomy: a cadaveric model and clinical application for cervical radiculopathy. *J Neurosurg*. 2000 July;93(1 Suppl):126–129.

20. Roh SW, Kim DH, Cardoso AC, Fessler RG. Endoscopic foraminotomy using MED system in cadaveric specimens. *Spine*. 2000 January 15;25(2):260–264.

21. Adamson TE. Microendoscopic posterior cervical laminoforaminotomy for unilateral radiculopathy: results of a new technique in 100 cases. *J Neurosurg*. 2001 July;95(1 Suppl):51–57.

22. Perez-Cruet MJ, Wang MY, Samartzis D. Microendoscopic cervical laminectomy and laminoplasty. In: Kim DH, Fessler RG, Regan JJ, editors. *Endoscopic Spine Surgery and Instrumentation: Percutaneous Procedures*. New York: Thieme; 2005. pp. 74–87.

23. Wang MY, Green BA, Coscarella E, Baskaya MK, Levi AD, Guest JD. Minimally invasive cervical expansile laminoplasty: an initial cadaveric study. *Neurosurgery*. 2003 February;52(2):370–373; discussion 373.

24. Khoo LT, Fessler RG. Microendoscopic decompressive laminotomy for the treatment of lumbar stenosis. *Neurosurgery*. 2002 November;51(5 Suppl):S146–S154.

25. Yabuki S, Kikuchi S. Endoscopic partial laminectomy for cervical myelopathy. *J Neurosurg Spine*. 2005 February;2(2):170–174.

26. Raynor RB, Pugh J, Shapiro I. Cervical facetectomy and its effect on spine strength. *J Neurosurg*. 1985 August;63(2):278–282.

第 5 章

颈椎后路固定术和融合术

Farbod Asgarzadie，Barón Zárate Kalfópulos，
Vartan S. Tashjian，Larry T. Khoo

简介

颈椎枢椎以下后路内固定的各种技术已经发展起来[1,2]。这些技术包括棘突间钢丝固定植骨融合、椎板间钳夹固定、钩钢板，Daab钢板、侧块金属板、Harrington棒。在侧块螺钉固定出现以前，一般采用多节段棘突间钢丝固定。这种技术是在椎板和棘突的连接处开孔，三根钢丝穿过该孔缠绕在棘突的喙缘（图5.1a，b）[3-5]。

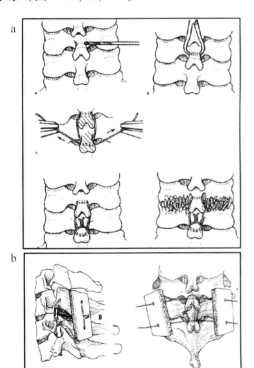

图5.1 （a）棘突钢丝固定技术。（b）侧块植骨。

有些病例需要椎板减压而切除棘突，各种小关节钢丝固定技术发展起来，根据稳定情况使用或不使用植骨（图5.2a-e）。小关节的斜面和棘突用钢丝固定，在生物力学上能提供更牢靠的固定（图5.2f，g）。这一结构的力量已经通过生物力学研究得到证实，回顾性病例报告有非常好的融合[6-8]。Luque棒组成矩形，通过关节面三道钢丝技术，用于背侧椎板无法固定的病例，例如严重的后柱损伤。与简单的棘突钢丝不同，这项技术能够涵盖后柱的大部缺损（例如肿瘤切除后），能够更强地抵抗旋转和扭曲[9,10]。20世纪70年代后期，Roy-Camille等描述了一项颈椎后路器械的新技术，用螺钉将钢板固定在侧块上，尸体上生物力学实验证明，比以前的固定器械更加牢靠（图5.3a-c）[11-15]。颈椎肿瘤使用这一技术并自体植骨，融合率95%～100%[16,17]。因为C7的侧块螺钉有时不能提供最佳的固定，几位作者建议在下颈段和上胸段使用椎弓根固定[18-24]。经椎弓根螺钉固定比颈椎中间重建系统固定更加稳定[25]。

近来发展起来的固定系统使用两个棒和每个节段的万向螺钉。包括Axon（Synthes）、Summit（Depuy Acromed）、S4 OCT（Aesculap）和Vertex（Medtronic Sofamor-Danek）系统（图5.3d）。这些系统螺钉的角度可以变化，强迫钉棒接触面改变角度。螺钉多轴向连接器能在每个方向各种角度自由旋转。这些固定系统能使每个节段满负荷固定，可以做颈椎后路微创固定。

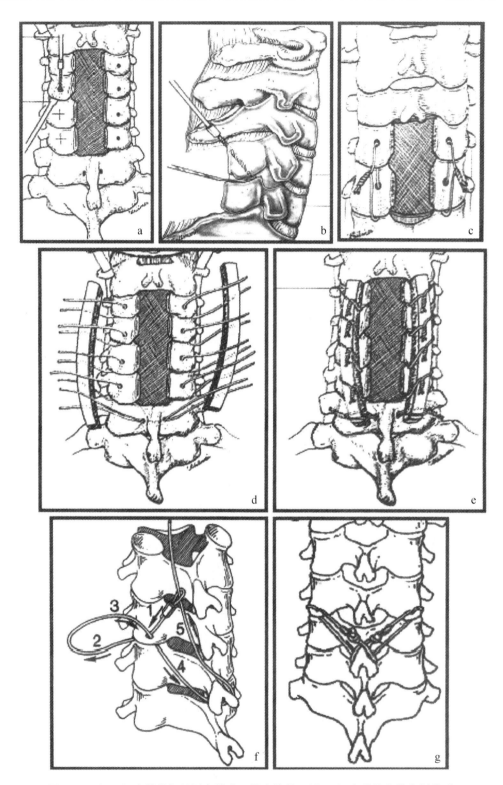

图5.2 （a-e）小关节钢丝固定技术，没有植骨。（f，g）小关节和棘突斜位观。

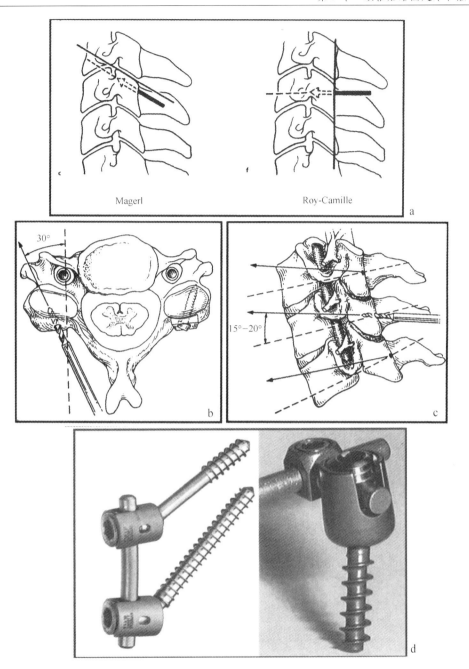

图 5.3 （a-c）侧块螺钉固定技术。（d）典型的侧块钉棒结构。

微创入路的合理性和指征

需要颈椎后路减压固定的指征包括退行性病变、创伤、肿瘤、感染和畸形。过去几十年外科微创技术的出现，使传统技术相关的入路发病率有明显的改善。标准的开放手术需要切开骨膜下的肌肉，使组织供血减弱，分离关键的肌肉和韧带，破坏了后侧的肌肉韧带动态张力带。传统的暴露造成失血过多，肌肉萎缩和潜在的严重的美容缺陷。这种医源性的损伤，术后潜在的严重功能障碍，使传统的开放手术的效果受到限制。

正如前一章所描述的，颈椎后路减压椎

板切除术就是这样进展的例子，因为侧隐窝和神经孔减压而行的全椎板切除术，术后93%～97%的患者症状缓解，这些患者由于间盘或骨赘压迫造成的单纯神经根型颈椎病（图5.4a）[26-29]。但是，外科医师更热衷于考虑是颈部肌肉疼痛和痉挛，这些症状经常反复，恢复缓慢，特别是因为更好的视野而进行更大的切口。镜下微创椎间孔切开术使组织和肌肉创伤最小，与传统的颈椎椎间孔开放手术相比，可以克服术后疼痛和肌肉痉挛（图5.4b）[30,31]。

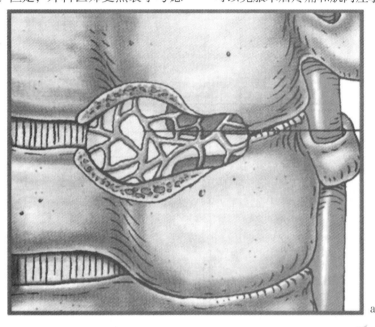

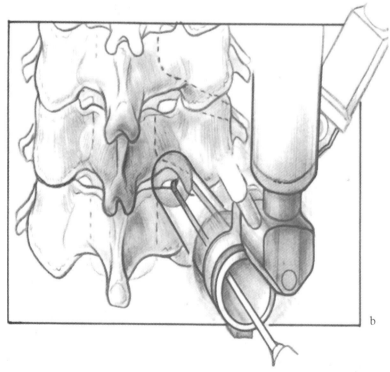

图5.4 （a）侧隐窝和神经根孔狭窄，传统的颈椎后路减压椎板切除术。（b）微创纤维内窥镜下神经孔切开。（见彩图）

通过同一管道通路，能够显露颈椎侧块。用 20～22mm 套管通道能够暴露两个相邻的侧块，由于使用新型扩大的腔镜，通过一个切口可以显露三个侧块。通过切口通道可以在颈椎侧块后侧放置顶端负荷万向螺钉固定。微创颈椎后路固定（MI-PCF）侧块固定有非常好的临床和影像效果[32,33]、单纯顶端负荷万向螺钉固定系统的广泛应用对 MI-PCF 技术的开展非常有利。

体位和配置

对 MI-PCF 手术，不适宜用局麻和静脉麻醉，因为任何突然的活动都有潜在的神经血管损伤的危险。所以采用全身气管内插管麻醉，用三点头部支架固定住头部。根据确切的病理性质，考虑使用纤维可视插管。患者可以采用俯卧位或坐位。中等半坐卧对于减轻硬膜外静脉充血非常有利，可以减少术中出血，减少空气栓塞的危险。依照我们对这种外科技术的经验，不常规放置 VCP 导管以减少术中出血。在最终固定头部之前，应尽可能保持颈椎和颈部肌肉不要旋转，不要使颈椎维持在非正常位置。颈部、下颌和胸部保持在松弛状态。避免压迫，所有常规压迫点应适当保护。

在手术减压和固定过程中，为监测脊髓完整不受损伤，强烈建议使用术中体感诱发电位（SSEP）对手术皮肤区域和远端支配区进行监测。记录神经电生理可以评估相关神经根运动的完整性，刺激螺钉可以增加安全性和稳定性。这需要麻醉师控制神经肌肉麻醉，能够感应术中对神经根刺激的反馈。多数情况下，术中用头孢和万古霉素的单一剂量预防感染。这类手术我们不使用激素。

MI-PCF 需要术中的实时影像，C 形臂透视机应当进入手术区域。这类手术最常使用侧位，C 形臂摆放位置应当容易旋转各种姿势，获得其他平面的图像，例如，前后位开始定位是有帮助的。用解剖标志将侧块准确定位，在侧位和前后位颈椎椎弓根是管状的。

切口通道扩大和显露

最终的工作通道与放置侧块螺钉相匹配。这个工作通道要有恰当的皮肤切口。为了安全和恰当的引导，需要用侧位透视，确保工作通道直达目标区域。

患者摆好体位后，K 氏针放在颈部的侧面，与目标小关节平行，以便确定皮肤切口的中心点。皮肤进入点位于矢状位中线目标节段以下的 2～3 个节段，近似侧块螺钉开放固定的切口。前后位证实位置恰当（图 5.5a）。进入点确定后，透视下引导，经过颈部后侧的肌肉和筋膜插入 K 氏针到目标关节。必须注意在矢状位上螺钉方向与小关节平行，针道轨迹位于目标的侧上方。特别小心要确保导针顶住骨骼，避免太靠近中线损伤脊髓。为了减少椎板内侧破裂的机会，推荐到达目标区域顶住骨骼后更向外侧倾斜。K 氏针理想的位置在关节复合体的中心，可以用前后位透视证实（图 5.5b）。

一旦 K 氏针顶住相关骨骼，K 氏针在皮肤切口上下大约移动 1cm，在筋膜下层向更深处进针，手术过程不要切断肌纤维，避免不必要的出血。锐性切开筋膜，使其更容易更安全地通过扩张的套管。皮肤皱褶粘连阻碍进针，在切口边缘环形切除皮肤，防止无用的物质进入伤口。

接下来通过软组织插入扩张器，顶端到达目标关节。侧位实时监测，确保建立工作通道的套管顺利扩张。最后插入套管，抵达椎板和侧块的结合部（图 5.6a-c）。工作通道是可变的，包括固定角度 20～22mm METRx 腔镜系统（Medtronic Sofamor-Danek）和 Harmony 系统（Spinal Concepts）（图 5.6c）。如有需要，扩大的套管如 Quadrant 系统（Medtronic Sofamor-Danek）能够提供更大的工作空间，更容易放置带角度的金属器械，特别是需要到达两个或更多节段（图 5.7a-d）。

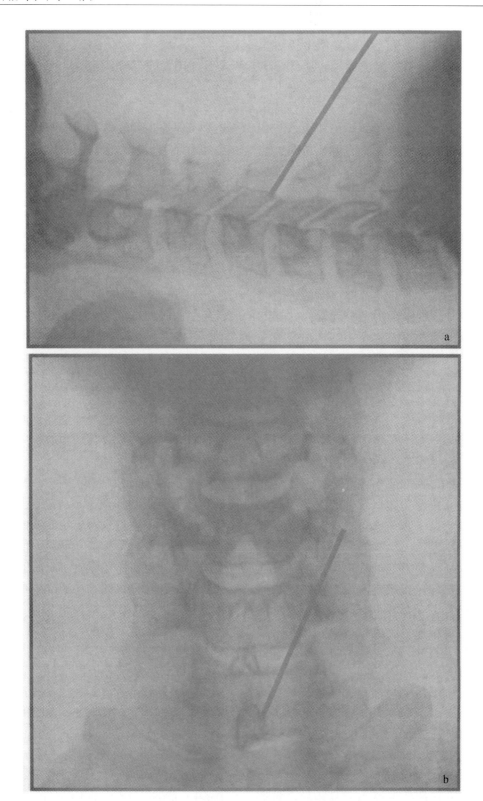

图5.5 (a, b) 颈椎微创神经孔切开术，前后位和侧位平片证实针道轨迹。

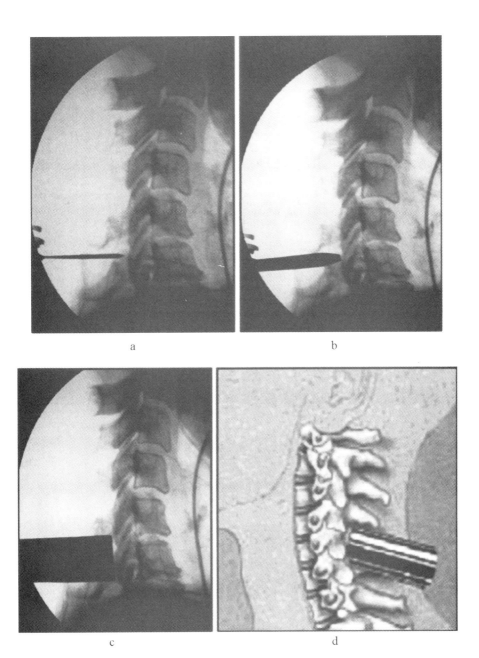

图 5.6　（a-c）侧位透视影像显示，C5-C6 微创神经孔切开逐渐扩大。（见彩图）

透视证实工作通道的位置，手术台扶手的一侧，安装可活动的牵开器并锁定位置（图 5.8）。使用小型放大镜、术中显微镜和内窥镜获得可视图像。内窥镜与管状牵开器相连，如果需要，内窥镜使用白平衡，镜头使用抗雾剂。

固定器械

显露侧块以后，微创技术放置螺钉和开放的方法无明显差别。对创伤和颈椎管狭窄，在放置螺钉之前进行神经根出口的减压，这

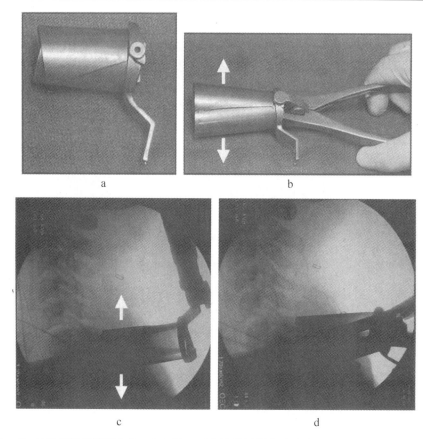

图5.7　（a-d）扩张套管提供更大的工作空间，更容易放置带角度的金属工具，特别是需要暴露两个或更多节段。这里套管使用的是 Quadrant 系统（Medtronic Sofamor-Danek）。

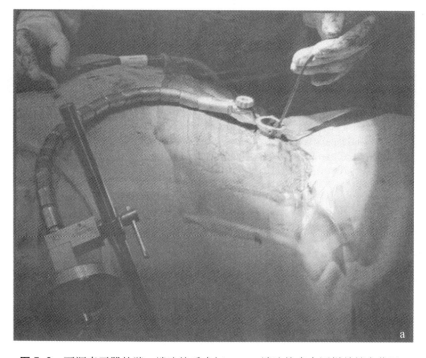

图5.8　可调牵开器的臂一端连接手术切口，一端连接术台围栏并锁定位置。

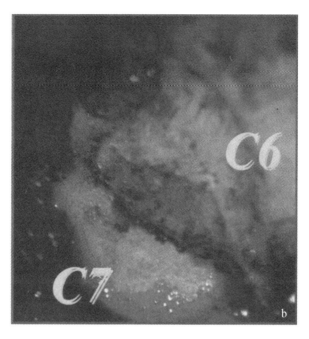

图 5.8 （续）（见彩图）

在之前微创颈椎神经根孔切开中已经讨论过。关节跳跃的病例，在放置螺钉之前要牵引复位。螺钉进入点偏低容易伤及神经孔，进入点偏向中线容易伤及椎动脉。为了避免神经血管损伤，技术上要注意将螺钉的进入点置于侧块的外上象限。螺钉打入侧块有各种方法。第一种方法螺钉与侧块向前外呈 10°[13]。随后改进螺钉进入方向，在侧块中心轻度偏向内侧，与外侧呈 25°，与头侧大约 40°[34]。其他作者主张螺钉进入点在侧块中心靠内侧 1mm，偏向头侧 15°~20°，向外侧 30°[35]。皮质外侧用锥子或高速钻开孔，防止在拧入螺钉时没有进到骨骼而从外侧滑落。对于 C3-C6（有时是 C7），推荐向头侧 15°~20° 和向外侧 30°。带角度的喙形工具分离横突，减少相邻关节损伤。在侧块中心靠近内侧 1mm 钻孔，偏向外侧，减少椎动脉损伤的风险，椎动脉通常位于椎板和侧块结合部的前面。钻孔以后，背侧皮质用 3.5mm 松质骨丝锥攻丝。因为多数的新型万向螺钉是自攻螺钉，不需要这一步骤。

螺钉的长度要完全穿过皮质的外层和松质骨，为防止损伤，双皮质螺钉要更好地固定。通常螺钉的长度在 12~16mm 之间，但也受一些因素影响，例如患者特殊的解剖，向背侧生长骨赘，就需要精确的螺钉长度。尽管螺钉过长会损伤软组织，但是按照术前测量的长度很少出现问题，CT 扫描有助于测量螺钉的最佳长度，特别是双皮质螺钉。

必须小心地完全暴露关节突关节和侧块的侧缘，用遮蔽单级电烧和垂体咬骨钳完成。当关节周围的关节囊韧带和软组织去除以后，关节上下有关韧带应保持完整，防止以后不稳定和在这些节段融合。单级电凝有助于侧块外侧的静脉丛止血，应当小心这一区域过分的电凝会伤及椎动脉。用 Gelfoam 或 Surgifoam 填塞止血对这一区域的静脉丛出血非常有效。

有些病例不需要找关节的中心，螺钉在原位简单放置即可。如果需要开放复位，用高速钻切除椎体上方的上关节突，用 Penfield 器械插入关节内，旋转抬高半脱位的侧块，使其恢复恰当的解剖力线。另一种切开复位的方法是关节缘钻孔后使头部固定器分离，轻轻向内牵引，适当地向前方移位，向损伤机制的反方向旋转，使关节重新复位。头部固定器重新锁定，关节原位融合。手术过程中，极力推荐使用 SSEP 对病变节段的神经根进行监测。应当对神经进行减压，在切除椎板前，对螺钉进入点进行标记、钻孔和攻丝。这种方法在钻孔过程中可以保护硬膜和脊髓[32]。

在进入器械之前应切除关节软骨，用小钻头高速钻去除骨皮质。尽管有很多文献报道不用植骨也可成功进行关节固定，但一般还是推荐取自体髂骨松质骨植骨，植骨放在去掉皮质的椎板和关节的结合部。为避免术后髂骨疼痛综合征，自体骨的另一来源是在钻孔、椎板和神经孔减压过程中产生的碎屑。自体骨与骨替代物结合，按照 1∶1 的比例，骨替代物有骨基质或钙三磷酸盐替代物。

显露关节植骨后，拧入适当大小的侧块螺钉，在直视和透视引导下进行。根据侧块的大小，选择长度 14 或 16mm，直径 3.5mm 的螺钉。精确的大小在 CT 扫描上测量或术中侧位透视评估（图 5.9a，b）。套管牵开器的臂这时必须是松弛的，这样容易放置第二个螺钉，第二个螺钉的放置上面已经详述。

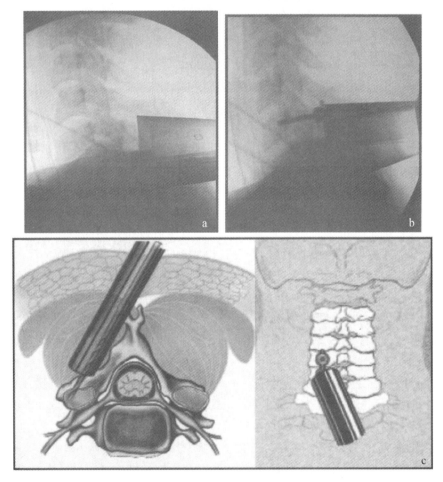

图 5.9　(a，b) 侧位透视显示侧块钉棒通过扩张套管到达 C5 和 C6。(见彩图)

因为 C7 的侧块比较薄，放置侧块螺钉更加困难。这个节段需要用椎弓根钉。另外，颈椎的椎弓根钉比侧块螺钉更长，因为穿过的皮质更长周径更大。颈椎椎弓根钉也可以用于侧块骨折或不稳定。C7 和 T1 节段通常没有椎动脉穿过横突孔，椎弓根钉可以安全地放置在这个部位。C7 的椎弓根钉放置，钻孔向中线轻度成角 25°～30°，与尾椎平面垂直。在 T1 节段，通常向中线成角 10°～15°，向尾侧成角 5°。术前为了确定椎弓根的大小和角度，仔细检查 CT 扫描非常重要。通常 4.0mm 皮质钉 20～22mm 长度是足够的。触及椎弓根的中部进行小范围的椎板切除，前后位透视能够更安全地放置螺钉。

放置螺钉后，选择合适的棒插入螺钉的万向顶端并锁定。根据特定的系统，棒的直径一般是 3.2～3.5mm。当 3 个相邻节段融合，放置棒在技术上是个挑战，但是，仔细地将套管牵开器系统从关节突关节向背侧抬高，通常可以有适当的空间放置棒。扩大的牵开器用在现代顶端负荷万向郁金香头固定系统，例如 CerviFix 或 StarLock（Synthes），Summit（Depuy Acromed）和 Vertex（Medtronic Sofamor-Danek），能够提供更大的工作空间。当棒固定后，整个结构全部完成（图 5.10a）。前后位和侧位检查骨骼力线和固

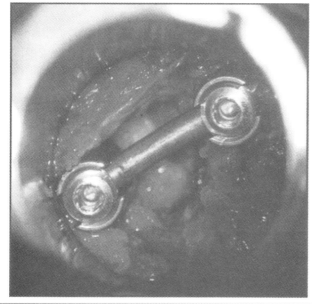

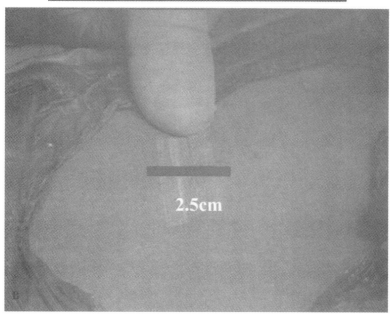

图 5.10　（a）术中影像显示顶端负荷、单平面侧块钉棒结构穿过套管。（b）颈椎后路微创典型的皮肤关闭。（见彩图）

定系统的放置，然后去除套管牵开器。有些病例需要双侧固定，放置对侧螺钉，通过同样的中线切口重复以上步骤。用 0-Vicryl 缝线缝合筋膜，用 3～0 Vicryl 缝合皮下。用无菌条或 DermaBond 伤口闭合（图 5.10b）。

经关节螺钉

颈椎后路固定也可以用经关节螺钉。这种手术，螺钉的最佳进针点是侧块的中心，与关节突关节垂直。切口应更靠近头端，K 氏针成 90°靠近关节与棘突平行。到达进针点并影像证实后，插入 K 氏针到上关节突，深度由特定的减压器械的长度决定。透视监测保证深度和针道适当。

在这个进针点侧块的上方钻孔，穿过关节，进入侧块的内侧，深度是侧块内侧缘宽度的 1/2 至 2/3，在侧位透视引导下进行。这一过程在钻头套筒和深度限制系统下进行，这套系统替代 K 氏针，如 3.8mm 颈椎关节减压装置（CS Facet Compression Device）。这套系统，达到适当的深度后，穿过 K 氏针叩击钻孔和减压，上螺钉原位锁定。取出 K 氏针，对侧同样方法重复操作（图 5.11a，b）。多节段的前面固定后，简单的背侧固定，经皮横连固定非常快速、有效和经济（图 5.11c）。

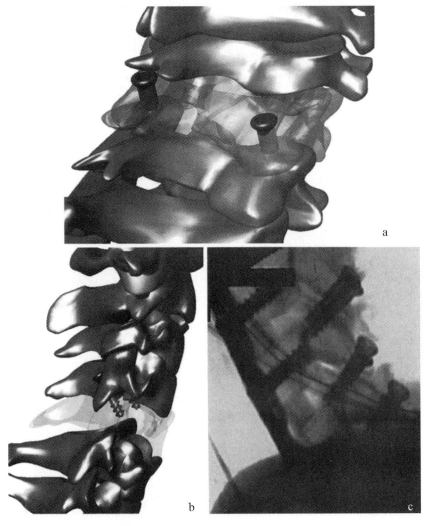

图 5.11　（a，b）取出 K 氏针，对侧同样方法重复操作。（c）多节段前路固定后外加单纯背侧固定，这个经皮联合固定技术非常快速有效并且神智清楚。

经关节固定系统可以固定颈椎所有节段，包括 C1 和 C2，在一些 Hangman 骨折创伤病例中，可以将上述手术改进用于关节固定。这类手术的最初入路与经关节手术相同，进针点在 C2 侧块的中心，在侧位上与棘突平行。这个固定装置不是瞄向下方，而是瞄向 C2 上方的前缘，深度穿过两侧皮质。侧位透视证实位置满意，完成手术其余的步骤按照上述的描述进行。

伤口闭合

伤口闭合之前，使用双极电凝和可吸收凝血酶（Gelfoam 或 Surgifoam）填塞止血。整个伤口用含有抗生素的林格液反复冲洗。小块可吸收脱脂棉片（Gelfoam）浸在甲基强的松龙，敷在减压的缺损处，为了减少局部的感染。如果确认硬膜没有缺损或撕裂，硬膜外使用吗啡膏或类似的混合物。这些药物可以减少术后的疼痛，能够更快恢复和行走。

在常规缝合筋膜之前，用含有抗生素的水冲洗软组织，小心取出套管，用 1 个或 2 个 0-Vicryl 线或同类材料可吸收缝线缝合筋膜（图 5.10 b）。因为伤口比较小，只伤口闭合，不需要引流。伤口闭合之前，为了术后即可减轻疼痛，在皮肤边缘和肌肉表面注射布比卡因（0.25%）。2 个 0-Vicryl 线缝合皮下，4 个 0-Vicryl 线缝合表皮，仔细对齐皮缘。用 Steri-Strips 或 Dermabond 敷料敷盖皮肤。后者可以使伤口关闭 7 ~ 10 天，顶层是防水的，患者几乎在术后立刻可以洗澡。

经验和教训

尽管侧块螺钉固定方法有神经血管损伤的潜在危险，如果恰当地使用这项技术，并发症非常低，仅为 4% ~ 6%。最初的原位固定器，对明显的后突畸形不能很好地复位，对后突畸形或侧块骨骼质量很差，行前路减压，再行后路固定，才能维持手术矫正和骨折稳定。

当 MI-PCF 出现脑脊液漏时直接修补非常困难，硬膜通常有一小部分切除并且操作通道有限。可以使用纤维凝结物产品，脂肪或肌肉移植。腰椎术后 2 ~ 3 天引流，床头抬高，可以帮助小的硬膜撕裂关闭。腰椎引流常伴有脊柱性头痛和恶心，用非甾体抗炎药物卧床休息对症治疗。对于大的硬膜撕裂，如果有特殊的器械通过内窥镜管道进行直接修补，此处特别需要纤细倾斜的针持器和长镊子。个别病例，如果需要修补特别大的硬膜缺损，可以转为开放手术。

临床经验

最初的 UCLA 颈椎微创固定有 10 例患者，影像证实已经融合，6 例单节段融合，4 例 2 节段融合。C3-C7 用双侧螺钉固定，有 3 例由于对侧有骨折采用单侧固定。7 例前路融合另外后路固定，3 例单纯后路固定。10 例患者中有 7 例由于外伤颈椎爆裂骨折脱位，采用前后路联合融合。3 例双侧关节突跳跃，术中采用牵引和切除上关节突进行复位，然后固定并融合。3 例因为肿瘤前路切除椎体后路固定。

所有手术用 18 ~ 22mm 套管扩张牵开器。没有并发症或新的神经损伤，金属内置物的放置术后经 CT 扫描证实位置良好。有 1 个病例，C6 螺钉在侧位上穿过了侧块的皮质，认为这样的固定是稳定的，没有进一步的处理和随访。所有病例经动态 X 线和 CT 扫描证实均已融合。

对 1 ~ 2 个节段的微创入路，现在使用的套管扩张器空间和活动度有限，如果更长节段固定，放置棒困难。椭圆形的套管扩张器开始应用，能够安全地固定更长节段。在腰椎还有类似的方法，弓形棒系统和聚合连接棒，能够经皮椎弓根固定，在颈椎也可以很好地固定，最终在颈椎通过微创可以多节段融合。

安全地放置螺钉必须在影像引导下进行，透视不适合下颈椎颈部比较短的、体质比较大的、肩部肌肉发达的患者。影像引导系统解决了这个问题，能够有效地显示脊柱影像而不需要实时 X 线。但是，这套系统在不同节段的椎体间术前和术后的影像比较，精确度有限。特别是对椎间异常活动过大或需要再次骨折复位的病例精确度不高。

术前急症行脊柱轴位的三维 CT 检查。这项检查不受软组织重叠的影响，能够清楚的显示下颈椎，使用微创放置螺钉。因为是术中获得的影像，最终固定之前放置的导丝能更可靠地显示螺钉轨迹。三维影像结合术中无框架导航系统，最终能够经皮安全放置颈椎固定器械。

（孙景城 译　李世民 校）

参考文献

1. Aebi M, et al. *AO ASIF Principles in Spine Surgery.* New York: Springer; 1998.
2. Chapman JR, et al. Posterior instrumentation of the unstable cervicothoracic spine. *J Neurosurg.* 1996;84:552–558.
3. Bohlman HH.Acute fractures and dislocations of the cervical spine. An analysis of three hundred hospitalized patients and review of the literature. *J Bone Joint Surg Am.* 1979;61:1119–1142.
4. Cahill DW, et al. Bilateral facet to spinous process fusion: a new technique for posterior spinal fusion after trauma. *Neurosurgery.* 1983;13:1–4.
5. Callahan RA, et al. Cervical facet fusion for control of instability following laminectomy. *J Bone Joint Surg Am.* 1977;59: 991–1002.
6. McAfee PC, et al.Triple wire technique for stabilization of acute cervical fracture dislocation. *Orthop Trans.* 1986;10:455–456.
7. Perin NL, Cusick JF.Interspinous, lamina, and facet fusion.In: Benzel E, editor. *Spine Surgery: Techniques, Complication Avoidance, and Management.* Philadelphia: Churchill Livingstone; 1999. pp. 257–263.
8. Sutterlin CE, 3rd, et al. A biomechanical evaluation of cervical spinal stabilization methods in a bovine model. Static and cyclical loading. *Spine.* 1988;13:795–802.
9. Coe JD, et al. Biomechanical evaluation of cervical spinal stabilization methods in a human cadaveric model. *Spine.* 1989;14:1122–1131.
10. Maurer PK, et al. Cervical spondylotic myelopathy: treatment with posterior decompression and Luque rectangle bone fusion. *Neurosurgery.* 1991;28:680–683.
11. Roy-Camille R, et al.Internal fixation of the unstable cervical spine by posterior osteosynthesis with plates and screws.In: The Cervical Spine Research Society Editorial Committee, editor. *The Cervical Spine.* 2nd ed.Philadelphia: Lippincott-Raven; 1989.pp. 390–404.
12. Benzel EC.Construct design.In: Benzel E, editor. *Biomechanics of Spine Stabilization: Principles and Clinical Practice.*New York: McGraw-Hill; 1995.pp. 163–172.
13. Cooper PR, et al. Posterior stabilization of cervical spine fractures and subluxations using plates and screws. *Neurosurgery.* 1988;23:300–306.
14. Gill K, et al. Posterior plating of the cervical spine. A biomechanical comparison of different posterior fusion techniques. *Spine.* 1988;13:813–816.
15. White AA, Panjabi MM.Biomechanical considerations in the surgical management of the spine.In: White A, Panjabi M, editors. *Clinical Biomechanics of the Spine.* 2nd ed.Philadelphia: Lippincott-Raven; 1990. pp. 511–639.
16. Ebraheim NA, et al.Internal fixation of the unstable cervical spine using posterior Roy-Camille plates: preliminary report. *J Orthop Trauma.* 1989;3:23–28.
17. Khoo L, et al.Biomechanical comparison of fixation techniques across the cervicothoracic junction. Presented at *Annual Meeting of North American Spine Society.* 2000. New Orleans.
18. An HS, et al. Spinal disorders at the cervicothoracic junction. *Spine.* 1994;19:2557–2564.
19. Dekutoski MB, et al. Comparison of in vivo and in vitro adjacent segment motion after lumbar fusion. *Spine.* 1994;19:1745–1751.
20. Delamarter RB, et al.The C7-T1 junction: problems with diagnosis, visualization, instability and decompression. *Orthop Trans.* 1989;13:218.
21. Evans DK.Dislocations at the cervicothoracic junction. *J Bone Joint Surg Br.* 1983;65:124–127.
22. Kramer DL, et al. Placement of pedicle screws in the cervical spine: comparative accuracy of cervical pedicle screw placement using three techniques. *Orthop Trans.* 1997;21:496.
23. Panjabi MM, et al. Cervical human vertebrae. Quantitative three-dimensional anatomy of the middle and lower regions. *Spine.* 1991;16:861–869.
24. Stanescu S, et al. Morphometric evaluation of the cervico-thoracic junction. Practical considerations for posterior fixation of the spine. *Spine.* 1994;19:2082–2088.
25. Kotani Y, et al.Biomechanical analysis of cervical stabilization systems. An assessment of transpedicular screw fixation in the cervical spine. *Spine.* 1994;19:2529–2539.
26. Henderson CM, et al. Posterior-lateral foraminotomy as an exclusive operative technique for cervical radiculopathy: a review of 846 consecutively operated cases. *Neurosurgery.* 1983;13:504–512.
27. Krupp W, et al. Clinical results of the foraminotomy as described by Frykholm for the treatment of lateral cervical disc herniation. *Acta Neurochir (Wien).* 1990;107:22–29.
28. Murphey F, et al. Surgical treatment of laterally ruptured cervical disc. Review of 648 cases, 1939 to 1972. *J Neurosurg.* 1973;38:679–683.
29. Odom GL, et al.Cervical disk lesions. *J Am Med Assoc.* 1958;166:23–28.
30. Roh SW, et al. Endoscopic foraminotomy using MED system in cadaveric specimens. *Spine.* 2000;25:260–264.
31. Fessler RG, Khoo LT.Minimally invasive cervical microendoscopic foraminotomy: an initial clinical experience. *Neurosurgery.* 2002;51:S37–S45.
32. Khoo L.Minimally-invasive posterior decompression and fixation of cervical jumped facets: an initial clinical experience in 11 patients. Presented at Annual Meeting of the AANS/CNS Section on Disorders of the Spine and Peripheral Nerves.2003. Tampa, FL.
33. Wang MY, et al. Minimally invasive lateral mass screws in the treatment of cervical facet dislocations: technical note. *Neurosurgery.* 2003;52:444–447.
34. Grob D, Magerl F.Dorsal spondylodesis of the cervical spine using a hooked plate. *Orthopade.* 1987;16:55–61.
35. Haid RW, et al.Lateral mass plating for cervical instability. Presented at Congress of Neurological Surgeons.1990.Los Angeles.

第 6 章　胸腔镜椎间盘切除术

Rohit B. Verma，Pablo Pazmino，John J. Regan

简介

技术的革新已经改变了胸椎的脊柱外科手术入路。内窥镜的出现，对胸椎的手术入路在技术上提出挑战，而对患者更加安全有效。脊柱第一次使用胸腔镜是在 1910 年，由 Jacobaeus 用于诊断和溶解肺结核的粘连[1,2]。此后，自 20 世纪 80 年代以来腹腔镜广泛应用于胆囊切除术[3]。腹腔镜的优势包括术后疼痛减轻，住院时间短，恢复时间快，能更快地恢复工作。这些成就使微创技术迅速应用于治疗胸部疾病。早在 20 世纪 90 年代，可视胸腔镜外科技术（VATS）广泛用于治疗各种肺部病变，包括治疗胸膜渗出[1,4]和复发性自发性气胸[5]，对肺间质病变[6]或不确定的肺部结节[7]进行活检，评估纵隔腺体疾病[8]。随着腹腔镜的发展，胸腔镜技术也同样得到广泛的应用，与胸部开放手术相比胸腔镜具有很大的优势[9,10]。使用 VATS 技术可以避免胸部开放手术所需要的切除和牵开肋骨，减轻术后的即刻伤口疼痛[9,10]，也可以减轻术后的慢性疼痛以及呼吸困难，包括胸腔引流量减少和减轻肩胛带的功能障碍[9,10]。出血少，由于切口小，感染的风险也小，3 至 4 个小的入口形成的瘢痕比较美观[11]。住院时间短，费用低，恢复时间快，患者能很快工作。并发症少，断端间的神经痛和肺不张最常见[9,10]。VATS 已经广泛应用于治疗脊柱疾病。1991 年，Obenchain 第一次报道了使用腹腔镜前路切除腰椎椎体[12]。1993 年，Mack 和 Regan 报道了胸腔镜技术应用于胸椎脊柱[12-15]。VATS 能够完成多种手术，包括脊柱脓肿的引流、椎体的活检、切除疝出的髓核、前路矫正脊柱侧凸[12-14,16,17]。最近，在 1995 年，McAfee 等报道了 VATS 做胸椎脊髓减压，效果满意[16,18]。1998 年，Regan 等报道了胸椎间盘疝出切除后 12 ~ 24 个月的随访结果[17,19]。他们发现使用 VATS 治疗脊柱疾病住院时间短，术后很少使用镇痛剂，恢复时间早。缓解根性和脊髓症状，满意率 75.8%。他们报道并发症率为 13.8%，包括出血过多、肺不张、胸膜渗出和膈肌穿孔。

技术

用 VATS 治疗脊柱疾病应在标准手术室进行。需要重新装备标准的脊柱外科设施。放置双腔气管插管，术中一侧肺可以抽出气体，能够看到胸椎。患者侧卧位并保护好。根据间盘疝出的方向决定右侧卧位还是左侧卧位。手术部位的下方或肾区应当支撑起来。大腿伸直小腿屈曲。双臂屈曲 90°。手术台具有特伦德伦伯格（Trendelenburg）卧位或反特伦德伦伯格卧位，术中可以使肺部抽气后下垂，增加脊柱的视野和减少意外损伤。无菌范围从腋下到髂前上棘，从胸骨到棘突，这样如果需要可以转为胸部开放手术。

标准的胸腔镜手术常规的设备包括腔镜、照相机、光源、监视器、套管针、血管钳、镊子、牵开器、双极电凝、电刀和超声刀（图 6.1 和图 6.2）。脊柱手术几乎只使用 30°

角 10-mm 腔镜。它可以安全地通过各种角度的仪器并有很好的视野。近来使用改进镜片的 5-mm 腔镜和高清监视器能使切口更小。

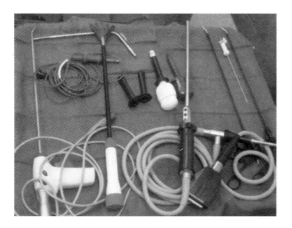

图6.1 从左至右：超声刀、扇形牵开器、套管针、30°窥镜、抓紧器。（见彩图）

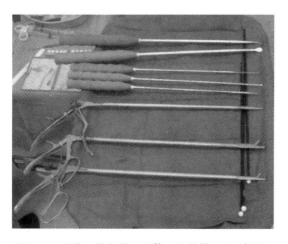

图6.2 刮匙，椎板钳，垂体，咬骨钳。（见彩图）

术者站在患者的腹侧，监视器放在对侧。第一助手站在患者的背侧，第二监视器放在对侧。如果需要，第二助手与术者站在同侧（图6.3）。

手术部位定位用透视或 X 线拍片，这是 T9-T10 的病变（图6.4）。术前拍胸椎和腰椎的平片以确定肋骨的数目。消毒铺单后，第一个入口的切口位于病变部位腋中线与肋骨之间。下一步，用扁桃体钳钝性分离直到肋间肌层。此处，同侧的肺是塌陷的，用止血钳钝性分离进入胸腔。用插管器建立通道。

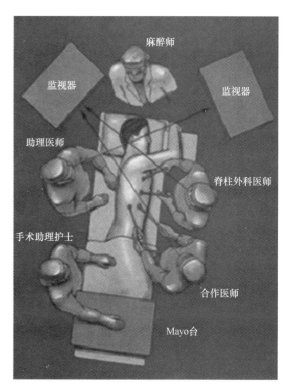

图6.3 VATS 配置。（见彩图）

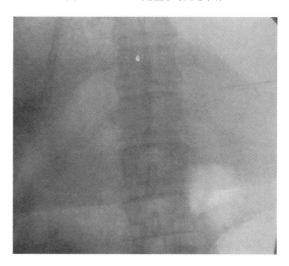

图6.4 手术之前用脊柱针定位。（见彩图）

其他 2 个或 3 个孔分别在前方、上方和下方建立。这些孔用于操作和牵开。胸腔镜通过第一个孔直视病变部位。通常，这些孔与第一个孔相距几英寸，以便仪器通过孔能够更舒适的操作。如果几个孔互相距离太近，会阻碍仪器的操作。尽管肺部已经抽出气体，有时仍然阻碍仪器到达脊柱。用扇形牵开器或肺钳牵开肺脏。根据手术的部位，手术台向术者倾斜 15°～30°，患者采用特伦德伦伯卧位或反特伦德伦伯卧位能够改善视野。

术中定位用 18 号针透视下插入责任间盘。定位准确后，在间盘的上方和下方用超声刀分离胸膜，范围从肋骨头到间盘。部分血管穿过间盘间隙，如果有血管用双极电凝或超声刀镜下止血（图 6.5）。

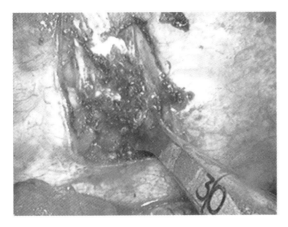

6.5　分离胸膜，显露肋骨、间盘和终板。（见彩图）

显露肋骨 2～3mm，用肋骨刀具切除肋骨。肋椎韧带连接肋骨和椎体，分离困难。刮匙、电烧锐利分离肋骨头。然后从胸腔切除肋骨头，后期做植骨融合使用（图 6.6～6.8）。也可以用合金钻头将肋骨头打孔。间盘部位用超声刀切出范围。

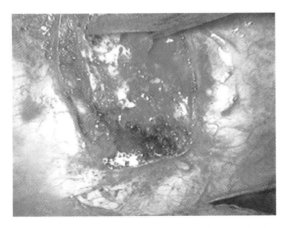

图 6.6　显露肋骨并用肋骨刀将其切除。（见彩图）

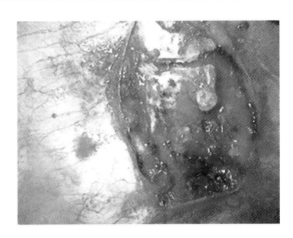

图 6.7　距离肋骨头近侧 2.5cm 切除肋骨。（见彩图）

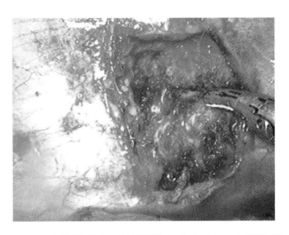

6.8　切除肋骨头后显露脊柱关节突关节。（见彩图）

间盘上下的椎体用高速磨钻切除。间盘上下切除椎体大约 4mm（图 6.9 和图 6.10）。切除的深度决定于病变的病理（侧突出，后侧突出或中央型突出）。术前做 MRI 或 CT 确定病变。切除椎体后，用带角度的刮匙，椎板钳和垂体钳切除间盘（图 6.11）。这样出现一个槽形，与椎管相通（图 6.12）。剩余的间盘、终板的后侧、骨赘和（或）PLL 用椎板钳、垂体钳和刮匙切除。细刮匙切除残余的由骨和软组织构成的疝出间盘物质、PLL 和（或）后纤维环（图 6.13～6.16）。对硬膜骨化或钙化的病例，游离粘连钙化间盘周围的组织，避免减压时硬膜撕裂和出现脑脊液漏。

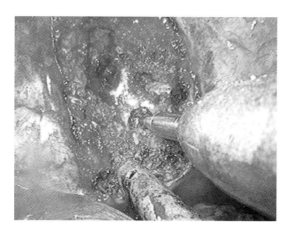

图6.9 粗钻头打磨间盘相邻的椎体。(见彩图)

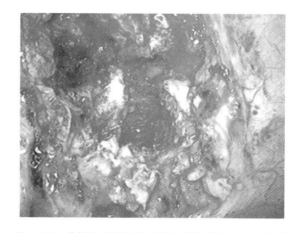

图6.12 胸椎间盘切除后显露相邻的椎管。(见彩图)

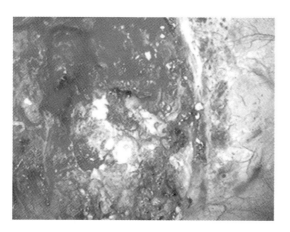

图6.10 进一步切除间盘上下的椎体后缘。(见彩图)

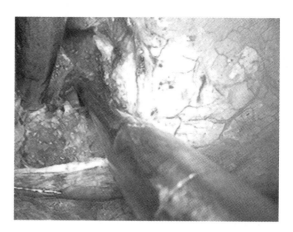

图6.13 在硬膜和疝出的间盘之间,用带角度的探针剥离。(见彩图)

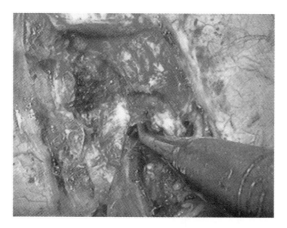

6.11 用刮匙、垂体钳和椎板钳切除间盘。(见彩图)

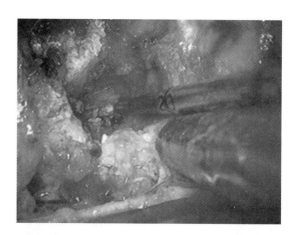

图6.14 用带角度的牙科钻切除疝出的间盘碎片。(见彩图)

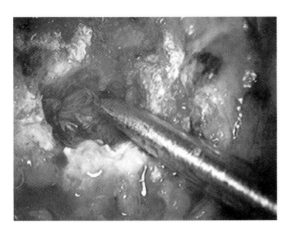

图 6.15　切除间盘碎片相邻的后纵韧带。（见彩图）

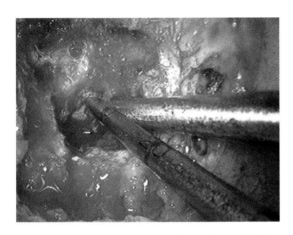

图 6.16　疝出的间盘切除后显露的硬膜。（见彩图）

对间盘源性病变，如果术中大块骨骼切除应决定做胸椎间盘融合。侧方疝出伴有放射性疼痛，如果仅小块骨骼切除可以不做融合。中央型疝出，通常用器械做一个大的槽形进行植骨融合，中央疝出的多少决定植骨的大小。两个椎体间融合，采用肋骨自体皮质骨植骨或 PEEK 椎间融合装置（图 6.17）。椎体前缘螺钉和连接棒对多数的椎体间植骨融合能够获得满意的支撑（图 6.17）。最后，影像确认内植物及植骨力线和位置满意。关闭所有切口之前，在胸腔镜直视下放置胸腔引流管。

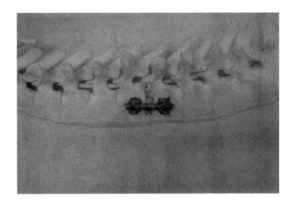

图 6.17　说明 PEEK 椎体间固定系统的骨骼模型，Alphatec 公司产品。

患者通常在 ICU 监护 1 天，然后转到普通病房。胸腔引流管至少放置 1 天，更换引流袋后引流量少于 100mL 可以去除引流管。去除引流管后拍胸片检查是否有气胸。没有任何并发症患者术后 4 或 5 天可以出院。患者在出院后 1 周、3 周、6 周、3 月、6 月和 1 年随访。

病例 1

57 岁老年女性，双下肢放射性疼痛伴有咳嗽、打喷嚏和肠痉挛，行走困难。物理检查 Achilles 腱反射和髌腱反射活跃。CT 造影显示：①T8-T9 脊髓右侧钙化的间盘大部分疝出。②T10-T11 左侧疝出造成明显的椎管狭窄。③T11-T12 中间偏右侧间盘疝出压迫硬膜囊（图 6.18）。T8-T9 右侧入路使用 VATS 技术，肋骨自体植骨融合（图 6.19-6.21），然后椎体前缘固定（图 6.23）。1 周后 T10-T11 左侧入路使用 VATS，肋骨自体植骨融合。患者双侧入路，随访时所有症状已经缓解（图 6.24）。3 个月后停止所有治疗，准备重新工作。

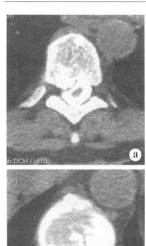

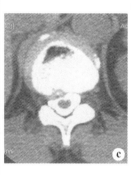

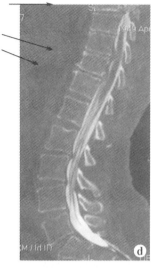

图 6.18　57 岁 老 年 女性，CT 扫描钙化的胸椎间盘疝出：（a）右侧 T8-T9，（b）右侧 T11-T12，（c）左侧 T10-T11。（d）矢状位上 3 个间盘疝出，疝出的间盘比较大，矢状位中线切面上均能显像。

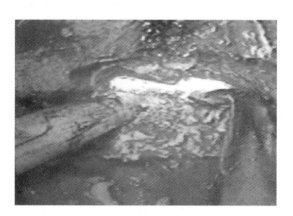

图 6.19　用带角度的刮匙和牙科工具松解 T10-T11 钙化间盘的粘连。（见彩图）

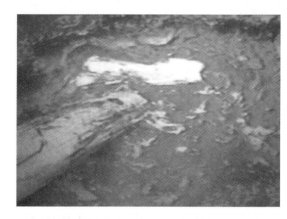

图 6.21　钙化的间盘切除后显示的硬膜。广泛椎体切除充分减压。需要前路脊柱椎间固定装置。（见彩图）

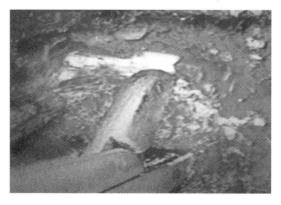

图 6.20　松解钙化的间盘后，用垂体咬骨钳切除间盘。（见彩图）

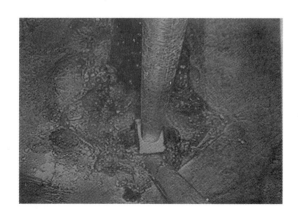

图 6.22　放置肋骨自体植骨。（见彩图）

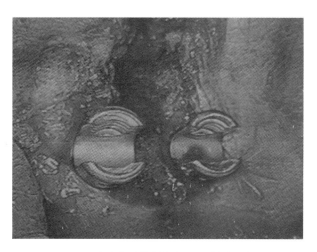

图 6.23　Alphatec 公司产品椎体螺钉用于前路固定。（见彩图）

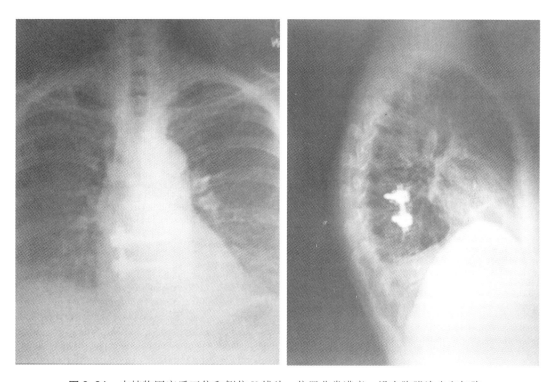

图 6.24　内植物固定后正位和侧位 X 线片，位置非常满意，没有胸膜渗出和气胸。

病例 2

　　45 岁，男性，左侧腹壁疼痛 2 年，近来累及整个腹壁。患者因肾结石行 MI 检查。物理检查左侧腹壁软弱，双侧上中下腹壁反射阳性，双侧髌腱和 Achilles 腱反射活跃。患者左侧 T12-L1 间盘疝出。左侧入路使用 VATS，没有融合。患者术后症状减轻（图 6.25）。

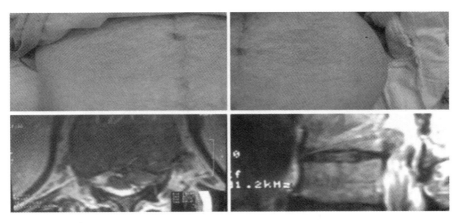

图 6.25　45 岁男性，T12-L1 胸椎间盘疝出，左侧腹壁放射性疼痛，腹部肌肉无力。（见彩图）

（孙景城 译　李世民 校）

参考文献

1. Crawford AH, Wall EJ, Wolf R. Video-assisted thoracoscopy. *Orthop Clin North Am.* 1999;30:367–385.
2. Jacobaeus HC. Possibility of the use of cystoscope for the investigation of the serous cavities. *Munchen Med Wochenschr.* 1910;57:2090–2092.
3. Reddick EJ, Olsen DO. Laparoscopic laser cholecystectomy: a comparison with mini-lap cholecystectomy. *Surg Endosc.* 1989;3:131–133.
4. Brandt H, Mai J. *Atlas of Diagnostic Thoracoscopy.* New York: Thieme; 1985. pp. 1–46.
5. Hazelrigg SR, Landreneau RJ, Auer J, et al. Thoracoscopic management of pulmonary blebs and bullae. *J Thorac Cardiovasc Surg.* 1993;5:327–331.
6. Webb WR, Moulder PV, Shabahang B, et al. Iodized talc pleurodesis for the treatment of pleural effusions. *J Thorac Cardiovasc Surg.* 1992;103:881–886.
7. Calhoun P, Armstrong P. The clinical outcome of needle aspirations of the lung when cancer is not diagnosed. *Ann Thorac Surg.* 1986;41:592–596.
8. Landreneau RJ, Hazelrigg SR, Mack MJ, et al. Thoracoscopic mediastinal lymph node sampling: a useful approach to mediastinal lymph node stations inaccessible to cervical mediastinoscopy. *J Thorac Cardiovasc Surg.* 1993;106: 554–558.
9. Downey RJ. Complications after video-assisted thoracic surgery. *Chest Surg Clin North Am.* 1998;8:907–917.
10. Landreneau RJ, Hazelrigg SR, Mack MJ, et al. Postoperative pain morbidity: video assisted thoracic surgery versus thoracotomy. *Ann Thorac Surg.* 1993;56:1285–1289.
11. Regan JJ, Yuan H, McCullen G. Minimally invasive approaches to the spine. In: *Instructional Course Lectures, American Academy of Orthopaedic Surgeons.* Vol. 46. Rosemont, IL: American Academy of Orthopaedic Surgeons; 1997. pp. 127–141.
12. Obenchain TG. Laparoscopic lumbar discectomy: case report. *J Laparoendosc Surg.* 1991;1:145–149.
13. Mack MJ, Aronoff, RJ, Acuff TE, et al. Present role of thoracoscopy in the diagnosis and treatment of diseases of the chest. *Ann Thorac Surg.* 1992;54:403–409.
14. Mack MJ, Regan JJ, McAfee PC, et al. Video-assisted thoracic surgery for the anterior approach to the thoracic spine. *Ann Thorac Surg.* 1995;59:1100–1106.
15. McAfee PC, Regan JJ, Fedder IL, et al. Anterior thoracic corpectomy for spinal cord compression performed endoscopically. *Surg Laparosc Endosc.* 1995;5:339–348.
16. Mack MJ, Regan JJ, Bobechko WP, et al. Application of thoracoscopy for diseases of the spine. *Ann Thorac Surg.* 1993;56:736–738.
17. Regan JJ. Disc excision by thoracoscopy. In: Bradford DS, editor. *Master Techniques in Orthopaedic Surgery, the Spine.* Philadelphia: Lippincott-Raven; 1997. pp. 263–278.
18. Regan JJ, Mack, M, Picetti G. A technical report on video-assisted thoracoscopy in thoracic spinal surgery: preliminary description. *Spine.* 1995;20(7):831–837.
19. Regan JJ, Ben-Yishay A, Mack MJ. Video-assisted thoracoscopic excision of herniated thoracic disc: description of technique and preliminary experience in the first 29 cases. *J Spinal Disord.* 1998;11:173–191.

第 7 章

胸椎和腰椎后突成形术

Christopher M. Bono, Steven R. Garfin

简介

经皮穿刺扩大椎体治疗胸腰椎骨质疏松性压缩骨折的技术已经发展起来。目前的方法包括椎体成形术和后突成形术[1-5]。与椎体成形不同，后突成形是经皮穿刺将充气球囊塞入椎体，创造一个骨空间，低压下注入黏性的骨水泥。球囊能使椎体恢复高度。一些临床研究[3,4,6,7]显示，后突成形对胸腰椎骨质疏松性压缩骨折缓解疼痛非常有效。另外，这一技术对缓解溶骨性病变的疼痛也非常有帮助[8-10]。尽管效果满意，但是要成功地进行后突成形术，基本原则是清楚地了解它的适应证、技术和并发症。

适应证

治疗骨质疏松性骨折

治疗骨质疏松性椎体压缩骨折（VCFs）是后突成形术的基本指征。这一指征是对进行性、难治性或疼痛无法缓解的胸腰椎急性或亚急性 VCF 的治疗。减轻疼痛的确切机制还不清楚。最多的推测是坚硬的骨水泥有效地稳定骨折碎块。不太流行的理论是在骨水泥治疗过程中放热反应可能导致骨内疼痛去神经支配。但是，骨水泥技术用非放热化合物也能减轻疼痛，所以最有可能是初期的稳定使得疼痛减轻，不是放热去神经支配。这一方法治疗疼痛缓解始终保持在 90% 或更多[3,4,6,7]。

胸背部疼痛伴随椎体压缩骨折不是后突成形的指征。获得椎体疼痛原因的客观证据是问题的关键。医师不能条件反射性地推断老年人的背痛原因一定是影像上显示的 VCF。还有许多其他的原因，老年人背痛经常是由于退行性病变如小关节骨性关节炎、椎管狭窄、椎管畸形或其他更严重的问题。多数情况下，通过详细的病史和体格检查能够确定疼痛的基本原因。

作者总结了后突成形的临床指征，影像上急性或亚急性骨折的位置有棘突叩击痛和压痛。使用不透放射线的标识物，平片能帮助确定骨折位置的疼痛和压痛点。除此之外，只确定损伤的严重性或骨折对椎管的影响是无用的。依照作者的经验，如果需要可做核磁共振检查（MRI），确定椎体有骨水肿，说明是新鲜骨折。T1 加权像（图 7.1）和 STIR 像确定椎骨内水肿最有帮助，前者是信号减低，后者经常是从伤后持续 6 个月的信号密度增强。T2 加权像对评估骨折碎片与椎管和神经的关系最有帮助，脑脊液呈现高信号，能展示出脊髓造影的效果。

骨扫描也可以用于确诊新鲜骨折（图 7.2）。这项检查结合骨折区域的计算机扫描（CT）可以替代 MRI 检查。尽管 CT 不能确定是新鲜骨折，但能够确定骨折碎片突入到椎管，这与手术的禁忌证有关。

禁忌证 后突成形术不能应用于已愈合、无痛性并且在骨扫描没有浓吸收或 MRI 上没有高信号的骨折。局部感染不能使用这项技术。一些并发症如肺部梗阻性疾病，即使没

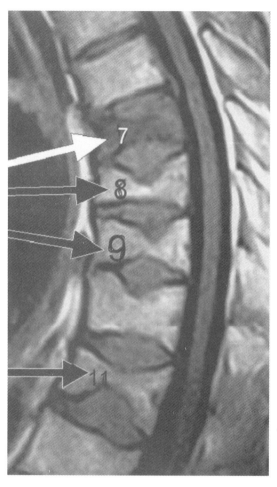

图7.1 这是 T1 MR 加权图像矢状位，T7 新鲜骨折（白色箭头），低信号，表示有骨水肿，很容易和 T8、T9 和 T11（黑色箭头）的陈旧骨折相鉴别。

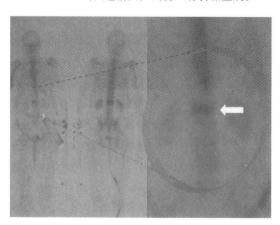

图7.2 为确定 MRI 上的新鲜骨折进行骨扫描检查。影像上显示，与近邻椎体相比，L1 明显积液浓度上升（白色箭头）。

有危险，因俯卧位困难也不适宜这项治疗。作者对这类患者用侧卧位或斜卧位完成后突成形，尽管不是最佳体位。其他一些疾病，例如凝血功能异常，可能会导致硬膜外血肿，特别是累及椎弓根缘和椎体后缘。后突成形技术上的禁忌证是术中显示器影像不能清楚地显示骨折节段。这些情况经常发生在 T5 以上骨折。另一个技术上的禁忌证是椎体严重扁平，不能从椎弓根安全地进入到椎体。依照作者的经验，骨质疏松性爆裂骨折伴骨折片后退进入椎管是相对的禁忌证，这种情况下，一些骨科医师能够安全有效地完成后突成形手术。

治疗溶骨性病变

近来后突成形迅速发展起来的指征是治疗椎体疼痛性溶骨病变和一些再结晶病变，后二者是由多发性骨髓瘤和转移瘤引起的（图7.3）。几篇报道都报告成形术治疗肿瘤病变在缓解疼痛方面的确有效[8,11,12]。用同样的物理检查标准评估这类患者，病变部位疼痛和压痛是手术的合理指征。重要的是，癌症的患者应当坚持肿瘤的评估标准，包括近期的实验室检查，胸部、腹部和盆腔的 CT 检查，全身骨扫描，脊柱病变区域的 MRI 检查。最好在成形手术之前，有原始病变组织或最接近转移病变组织活检确定诊断。如果没有病理诊断，在注入骨水泥之前，应当术中做冰冻活检或术前病变椎体经皮穿刺活检。手术必然受病理结果的影响，这点特别重要。原发骨肿瘤最好是全部切除。

禁忌证 除了上述讨论的 VCFs 技术上的禁忌证以外，肿瘤组织进入到硬膜外间隙或有神经组织受压的信号应该考虑是后突成形的相对禁忌证。原发肿瘤的来源也是考虑的重要因素，有些肿瘤例如肾细胞瘤，血管丰富，在中空骨内形成难以控制的血肿。这种情况作者不倾向于做后突成形，如果要做术前应考虑血管造影将滋养血管栓塞。

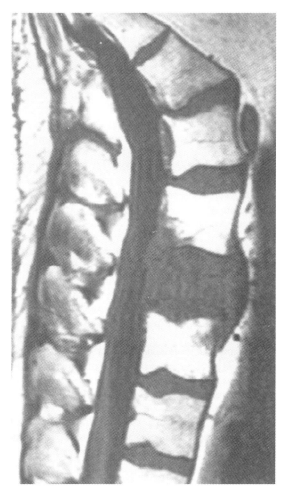

图 7.3　尽管没有确诊的检测，MRI 也能用于转移病变和骨质疏松性压缩骨折相鉴别。在上面图像上，超过椎体边缘均匀的低信号是转移病变的特征。

设备

完成后突成形手术的设备包括：

- 可透过放射线的手术床。
- 1 台或 2 台影像增强器（C 形臂）。
- Jamshidi 穿刺针。
- 光滑或尖头的导丝。
- 套管扩张器组合。
- 骨活检装置（如果需要）。
- 手动可曲钻头。
- 充气球囊。
- 造影剂。
- 骨水泥搅拌器。

- 骨水泥准备（聚甲基丙烯酸甲酯骨水泥与对照物搅拌）。

设置

麻醉

可以采用全麻或局麻。作者更愿意采用全麻。与局麻相比，全麻下的患者，在术中不能移动，这可导致仪器错位或腔镜图像模糊。全麻更适合多节段的后突成形。偶尔全麻有禁忌证，这种情况应该选择局麻。

体位

如果是局麻，患者在给麻药之前，可以舒适的姿势俯卧位于术台。如果需要，从胸部至大腿卷带固定，使脊柱伸展帮助复位，尽管这样患者在清醒状态下会感觉不适。

如果患者采用全麻，插管后要小心地将患者摆放于俯卧位。颈部始终保持中立位。患者上肢放在两侧，使影像增强器移动不受阻碍。垫好衬垫。铺单塞进骨盆下进行保护。治疗 T11 或 T12 以下时，上肢屈曲放在支板上。

依照作者的经验，使用 2 个 C 形臂，可以同时获得脊柱直角相交的影像。而且，C 形臂在正位和侧位之间不用移动，好像是在使用一台机器。术前要确定好手术的部位，影像能看到所有骨骼标志。前后位和侧位能清楚地显示椎弓根和椎体的边缘。真正的前后位棘突与左右椎弓根距离相等。有时患者有脊柱侧弯畸形或严重的骨质疏松则真正的侧位会受到影响。侧位片，椎弓根影像应该互相重叠，拍片时尽可能贴近患者，避免视觉偏差。侧位片应该能够清楚地看到椎体前缘。通常患者的上肢要尽量向前伸，使影像更清晰。尽可能不要倾斜，终板能够清楚地显示。

体位的最后环节，膝关节屈曲 20° 并加垫保护，避免坐骨神经紧张。用带子将患者安全地固定于术台。用 C 形臂标记手术部位，术区常规准备消毒。

技术步骤

椎体套管：放置 Jamshidi 穿刺针

后突成形第一步是放置 Jamshidi 穿刺针。这个套管装置是从经皮穿刺骨活检发展而来。正确地放置 Jamshidi 穿刺针是关键，它为置管、钻孔和球囊建立通道。

经椎弓根入路

经椎弓根入路能够用于任何节段，椎弓根直径完全可以建立工作通道。多数的上胸椎和一些腰椎，椎弓根太小，不能安全地通过后突成形的工具。这些应该在术前通过轴位 MRI 或 CT 测量决定。经椎弓根入路可以建立椎体的双侧通道。

用 Jamshidi 穿刺针的尖端，在前后位和侧位确定并标记皮肤最佳的进针点。在前后位，针尖位于椎弓根侧缘的侧上方。在侧位，针尖的力线轨迹穿过椎弓根的中线。

Jamshidi 穿刺针在皮肤进针点经皮穿刺。与中线呈 10°角，穿刺针轻轻穿过椎旁肌肉到达后侧的骨皮质表面。前后位针尖沿骨面置于椎弓根侧缘，侧位片针尖力线方向位于椎弓根中部。轻轻向下方施加压力，穿刺针进入松质骨。这时用 C 形臂证实穿刺针在骨骼所处的位置。

用连续影像观察穿刺针慢慢进入骨骼。影像必须证实路径进入正确。到达球囊填塞的最佳位置，穿刺针应倾向中线。应该小心角度不要过大，避免穿过椎弓根的中部。为保证最大程度的安全性，在前后位上针尖不要超过椎弓根的内侧缘，侧位上针尖位于椎体皮质的后缘（图 7.4）。如果怀疑穿破椎弓根，正面观能很好地观察到穿刺针位于椎弓根内。

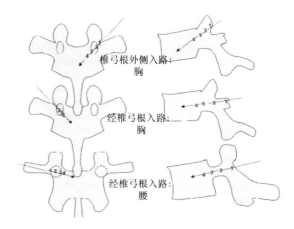

图 7.4 绘图显示针迹的"止点"，确保 Jamshidi 穿刺针止于安全位置。

Jamshidi 穿刺针可能偏向椎体缘的头侧或尾侧。因为椎体压缩畸形，穿刺针的进入点最终位置大多决定于能够进针的范围。由于终板的上部压缩，穿刺针可直接进入到终板的下部。相反，如果终板的下部压缩骨折，穿刺针可直接进入终板的上部。如果椎体压缩均匀一致，穿刺针进入椎体的中部。

经椎弓根入路可能会危及一些重要结构。位置偏离中线可以导致脊髓或马尾损伤。位置偏离上或下可刺激神经根。穿破椎体的前壁或前侧壁有损伤大血管的危险。在胸椎位置向侧面偏离可损伤到肺脏。

椎弓根外侧入路

椎弓根外侧入路用于胸椎，此节段的椎弓根比较小，很难建立工作通道。穿过肋骨和椎弓根，称为有效椎弓根（图 7.5）。一般情况下，要穿破椎弓根的外侧缘。椎弓根外侧入路不适合腰椎，此处椎弓根小，最好使用后外侧入路。椎弓根外侧入路可以建立椎体的双侧通道。

与经椎弓根入路相比，针道轨迹更向中间成角，所以皮肤进针点更靠外侧。胸椎的椎弓根与腰椎相比，胸椎椎弓根更向下成角，而腰椎椎弓根更趋于平直。标示进针部位时应当考虑这些变化。

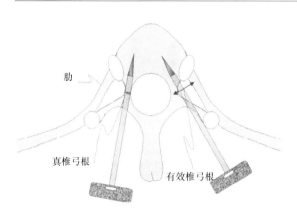

图 7.5 椎弓根外侧入路应用于所谓的有效椎弓根，包括肋骨-椎弓根组合。比经椎弓根入路进针点更偏外。器械必须更向中线成角，避免从侧面穿入椎体。

穿刺针穿过皮肤进入椎旁肌。一旦触及骨骼的后缘，C 形臂前后位显示针尖应该直接指向椎体缘的侧上方，侧位在椎弓根中线以内。这样能使器械在肋骨和椎弓根之间穿过。在连续影像监视下，穿刺针小心进入骨骼。经椎弓根入路，侧位片在穿刺针没有到达椎体后缘之前，前后位上穿刺针不应当超过椎弓根的中部（图 7.4）。

由于进针点更偏向外侧，外侧椎弓根入路比经椎弓根入路损伤脊髓的风险更小。一般情况下，椎体的外侧进针更容易导致肺实质损伤和气胸。

椎弓根后外侧入路

上腰椎的椎弓根通常比下胸椎的椎弓根小。横径相差 4 ~ 5mm，不建议使用经椎弓根入路。这种情况，可以通过椎体后外侧进入骨皮质。这一技术任何时候都不在椎弓根上插入套管。进针点位于中线外侧 8 ~ 10cm。穿刺针大约与中线成 45°，进针的轨迹与椎间盘造影相似。

使用后外侧入路侧位片比前后位片更为关键。前后位针尖穿过中线到达横突时，侧位片针尖应当位于横突和神经孔的前缘。这样有助于避免神经根刺激。针尖在侧位上位于椎体后侧和中 1/3 交界处，同时在前后位针尖位于椎体的侧缘。后外侧入路可以放置

双侧气囊。因此，前后位穿刺针应当向前至椎体中部，确保能够扩大到对侧。

建立骨性通道：活检，钻孔和球囊充气

经椎弓根和外侧椎弓根入路在侧位片上 Jamshidi 穿刺针恰好穿过椎体和椎弓根的结合部（图 7.6）。去除穿刺针中间的探针，插入导丝。作者的经验是用光滑的导丝。导丝插入至超过 Jamshidi 穿刺针的针尖。固定导丝，将 Jamshidi 穿刺针轻轻旋转取出。前后位和侧位证实导丝的位置。

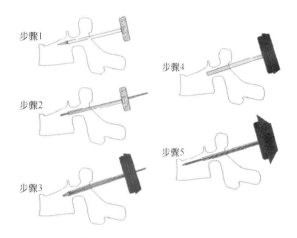

图 7.6 步骤 1-5：确定 Jamshidi 穿刺针位置良好（步骤 1），取出中心探针，插入导丝（步骤 2）。固定导丝取出 Jamshidi 穿刺针，沿导丝插入套管扩张器（步骤 3）。取出导丝和扩张器，原位保留套管（步骤 4）。手动钻进入椎体前缘几毫米，为气囊充气填塞创造空间（步骤 5）。

这时围绕导丝在皮肤上做小切口。扩张器和导管沿导丝一起进入椎体。扩张器的顶端将超过椎弓根和椎体结合部。当导丝自然前行时，这一过程用侧位片定时检查。一旦套管扩张器到达最终位置，将导丝取出。紧接着，中央扩张器脱离从套管中取出。最后调整套管。

如果是取活检，这一步即可完成。取活检的工具可以通过套管进入椎体，获取松质骨的病变部位。取出之前，旋转取活检的工具，使取出的骨活检组织与椎体分离。带手套的手指置于取活检工具的末端，使取出的活检组织有效的保留。另外，用小的锁紧接

口的注射器连接活检装置，抽吸活塞，在取出过程中维持负压。取出以后，用中心推出器取出骨标本，然后送病理检查。

下一步，手动钻通过套管。球囊大小不同。多数情况下，上中段胸椎使用 10mm 球囊是安全的。对比较大的胸椎和腰椎可以使用 15mm 球囊。球囊进到两个影像标志物之间，表示最远端和最近端，已经超过套管的顶端。球囊充气之前理想的位置是在椎体的中段。球囊充气初始的压力是 50 磅，对侧的球囊处于原位。去除球囊的中心导丝。

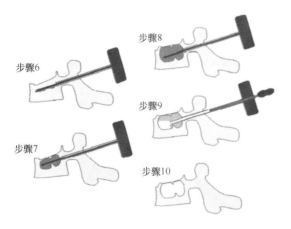

图 7.7 （步骤 6-10）取出手动钻，沿套管插入充气气囊（步骤 6）。然后充气，连续影像监视气囊扩张。理想的位置是紧贴在压缩的终板上（步骤 7）。进一步气囊充气，抬高压缩的终板使骨折最佳复位（步骤 8）。气囊放气并取出。当骨水泥呈牙膏状时，小心注入椎体，确保从前向后充满腔隙（步骤 9）。腔隙充满后，骨水泥坚固，取出套管（步骤 10）。

当球囊在原位再次充气时，同时监测压力和容积。球囊本身是显影的，用对比剂充气能够在透视下监视。避免破裂穿过椎体边缘。这种情况多发生在终板。球囊充气的结束是：①适当的骨折复位。②压力 400 磅。③皮质破坏。球囊充气应当用连续影像监视。

建立稳定的空间：注入骨水泥

球囊在原位保持充气状态，准备搅拌骨水泥。在液体状态下，用几个 1.5mL 骨过滤装置（BFD）抽吸骨水泥。紧密注入套管，注入过程中避免骨水泥回流。骨水泥放置到比较黏稠的状态，特别像牙膏的稠度。

球囊充气并取出。在透视前后位和侧位监视下，用几个 BFD 注入骨水泥。探针轻轻地从 BFD 推出骨水泥，直到骨空间充满为止。这一部分的所有步骤都在透视下监测进行。骨水泥注入完成的标志：①骨水泥充满椎体。②骨水泥通过椎体渗漏。③骨水泥充满椎体的后缘和椎弓根通道。一般情况下，在填塞球囊取出之前，注入同等容积的骨水泥。

如果骨水泥太稀，容易渗漏到椎体外。一旦发生渗漏，暂时停止注入，使渗漏的骨水泥凝固并塞住漏洞。慢慢地重新开始注入骨水泥，特别注意骨水泥渗出的边缘。幸运的是，多数情况下骨水泥渗漏没有临床后果。

多数情况下，每侧椎体用 1~2 个 BFD 注入骨水泥。更多的骨水泥可以填充球囊充气后的骨缺损。骨水泥需要 5~10 分钟凝固。骨水泥的坚固程度受混合物的比例、室温和产品的影响。一旦骨水泥坚固，取出套管和 BFD。最后透视检查骨水泥的位置、骨折复位和力线的恢复。

术后处理

后突成形术根据患者的医疗状况和麻醉反应，可以在术后当天出院。如果是全麻，术后 1~2 天出院。失血量很少，疼痛一般在 24~48 小时之内缓解。非甾体药，阿司匹林和其他抗凝药物在术后 5 天后使用。不需要支具固定。大约 3~4 周限制活动，避免抬重物。患者做好准备后可以做一些活动（如走路、坐着等）。

并发症

后突成形的并发症发病率很低。根据研究，临床上明显的并发症占患者的 1.2%，占骨折的 0.7%[13]。骨水泥溢出占骨折的 9%[6]。幸运的是，这些并发症很少有临床后果（图 7.8）。

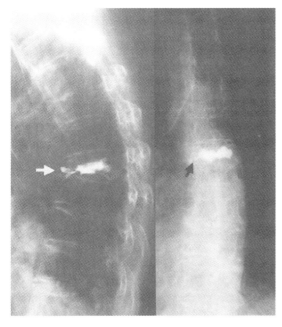

图 7.8　后突成形术后前后位和侧位。椎体前缘（白色箭头）和后缘（黑色箭头）有少量骨水泥外溢。患者没有临床症状。

后突成形造成神经损伤非常少见[3,6,14]。在 Garfin 等早期系列研究中报道了 2 个病例。1 例患者由于骨水泥突入椎管造成不全瘫痪。这是由于器械放置不当造成的。另一个患者是椎弓根外侧入路造成椎弓根和椎体结合部骨折。结果，这个患者发展为前脊髓综合征[3]。Lieberman 等进行比较小的临床样本研究[6]，没有明显的神经损伤。最近更长时间的技术经验研究表明，没有明显的神经损伤[6,12,15]。

后突成形的最常见的并发症是暂时的自限的发热。这是对聚甲基丙烯酸甲酯的反应[16]。其他并发症的报道包括定位时造成肋骨骨折，术中对未反应的骨水泥单体造成高血压。硬膜外血肿造成神经损伤少见。抗凝药物在术后 4 天开始使用[17,18]。

经验和教训

复位困难：使用骨刮匙

在一些病例中，球囊不能很好地充气填塞。多见于老年人骨折已经开始愈合。为了达到骨折最佳复位，建立骨性空间，使用特殊设计的刮匙穿过套管。一旦到达位置，旋转拇指，通过杠杆撬动工具末端的小臂使其呈 90° 弯曲。这样能到达骨折中心区域使骨折复位。取出刮匙，球囊再次充气填塞。

直接复位：直接用球囊充气

标准的球囊在充气时以最小的阻力通过通道。如果球囊偏心扩张，有渗漏出椎体和终板的危险。在一些病例，使用定向球囊填塞。这种装置是一端固定，另一端直接扩张病变区域。

椎体破裂：容纳骨水泥的蛋壳技术

如果过分的成形，皮质阻碍球囊填塞是不可避免的。这样充填出来的空间会使骨水泥外溢。如果在注入骨水泥出现这种情况，取出 BFD，重新插入球囊。慢慢充气填塞，使外溢骨水泥的孔封闭，最终分散到球囊周围。骨水泥轻微凝固即可取出球囊，保留鸡蛋壳样的骨水泥坚硬的边缘。使用更多的骨水泥填充剩余的骨空间。

（孙景城 译　李世民 校）

参考文献

1. Jarvik JG, Deyo RA. Vertebroplasty for osteoporotic compression fracture: effective treatment for a neglected disease. *AJNR Am J Neuroradiol*. 2001;22(3):594–595.
2. Jensen ME, Evans AJ, Mathis JM, Kallmes DF, Cloft HJ, Dion JE.

Percutaneous polymethylmethacrylate vertebroplasty in the treatment of osteoporotic vertebral body compression fractures: technical aspects. *AJNR Am J Neuroradiol*. 1997;18(10):1897–1904.

3. Garfin SR, Yuan HA, Reiley MA. New technologies in spine: kyphoplasty and vertebroplasty for the treatment of painful osteoporotic compression fractures. *Spine*. 2001;26:1511–1515.

4. Garfin SR, Yuan H, Lieberman IH. Early outcomes in the minimally-invasive reductions and fixation of compression fractures. *Proceedings of the NASS*. 2000:184–185.

5. Gangi A, Dietemann JL, Mortazavi R, Pfleger D, Kauff C, Roy C. CT-guided interventional procedures for pain management in the lumbosacral spine. *Radiographics*. 1998;18(3):621–633.

6. Lieberman IH, Dudeney S, Reinhardt MK, Bell G. Initial outcome and efficacy of "kyphoplasty" in the treatment of painful osteoporotic vertebral compression fractures. *Spine*. 2001;26:1631–1638.

7. Phillips FM, Ho E, Campbell-Hupp M, McNally T, Todd Wetzel F, Gupta P. Early radiographic and clinical results of balloon kyphoplasty for the treatment of osteoporotic vertebral compression fractures. *Spine*. 2003;28(19):2260–2265; discussion 2265–2267.

8. Dudeney S, Hussein, Lieberman IH. Kyphoplasty in the treatment of vertebral fractures secondary to multiple myeloma. In: *Proceedings of the NASS*. Seattle; 2001.

9. Lane JM, Hong R, Koob J, et al. Kyphoplasty enhances function and structural alignment in multiple myeloma. *Clin Orthop Relat Res*. 2004;426:49–53.

10. Gerszten PC, Germanwala A, Burton SA, Welch WC, Ozhasoglu C, Vogel WJ. Combination kyphoplasty and spinal radiosurgery: a new treatment paradigm for pathological fractures. *J Neurosurg Spine*. 2005;3:296–301.

11. Fourney DR, Schomer DF, Nader R, et al. Percutaneous vertebroplasty and kyphoplasty for painful vertebral body fractures in cancer patients. *J Neurosurg*. 2003;98:21–30.

12. Lieberman I, Reinhardt MK. Vertebroplasty and kyphoplasty for osteolytic vertebral collapse. *Clin Orthop Relat Res*. 2003;415(Suppl):S176–S186.

13. Garfin SR, Reilley MA. Minimally invasive treatment of osteoporotic vertebral body compression fractures. *Spine J*. 2002;2(1):76–80.

14. Harrington KD. Major neu rological complications following percutaneous vertebroplasty with polymethylmethacrylate: a case report. *J Bone Joint Surg*. 2001;83A:1070–1073.

15. Ledlie JT, Renfro M. Balloon kyphoplasty: one-year outcomes in vertebral body height restoration, chronic pain, and activity levels. *J Neurosurg*. 2003;98(1 Suppl):36–42.

16. Cortet B, Cotten A, Boutry N, et al. Percutaneous vertebroplasty in patients with osteolytic metastases or multiple myeloma. *Rev Rhum Engl Ed*. 1997;64(3):177–183.

17. Rao RD, Singrakhia MD. Current concepts review: painful osteoporotic vertebral fractures. *J Bone Joint Surg Am*. 2003;85:2010–2022.

18. Spivak JM, Johnson MG. Perspectives on modern orthopaedics: percutaneous treatment of vertebral body pathology. *J Am Acad Orthop Surg*. 2005;13:6–17.

第 8 章 胸腔镜治疗脊柱畸形

Peter O. Newton, Andrew Perry

简介

20 世纪，脊柱外科技术取得了很大的进步，对成人和儿童先天性脊柱畸形的治疗产生了巨大影响。在药物治疗和疫苗治疗使用之前，脊柱结核和脊髓灰质炎的患者不可避免地导致脊柱畸形。20 世纪前期，Lange 开始通过使用体外材料来内固定脊柱试图解决这个问题。20 世纪 50 至 60 年代，由于 Harrington 和他同事的努力，第一代现代脊柱内固定器械诞生了。Harrington 棒最初通过撑开牵引术来治疗脊柱畸形。Luque 在 70 年代发现了 Harrington 棒的一些缺点，开始使用椎板下钢丝节段固定。60 年代末期到 70 年代中期，Zielke 和 Dywer 发展了前路术式和相关器械，能更好地矫正脊柱畸形，与后路术式相比能更少的固定节段。在 80 年代，Cotrel 和 Dubousset 提倡的多节段后路脊柱固定术非常流行。最后，在 90 年代中期，可视胸腔镜技术（VATS）逐渐发展并成为目前微创治疗脊柱侧凸的常规方法。

适应证

胸腔镜技术最初是用来松解和融合脊柱侧凸和/或后凸的。在过去的 20 年里，胸腔镜和前路脊柱固定器械联合矫正脊柱侧凸和其他成人及儿童的脊柱畸形。胸腔镜脊柱固定与后路融合相比，在冠状位水平切线的矫正和平衡、矢状位轮廓、并发症的发生率和患者一般情况这些方面均有优势。胸腔镜的优点包括脊柱融合的节段少，手术出血少，对输血的需求低，更加美观[1-10]。然而，VATS 的手术时间是后路手术的两倍，了解脊柱的弯曲程度对胸腔镜更为重要[11]。

前路松解和融合同样适合胸腔镜手术。三个主要的手术指征是脊柱侧凸、脊柱后凸和先天性脊柱畸形。胸腔镜手术适合松解和融合 L4-L12 节段的脊柱畸形。根据临床经验，手术适应证可以向近端延伸到 T12，向远端延伸到 L1。

脊柱侧凸

脊柱侧凸前路患者适宜松解融合术的指征是：Cobb 角大于 75° 和（或）弯腰后残留角大于 50°。前路松解融合术可以在冠状位和矢状位上达到最佳的矫正。增加脊柱的活动度主要依靠完全去除前纵韧带、环状纤维和间盘物质。VATS 前路松解可以使各个脊柱节段保持活动，与单纯后路固定系统相比，在冠状位和矢状位上能更好地矫正畸形[12-14]。对于最严重的脊柱侧凸，为了使脊柱有更好的活动度，应当切除肋骨头和肋椎关节。

曲轴畸形的预防

另一个需要前路松解融合矫形术的是预防曲轴畸形。出现这种情况是患者还没有达到生长高峰，骨骼发育还不成熟，只做了单纯后路固定术。在大多数患者中，年龄小于 10 岁者行后路固定术发展成这种畸形的可能性很大。Y 形软骨是行前路手术的可靠指征。

骨骼发育未成熟的特发性脊柱侧弯的儿童（开放 Y 形软骨和 Risser 0），后路固定外加前路融合对于预防曲轴失衡很有帮助[15,16]。

胸椎严重后凸畸形

VATS 的另一个应用是青少年侧凸伴有过度后凸畸形的矫正。在 Scheuermann 氏病的后凸畸形，如果胸椎畸形角度大于 80° 伴有僵直，应当行前路松解融合后路固定。因为明显的后凸比侧凸的患者更容易发生假关节，前路间盘切除来增加融合的范围是很重要的[17]。随着强有力的多节段椎弓根钉的问世，关于前路松解是否优于后路融合引起了争议。近来，对传统的前后路融合与单纯后路治疗青少年后突畸形进行的比较研究发现，前者在影像上没有更进一步的改善[18]。用前路松解融合后路脊柱缩短椎弓根固定来矫正畸形，这一术式的初步结果很少有争议。

此外，用 VATS 治疗后凸畸形带来更多的挑战，这些畸形包括先天性后凸畸形，伴有神经肌肉病变和神经纤维瘤病的后凸畸形，椎板切除术后的后凸畸形。这些脊柱畸形可以由掌握了简单的 VATS 外科医师来完成。对于这些畸形，为了满意的远期疗效，尽管有后路固定融合，仍需要彻底的切除间盘来获得坚固的融合，这一点是至关重要的。

先天性脊柱畸形

多数先天性脊柱畸形的患者在 5 岁之前即接受治疗，需要前路多节段的松解融合。随着治疗儿童年龄的减小，胸腔镜技术也越来越受到挑战，内窥镜治疗儿童脊柱畸形非常困难。内窥镜技术适用于病因明确的原发性脊柱侧凸，主要行前路的环形融合，也适用于前路半骶骨固定术和下胸椎半椎体切除术。

禁忌证

胸腔镜手术需要在腔镜内有充分的工作空间操作内镜和仪器。手术过程中一般需要手术侧的肺塌陷。必须保证患者单侧肺通气功能。肺组织和胸腔之间的胸膜粘连会限制肺的扩张。尽管小的粘连可以分开，但是肺组织和胸腔之间的广泛粘连会导致肺脏明显塌陷。明显的胸廓破坏和肺部感染可以导致胸腔内膜的粘连，属于相对禁忌证。严重肺功能不全，无论任何原因的术前肺功能较差，都是 VATS 的禁忌证。

对于严重后凸畸形（＞100°~120°），脊柱几乎接近胸廓的患者，胸腔镜的手术视野和操作都受到了限制。术前影像上要有 2~3cm 的工作距离，这是 VATS 最小的操作空间。

在体重小于 30kg 的儿童，单肺通气量和足够的操作空间都非常困难[19]。尽管体重小于 30kg 的儿童用前路胸腔镜治疗是安全的，但是这种微创技术只适用于一小部分儿童。对于一小部分体重小于 20kg 的患者，胸腔镜手术是相对禁忌证，尤其是在外科医师的技术还不成熟的情况下[19]。多数患者中，出血过多和肺间断呼气使得手术视野受限。任何时候内窥镜手术的视野不充分，必须考虑转成开放手术。

胸腔镜技术

VATS 的团队包括能用可曲支气管镜、支气管阻滞剂和双腔插管的麻醉大夫，脊柱外科大夫或者是普外/胸外科大夫，需要时能够熟练掌握内镜术式转变为开放术式。胸腔镜技术的主要原则将在下文中具体叙述。

术前计划

合理地选择患者是胸腔镜矫正脊柱畸形的关键。必须评价患者的肺功能，特别注意哮喘、严重限制性或其他心肺疾病。必须告知患者术中随时有可能转变成开放术式。

手术设备

胸腔镜手术需要高质量的内镜和三芯片

的视频技术来保障很好的手术视野。充分的术中视野需要内镜角度维持在 0°～45°。其他器械包括内镜肺牵开器、小剥离器、抽吸和灌洗器、解剖手术刀、咬骨钳、刮匙、改良的机械终板剃刀。在自体骨移植中使用骨碾碎器。监测四肢的肢体感觉和运动诱发电位很有价值。

患者体位

手术床能透过 X 线，患者侧卧位，腋下垫高。下肢剪刀样分开来避免下肢血压过高。侧卧位允许胸腔前侧有足够的空间，能够有更大的环形视野，能更容易接触到椎体和椎间盘。手术医师和助手站在患者前面，视频显示器放在患者的后面。这有助于手术视野的空间定位，术中能够更好的展示"手-眼视野"。手术台另一端的顶部是麻醉师，在麻醉师身边的桌上摆放超声刀、电凝器、抽吸器/灌洗器、细胞回收器。

切口定位

切口的数量和位置由畸形情况和需要手术节段决定。一般情况下，沿腋前线的 4 个切口可以满足 6～8 个节段的松解和融合（图 8.1a）。切口的位置决定于胸壁到脊柱的工作距离和内镜的角度。内镜的角度越高，切口到间盘的操作空间就越大。间盘切除的仪器在切口内平行于间盘放置，内镜的位置在这一间盘的近端或远端。腋前线的切口能充分暴露和显示脊柱的前侧，提供一个更大的视野和手术操作空间。

前路固定采用腋后线的 3 个切口和腋前线的 2 个切口。在图像增强仪的帮助下，胸腔镜的合适定位至关重要。患者在手术台上侧卧位，图像增强仪用来标记脊柱矢状位的纵线（图 8.1b）。术中需要的仪器要到达椎体的中外侧，这个位置在胸壁的外侧标记，通常接近于腋后线。图像增强器显示前后位时，仪器到达每个椎体的方向标记在患者后侧的额状面（图 8.1b）。节段之间的连线标

记在额状面，椎体的中外侧标记在胸壁的进入点，这样能更好地显示螺钉的轨迹。

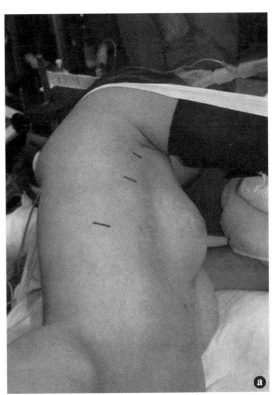

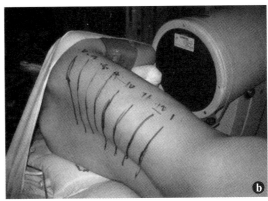

图 8.1　（a）患者位于手术台，表面标记胸腔镜松解手术的前面切口。（b）标记后面的切口，用于放置椎体前面的螺钉。这个患者准备在 T6 和 T11 之间固定，切口直接标记在 T7、T9 和 T10、T12 的侧方。（见彩图）

皮肤切口 1.5cm，钝性分离肌群，用 mayo 剪刀打开胸腔。沿腋前线在肋骨之间做管状切口。放套管时要格外小心，尤其是在远端，避免穿透膈肌。肺组织回缩使脊柱有

很好的视野（图8.2）。

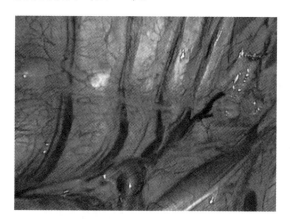

图8.2 肺脏回缩后显示脊柱的近端（见彩图）

暴露脊柱

当胸膜回缩和节段血管远离前面时，显露脊柱需要在离肋骨头约5mm的胸膜做纵行切口。在分离胸膜之前用超声刀进行止血，在环形暴露脊柱过程中止血效果非常满意（图8.3）。间隙的疏松组织分离之后，奇静脉、食管和主动脉位于脊柱的前方，海绵体在前纵韧带和胸膜之间。下一步的手术操作要保护好这些结构，也使间盘能有环形视野（图8.4）。显露L12和T1间盘时需要分离膈肌。在回缩的膈肌前面延伸胸膜上的纵行切口，从脊柱的前侧钝性分离膈肌。

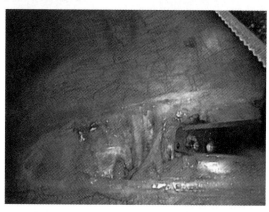

图8.3 超声刀分离组织之前电凝节段血管。这些节段的分离能够充分显露脊柱的凹侧。（见彩图）

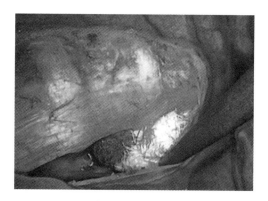

图8.4 牵拉大血管，填塞海绵，显露环形脊柱的前侧。（见彩图）

前路松解

内窥镜下用前路器械进行前路松解治疗后凸畸形，无论是多节段还是单节段均优于后路治疗。首先用超声刀切除间盘的环形纤维和前纵韧带。对于典型的右侧特发性侧凸，首先用尖嘴咬骨钳咬除最前面和最凹面的间盘环状纤维（图8.5a）。不要过度去除骨骼，

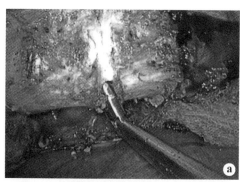

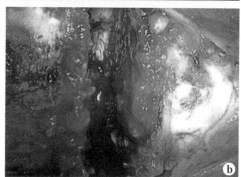

图8.5 （a）用尖嘴咬骨钳切除最前侧和凹侧的间盘。（b）彻底切除间盘，在椎体的上下去除终板的软骨。（见彩图）

这可能导致出血过多或影响视野。在肋骨头水平的凸侧切除间盘。直视下切除位置较深的间盘（图 8.5b）。不要突破后纵韧带，以免损伤神经组织。用带角度的刮匙和咬骨钳切除终板软骨。切除终板之后，用松质骨植骨或放置凝血剂如 Surgical（Ethicon, Somerville, NJ）进行止血。内镜牵开器和工作器械进入不同的切口，可以保持理想的视野和到达脊柱的各个节段。

为了增加融合的稳定性，在每个切除间盘的空隙中填充植骨。骨移植来自自体的肋骨或腓骨、同种异体骨（冻干或新鲜）或者是人工骨代替品。这些颗粒的移植物可以通过管型活塞送到每个已经切除间盘的空隙。

前路器械

拧入椎体中的螺钉至少需要 3 个平行腋后线的切口。皮肤切开之前，在每个进针点通过胸壁放置 K 氏针来进行定位。在透视的帮助下，脊柱的前后位能确保 K 氏针到达椎体的方向正确。使用直径 15mm 坚硬的胸部套管放置器械。

螺钉的进针点在椎体的中上部靠近肋骨头关节。首先用锥子钻孔，然后叩击。螺钉通道用叩击的方法穿过两侧皮质，用圆头刻度探针精确测量螺钉长度。螺钉直径有每 2.5mm 的增大量，用来适应不同椎体大小。通过前后切口，内镜和图像增强器能在直视下保证螺钉的正确位置。向远端移动一个肋间隙，同样的方法继续放置下一个螺钉。注意每个螺钉要正确地排列，尽可能笔直地放棒（图 8.6）。每个螺钉要穿过双侧皮质。然而，椎体左侧是主动脉，要避免螺钉的过度插入。通常情况下，每个皮肤切口可以放置 2～3 个螺钉。

通过远端切口，用可延伸带刻度的模板来决定杆的长度。由于脊柱的压缩，杆的长度要在测量的基础上减少 1～1.5cm。当杆固定在椎体螺钉时，用末端六方支撑器来维持杆的方向（图 8.7）。

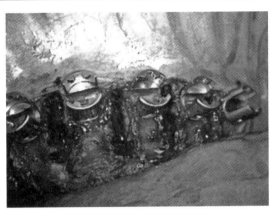

图 8.6　放置椎体螺钉。恰当的螺钉排列使得放置棒更容易，确保畸形的矫正。（见彩图）

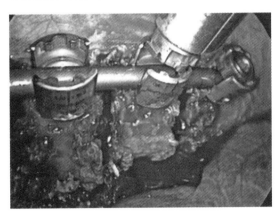

图 8.7　从近端螺钉开始顺序放棒。（见彩图）

因为螺帽固定在杆上，在收紧固定结构之前行自体骨植骨。椎体间固定装置或异体皮质骨放在更远端的节段，这些间隙需要支撑固定来维持矢状位的力线。用内窥镜加压器进行加压（图 8.8）。脊柱畸形通过支撑杆

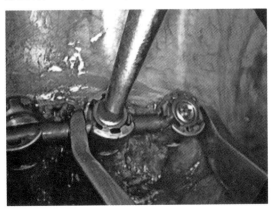

图 8.8　放置每个螺钉帽，植骨，用内窥镜加压器加压。（见彩图）

逐步复位来矫正，首先旋紧近端螺钉。支撑杆组合、近端连接装置和每个节段的椎体压缩，在冠状面上矫正侧凸，矢状位上恢复后凸，在轴位上旋转脊柱（图8.9）。

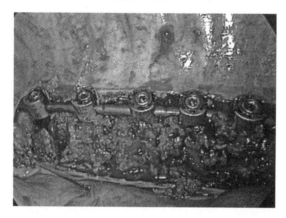

图8.9 完整的固定结构，在每个椎体之间植骨。（见彩图）

关闭胸膜

用内窥镜缝合器关闭胸膜（图8.10和图8.11）。这样关闭胸膜的优点尚有争议，但是这可以限制出血，维持植骨的位置，减少胸膜瘢痕。清理残留物和清洗同侧胸腔后，在最下面的切口放置胸管。肺组织再膨胀后，支气管吸痰减少术后肺不张。

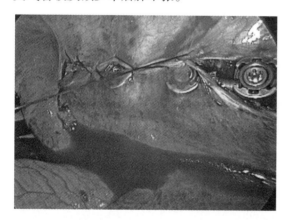

图8.10 内窥镜缝合器连续缝合胸膜。（见彩图）

术后处理

行胸腔镜手术的患者住院时间短，比胸

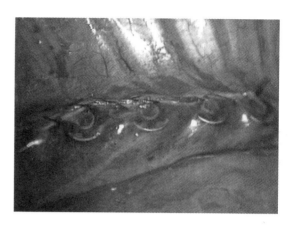

图8.11 关闭胸膜后冲洗胸腔。（见彩图）

部开放手术恢复的更完全[3,4,20-22]。引流量每8小时50~75mL，可以移除胸管，一般是术后3~4天。如果单纯前路固定棒系统，一旦胸腔管移除，术后胸腰骶矫正器械（TLSO）就要戴三个月（直到患者下床）。后路固定的病例一般不需要术后外固定。

并发症

胸腔镜松解融合术的并发症与开放的脊柱前路手术一样。开放手术术中的并发症有心脏、大血管、肺、膈肌、脊髓和胸导管部位的损伤。但是，内窥镜手术疗法中这些并发症更有可能发生。

医源性的损伤主要是由于视野不够清楚。因此，保持充分的视野非常重要。影响手术视野最主要的是出血，主要是暴露脊柱或骨骼过程中硬膜外静脉丛出血。对每个出血点尽可能止血，方法有电凝、超声刀、骨蜡和尽早间盘植骨。

肺损伤主要是由于肺部的抽气和再膨胀不充分。最初放置胸腔镜的过程中，有造成肺部严重胸膜粘连的危险。从外表的切口到内部的胸腔，是一个能够直视的通道，确保在通道的器械不要损伤肺组织。切口确定以后，应用内窥镜可证实从切口到脊柱有明确的通道。放置导丝时要格外小心，不要损伤重要的结构，包括对侧肺组织[23]。

术中胸导管的损伤会有浑浊的液体出现，需要缝合或修补。如果术后出现乳糜性渗出，应采用脱脂饮食和胸导管结扎术[24,25]。

胸腔镜松解融合术中，脊髓损伤主要是切除间盘时造成的直接损伤或节段血管结扎后的继发损伤。进入间盘的深处要有特别好的视野，可以减少并发症的发生。在暴露脊柱过程中，对认为是高危的患者要试图保留节段血管。胸腔镜下血管夹闭后，监测脊髓功能对于翻修的病例、先天性畸形和脊柱后凸的患者是有意义的。

侧侧凸（图 8.12）。L5 到 L12 后凸 13°。根据 Lenke 分型为 1A N，胸椎后凸的末端椎体上限位 L5，下限为 L12（图 8.12）。患者行胸腔镜前路融合术，在 L5－L12 之间放置钛单棒固定。同种异体结构纤维放置在 T11-T12 之间的间盘。所有节段自体髂骨植骨。手术时间 5 小时，估计失血量 300mL。胸腔管在出院时去除（术后第 4 天）。使用胸腰骶矫正器械（TLSO）3 个月，术后 6 个月影像和临床矫正满意，影像学显示关节融合（图 8.13）。

典型病例

14 岁女孩，体健无其他病症，50°胸椎右

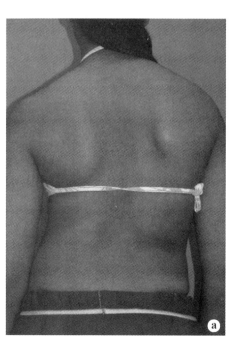
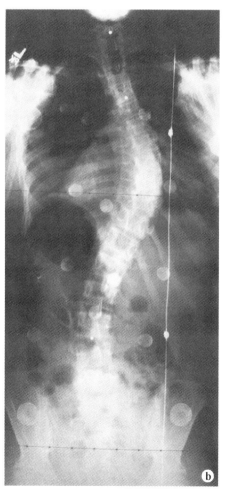

图 8.12　（a）临床外观。（b）14 岁女性，50°后凸，术前后前位影像，Lenke 1 AN。（见彩图）

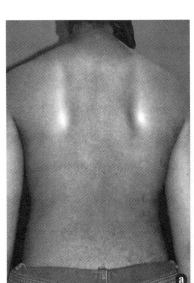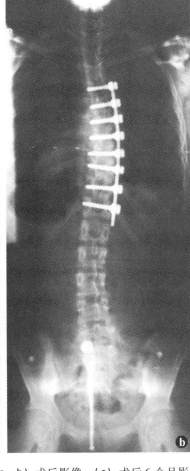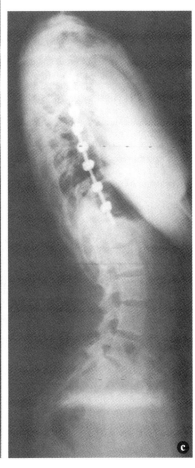

图8.13 (a, b) 术后影像，(c) 术后6个月影像。(见彩图)

总结

在过去的20年里，胸腔镜技术应用到脊柱前路器械矫正脊柱侧凸和其他成人及儿童的畸形。胸腔镜脊柱固定与后路冠矢状位融合相比，在并发症和患者基本疗效方面胸腔镜都有良好的结果。胸腔镜的优点包括术中出血少，降低了输血的需求，改善了美观。但是，胸腔镜术的手术时间是后路术式的两倍，并且手术需要较长时间的学习和熟练地掌握器械。

（孙景城 译 李世民 校）

参考文献

1. Lonner BS, Kondrachov D, Siddiqi F, et al. Thoracoscopic spinal fusion compared with posterior spinal fusion for the treatment of thoracic adolescent idiopathic scoliosis. *J Bone Joint Surg Am.* 2006;88:1022–1034.
2. Newton PO, Parent S, Marks M, et al. Prospective evaluation of 50 consecutive scoliosis patients surgically treated with thoracoscopic anterior instrumentation. *Spine.* 2005;30:S100–109.
3. Faro FD, Marks MC, Newton PO, et al. Perioperative changes in pulmonary function after anterior scoliosis instrumentation: thoracoscopic versus open approaches. *Spine.* 2005;30:1058–1063.
4. Al-Sayyad MJ, Crawford AH, Wolf RK. Early experiences with video-assisted thoracoscopic surgery: our first 70 cases. *Spine.* 2004;29:1945–1951; discussion 1952.
5. Al-Sayyad MJ, Crawford AH, Wolf RK. Video-assisted thoracoscopic surgery: the Cincinnati experience. *Clin Orthop Relat Res.* 2005;434:61–70.
6. Newton PO, White KK, Faro F, et al. The success of thoracoscopic anterior fusion in a consecutive series of 112 pediatric spinal deformity cases. *Spine.*2005;30:392 398.
7. Krasna MJ, Jiao X, Eslami A, et al. Thoracoscopic approach for spine deformities.*J Am Coll Surg.* 2003;197:777–779.

8. Newton PO, Marks M, Faro F, et al. Use of video-assisted thoracoscopic surgery to reduce perioperative morbidity in scoliosis surgery. *Spine*. 2003;28:S249–S254.

9. Sucato DJ. Thoracoscopic anterior instrumentation and fusion for idiopathic scoliosis. *J Am Acad Orthop Surg*. 2003;11:221–227.

10. Han PP, Kenny K, Dickman CA. Thoracoscopic approaches to the thoracic spine: experience with 241 surgical procedures. *Neurosurgery*. 2002;51:S88–S95.

11. Newton PO, Shea KG, Granlund KF. Defining the pediatric spinal thoracoscopy learning curve: sixty-five consecutive cases. *Spine*. 2000;25:1028–1035.

12. Newton PO, Cardelia JM, Farnsworth CL, et al. A biomechanical comparison of open and thoracoscopic anterior spinal release in a goat model. *Spine*. 1998;23:530–535; discussion 536.

13. Connolly PJ, Ordway NR, Sacks T, et al. Video-assisted thoracic diskectomy and anterior release: a biomechanical analysis of an endoscopic technique. *Orthopedics*. 1999;22:923–926.

14. Huntington CF, Murrell WD, Betz RR, et al. Comparison of thoracoscopic and open thoracic discectomy in a live ovine model for anterior spinal fusion. *Spine*. 1998;23:1699–1702.

15. Smucker JD, Miller F. Crankshaft effect after posterior spinal fusion and unit rod instrumentation in children with cerebral palsy. *J Pediatr Orthop*. 2001;21:108–112.

16. Lapinksy AS, Richards BS. Preventing the crankshaft phenomenon by combining anterior fusion with posterior instrumentation. Does it work? *Spine*. 1995;20:1392–1398.

17. Sweet FA, Lenke LG, Bridwell KH, et al. Prospective radiographic and clinical outcomes and complications of single solid rod instrumented anterior spinal fusion in adolescent idiopathic scoliosis. *Spine*. 2001;26:1956–1965.

18. Johnston CE, 2nd, Elerson E, Dagher G. Correction of adolescent hyperkyphosis with posterior-only threaded rod compression instrumentation: is anterior spinal fusion still necessary? *Spine*. 2005;30:1528–1534.

19. Early SD, Newton PO, White KK, et al. The feasibility of anterior thoracoscopic spine surgery in children under 30 kilograms. *Spine*. 2002;27:2368–2373.

20. Crawford AH. Anterior surgery in the thoracic and lumbar spine: endoscopic techniques in children. *Instr Course Lect*. 2005;54:567–576.

21. Newton PO. The use of video-assisted thoracoscopic surgery in the treatment of adolescent idiopathic scoliosis. *Instr Course Lect*. 2005;54:551–558.

22. Picetti GD, 3rd, Pang D, Bueff HU. Thoracoscopic techniques for the treatment of scoliosis: early results in procedure development. *Neurosurgery*. 2002;51:978–984; discussion 984.

23. Roush TF, Crawford AH, Berlin RE, et al. Tension pneumothorax as a complication of video-assisted thoracoscopic surgery for anterior correction of idiopathic scoliosis in an adolescent female. *Spine*. 2001;26:448–450.

24. Chan EH, Russell JL, Williams WG, et al. Postoperative chylothorax after cardiothoracic surgery in children. *Ann Thorac Surg*. 2005;80:1864–1870.

25. Christodoulou M, Ris HB, Pezzetta E. Video-assisted right supradiaphragmatic thoracic duct ligation for non-traumatic recurrent chylothorax. *Eur J Cardiothorac Surg*. 2006;29:810–814.

第 *9* 章

经骶尾骨入路腰骶部椎间融合和稳定

Isador H. Lieberman，Andrew Cragg

简介

微创脊柱外科不是单纯的器械或工具技术。它是一种理念，这种理念以尽量减少组织损伤为目标，从而保持原有功能，并促进术后恢复。在微创外科技术的发展过程中，医师需要对脊柱解剖、病理变化和专用工具全方位地了解，以便实施手术。

前路腰骶部融合有许多种暴露技术和椎间融合器械。腰骶段前路暴露由经腹膜入路发展到腹膜后入路，甚至发展到借助腹腔镜入路。要想使这些暴露安全就需要有腹腔内脏器和血管结构的解剖知识，并能熟练掌握前路暴露的操作技巧。这些暴露方法所使用的椎间融合器都需要对前纵韧带和纤维环做部分环形切除才能置入，因此，尽管置入了椎间融合器也是对脊柱的稳定性有一定影响。

为了弥补目前腰骶部融合暴露和技术的不足，Cragg 等[1]最近描述了一种新型的经皮透视引导下进入腰骶部的入路。这个入路是患者俯卧位时于骶尾部切口，然后钝性剥离骶前间隙，并轴向经过骶骨进入腰骶部，沿工作通路用专用器械切吸椎间盘并刮除终板软骨，然后植骨并置入特殊的轴向稳定棒。这种方法的发展使腰骶部微创融合更简便。

骶前解剖

经骶尾骨骶前入路进入腰骶关节是利用

了骶骨前面和乙状结肠及直肠后面的一个明确的潜在解剖空间（图 9.1）。这个骶前间隙的前界为乙状结肠和直肠的脏层筋膜，后界为骶骨前面的壁层筋膜。这个空间里充满了蜂窝组织和脂肪，因为在骶前间隙内直肠和乙状结肠没有固定在任何结构上，所以很容易将它们钝性剥离开。因为骶神经根是从位于骶骨侧下方的骶孔穿出，所以骶神经远离骶正中区。因此，骶前间隙不存在神经、血管损伤因素，故建立一个工作通路是毫无疑问的。

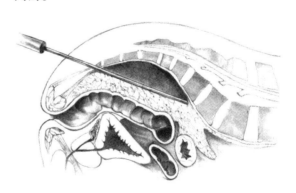

图9.1 骶前间隙的解剖图解。

Yuan 等[2]研究了骶前间隙的相关解剖，他们报告在腰骶区，髂部血管和伴行的下腹部交感神经横跨骶骨翼。在腰骶部正中线上，有骶正中动脉和骶正中静脉以及与其他静脉形成的骶前静脉丛。他们通过对男性和女性CT 和 MRI 的测量发现，在 S1-S2 交界处有一个 6cm 区域是安全的，并把它命名为冠状安全区。因此，经尾部进入骶岬常常在 S1-S2 交界处，这个区域相对安全。

Parke 等[3]通过对 20 具尸体的研究描述了骶正中动脉的变异，他们报告仅在一具未成年尸体上发现主要节段血管向两侧分支，而其他多数标本没有发现。

Oto 等[4]通过对 193 患者 MRI 的回顾分析，描述了 S1、S2 和 S3 水平的骶前间隙的深度。他们发现男性的骶前间隙显著地深于女性，一般情况下，超过 60% 男性和超过 40% 女性的骶前间隙深度至少为 1cm。

技术进展

经骶尾骨骶前进入腰骶关节是通过一系列尸体、动物实验证实的，并最后才应用于人体试验的。Cragg 等[1]通过对 15 具尸体的反复操作，从而完善了入路技术和所需器械。这些器械发展到包括有剥离器、套管、钻、椎间盘切除的工具、植骨所用工具和轴向固定棒置入工具。这个操作是通过骶尾部一个 2cm 切口，然后在透视引导下完成入路的。Cragg 等通过一系列连续 6 次的动物实验证实了这种入路操作的安全性，并且没有任何并发症发生，且通过轴位像透视证实是可以进入腰骶部的。临床前研究成功后，Gutterman 又通过这个入路连续对 3 个怀疑腰骶部间盘和椎体有病变的患者进行了病理活检，同样没出现并发症。

手术方法

术前准备

手术入路的准备首先需要行完整的骶骨 X 线检查，通过骶骨片可以帮助你分析其解剖结构是否适合行经骶尾骨入路腰骶融合术。其次行包括有完整骶骨和尾骨的标准腰椎 MRI 检查。在 X 线和 MRI 片上，医师可以标记出手术入路和所置入的轴向棒的路径（图 9.2）。

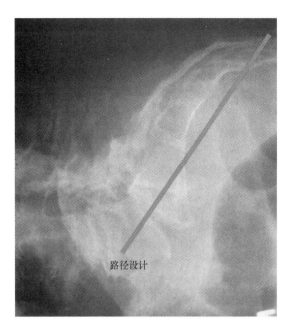

图 9.2　术前准备。（见彩图）

患者准备

通常情况下，手术前晚上患者需要清洁洗肠。进入手术室后，患者需要俯卧位，这样有利于透视和增加腰椎前凸，然后对腰椎和骶尾骨区域进行消毒和铺无菌巾，将肛门封住以便与手术区隔离（图 9.3）。

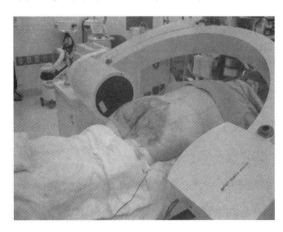

图 9.3　隔离手术区。（见彩图）

手术室准备

患者体位摆好后，将两台 X 线透视机

放在可以同时透视正位和侧位的位置上，将负责拍正位的 C 形臂机调整到可以照出前凸的腰骶关节影像的位置，并将负责拍侧位片的 C 形臂机调整到可以照出标准腰骶关节侧位影像的位置。然后把两台 C 形臂机都按上无菌的 C 形臂套，以便让它在整个手术过程中能够从尾骨到腰骶关节自由平移（图 9.4）。

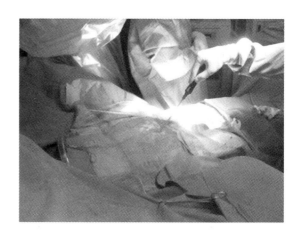

图 9.5　尾骨处的 2cm 长切口。（见彩图）

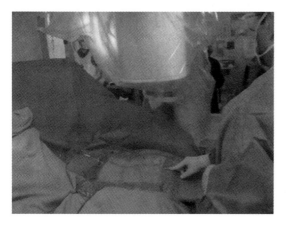

9.4　C 形臂机的准备使正侧位透视更容易。（见彩图）

切口和路径准备

首先，体表触摸到尾骨和骶骨韧带附着处的结节，然后于此行长约 15 ~ 20mm 的切口，切开皮肤、皮下至尾骨切迹和尾骨旁（图 9.5）。完成尾骨处的 2cm 长皮肤切口后，用弯钳钝性分离至骶尾骨表面的筋膜层，要想进入骶前间隙和骶骨前面就必须要穿过筋膜，完成穿过筋膜层的方法有两种：一种是用手指剥离，另一种是用钝性导针剥离，或者是两者联合使用。筋膜剥离完成后，在透视引导下将导针于骶尾中线处穿入，并使导针逐渐向头侧经骶前间隙进入 S1-S2 交界处的前侧皮质（图 9.6）。术者用"指尖"控制导针插入器手柄并通过正位和侧位透视引导下才能小心翼翼地完成这个步骤。

中心路径

当导针到达 S1-S2 交界处时，通过正侧位

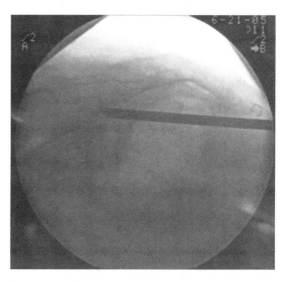

图 9.6　术中钝性导针影像。

透视确定进入 L5-S1 椎间隙的中心点，然后调整导针的方向来建立进入 L5-S1 椎间隙的中心路径。中心路径建立好后，用钢丝尖锥替换导针，注意钢丝尖锥要按预先建立好的路径进入椎间隙（图 9.7）。

工作通路和椎间隙的准备

当导丝位置被确定后，逐一使用一系列器械来扩张软组织和骶骨皮质从而建立工作通道，然后插入工作套管（图 9.8）。此后，一系列的椎间盘切除和融合器械将被使用，其中包括特殊设计的放射状切刀和刷子（图 9.9）。

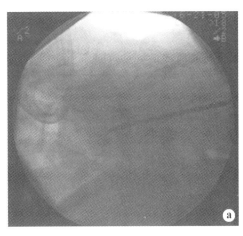
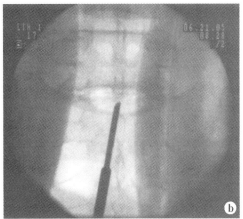

图 9.7　(a，b) 钢丝尖锥进入腰骶部的术中影像。

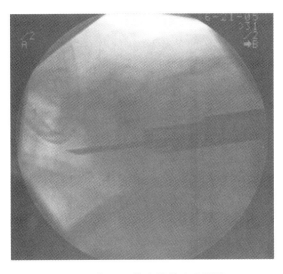

图 9.8　插入工作套管的术中影像。

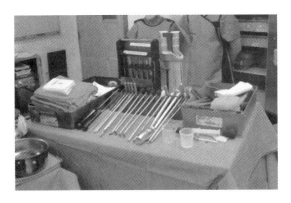

图 9.9　切吸椎间盘和处理终板的器械。(见彩图)

植骨

切吸椎间盘并刮除终板软骨后，用植骨漏斗将植骨材料植入椎间隙内，大约植入 $10 \sim 15 \mathrm{m}^3$ 的植骨材料。

轴向固定棒置入准备

用钻钻入椎间隙并进入 L5 椎体，为轴向固定棒的置入建立一个工作通路，要注意的是钻入时要一直用透视检测钻的深度（图 9.10）。

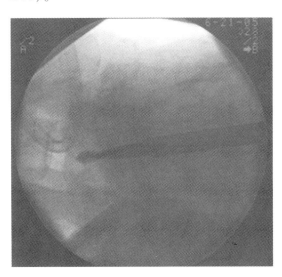

图 9.10　钻过椎间隙进入 L5 时的术中影像。

轴向固定棒的置入

最后一步是通过导丝将轴向固定棒置入，在轴向固定棒进入骶岬、穿过椎间隙，最后进入 L5 椎体过程中常常都需要很强的扭力（图 9.11）。

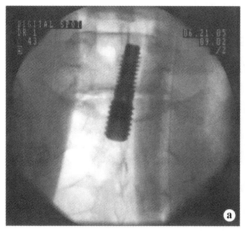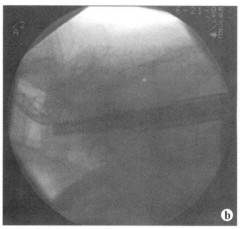

图 9.11 轴向固定棒置入的术中影像（a）正位，（b）侧位。

潜在的并发症

迄今为止，全世界有超过 2000 例患者接受了经骶尾骨暴露腰骶部融合手术（Transl Inc., Wilmington, NC, www.translmc.com）。这是一项新技术，所以要准确评估手术相关的风险和各种潜在的并发症。无论如何，这项技术可能会遇到外科手术所可能遇到的所有并发症，包括感染、骶前结构损伤、骶岬骨折和内固定位置或路径错误。

骶前入路是从肠道的后方和骶骨前方穿过的，可能的入路风险包括因肠道损伤而造成的感染和因骶前静脉丛或骶正中动脉损伤而造成的出血。透视检测、直肠充气、使用钝性剥离器械和逐步扩张而不是锐性剥离至骶骨面，这些措施都可以减少上述风险。骶骨的进针点在 S1-S2 交界处，这个区域在骨盆中是一个相对安全的区域，因为主要的神经血管都分布在中线的侧方。

脊柱本身的风险主要是椎管内神经损伤，其原因主要为进入椎间隙的路径错误或切除椎间盘的旋转刀尺寸过大造成的。所有操作都要在透视检测下完成并且要仔细注意各种标记，才能减少并发症发生的风险。

交感神经丛常常位于 L5-S1 间隙前方，交感神经丛的损伤可以导致逆向射精。由于 S1-S2 交界处解剖结构上的优势，所以选择它作为进入骶岬的进针点，从而使交感神经丛损伤的风险降低。

结论

经骶尾骨暴露技术为微创腰骶部融合提供了另外一个选择，这个入路是借助一些器械来达到融合和稳定的目的，并使得基本的腰椎融合（图 9.12）或者是进一步地跨过腰骶部的长节段融合变得更容易（图 9.13）。因此，微创腰椎融合术要比传统的开放手术对软组织的损伤小。

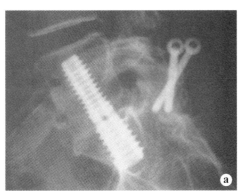 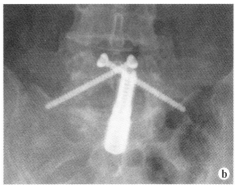

图9.12　(a, b)　基本的 L5-S1 融合术的例子。

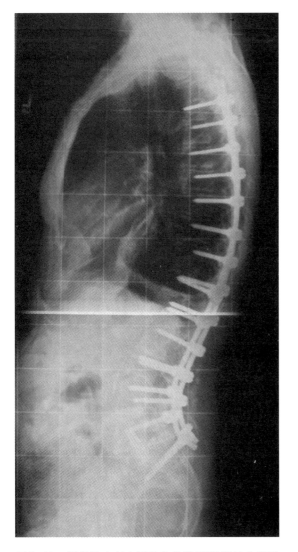

图9.13　侧弯的患者应用以往的跨腰骶部长节段融合的例子。（见彩图）

（郝永宏 译　李世民 校）

参考文献

1. Cragg A, Carl A, Casteneda F, Dickman C, Gutterman L, Oliveira C. New percutaneous access method for minimally invasive anterior lumbar surgery. *J Spinal Disord Tech.* 2004;17(1):21–28.
2. Yuan PS, Day TF, Albert TJ, et al. Anatomy of the percutaneous presacral space for a novel fusion technique. *J Spinal Disord Tech.* 2006 June;19(4):237–241.
3. Parke W, Whalen J, et al. The infra-aortic arteries of the spine: their variability and clinical significance. *Spine.* 1994;19(1):1–5.
4. Oto A, Peynircioglu B, Eryilmaz M, et al. Determination of the width of the presacral space on magnetic resonance imaging. *Clin Anat.* 2004;17(1):14–16.

第 *10* 章　关节突关节的解剖和神经切断术入路

Ralph F. Rashbaum, Donna D. Ohnmeiss

简介

在腰背痛治疗方面最大的困难是导致腰背痛的潜在原因的多样性，特别是发生在同一部位的腰背痛。腰痛或臀部的疼痛可能是由于肌肉、椎间盘、关节突关节、骶髂关节、韧带等因素造成的。试图区分是哪一种组织结构所导致的疼痛是医师所面临的巨大挑战，一旦确定疼痛的原因，那么接下来要做的就是一个可行性的治疗方案。例如腰椎间盘突出，传统上认为疼痛是由于压迫神经根而产生的。直到多年以后，腰背部结构的神经支配以及炎性介质的作用才得到了关注，并且才进一步地评估出腰背部的致痛源是由何而产生。脊柱的一个运动节段常常被称为三关节复合体，其中包括椎间关节和两个关节突关节。根据生物力学原理，一般普遍认为椎间退变要早于关节突的退变，椎间退变后随之会导致关节突退变。然而，另一些研究却认为椎间盘的退变和关节突的改变没有很明确的联系[1,2]。

早在 1911 年，Goldthwait 就已经把关节突关节炎作为疼痛的潜在来源[3]。Rees 在 1971 年第一个报告了关节突关节的去神经术[4]。Shealy 提出了经皮射频关节突关节神经切断术[5]。

关节突关节综合征的发生率为 17% ~ 20%，这就要引起正在要大量开发或使用非融合内植物的学者们的注意了。如果实施了人工间盘置换术，其手术效果可能会因为没有确诊关节突关节的问题而受到影响。过去所实施的节段融合术中，关节突关节的问题并没有被重视，是因为融合也把关节突关节融合了，使它失去了活动。

手术指征

关节突关节神经切断术成功的关键在于选择适合的患者，虽然一些作者报告了临床表现和关节突关节之间的关系，但迄今为止，没有任何临床依据来区分疼痛是由于关节突关节引起的还是由于脊柱的其他结构引起的[8-11]。没有任何放射学或体查能够彻底确诊关节突关节综合征。关节突关节封闭有效是神经切断术唯一的手术指征，封闭是将分布在关节突关节的后根的内侧分支的神经注射麻药，具体方法是在透视下引导，置入注射针并确定位置，将约 0.3 ~ 0.5mL 的麻药注射于后根的内侧分叉区域，这样做是为了所有分布于关节突关节的内侧支都得到封闭。至少有 70% 的患者通过封闭疼痛得到了缓解而被确诊，封闭鉴别法是目前公认的提高诊断准确度的方法，这是鉴别诊断时必须做的。

文献报告关节突关节注射和封闭诊断的准确率与神经切断术的成功率是不相符的。Boswell 等人进行近期大量文献回顾，发现了一些支持关节突关节治疗的依据[12]。文献报告这种治疗方法的难点是手术操作和适应证的选择，在神经切断术的病例里，有一项研究是关于不封闭情况下的临床表现。在另一项随机研究中，产生了一个可疑的结果，也就是垂直进针可以减少神经组织消融的几率。

只有严格掌握封闭诊断和细致的消融技术才能使关节突关节神经切断术效果更好，这可能只能通过熟练掌握关节突关节的解剖知识和操作技能来达到了。

关节突关节神经切断术可以治疗机械性腰痛但必须辅助功能锻炼以便有助于减少病变节段的压力。

解剖

关节突关节是指两个椎体之间的后方关节连接装置，它是由上一椎体的下关节突和上一椎体的下关节突组成。这个结构主要是透明软骨所覆盖的可动性滑膜关节，关节突关节的作用是负重、限制脊柱的后伸和旋转运动范围以及限制椎体前滑移。关节突关节的形状和角度个体差异很大，所以关节形状的解剖变异的影响作用还不是很清楚。

在最近的一个关于关节突关节的研究中，Igarashi 等从曾经因为腰椎管狭窄或腰椎间盘突出而实施手术患者的关节突软骨和滑液中提取标本[13]。他们发现关节突组织中炎性细胞介质的水平很高，例如白介素 1β 和白介素 6 以及肿瘤坏死因子 α（TNF-α）。腰椎管狭窄的患者要比腰椎间盘突出的患者炎性介质的水平高，他们的结果表明这些炎性介质在关节突关节所引起的疼痛中起到一定的作用。

生物力学

随着腰椎间盘突出治疗方法的不断增加，其治疗后关节突关节生物力学的改变越来越引起人们的兴趣。随即出现了动态稳定系统如：人工间盘置换、人工髓核置换以及后路的非融合内固定系统，其对关节突关节的生物力学影响又引起了人们新的兴趣。另外，融合和非融合系统中哪个在关节突关节疼痛中起主导作用，目前还有争议。

在一项用兔子做动物模型的研究中，Onodera等研究发现前路融合会影响关节突关

节周围神经末梢的分布[14]。他们报告在随访中发现在模拟融合节段关节突关节周围的神经感受器和神经末梢分布都显著减少，通过这个实验，作者认为是由于疼痛刺激可以使神经再生。

神经支配

了解关节突关节的神经支配是神经切断术成功的关键，一些作者描述了腰椎关节突关节的神经支配[15-18]。从腰 1 到腰 4 的神经根后根分为两支，其中内侧支配关节突关节，每个关节突关节都是由相邻椎体的内侧支所支配的（图 10.1）。例如，腰 3-4 的关节

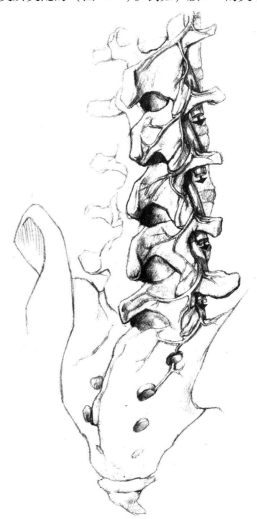

图 10.1　关节突关节的解剖和神经支配。

突关节就是由腰 3 的内侧支支配上半部分和腰 4 的内侧支支配下半部分的。腰 5 骶 1 关节突关节是由腰 4 后根跨过腰 5 横突后所分出的内侧支以及腰 5 后根跨过骶骨翼后所分出的内侧支共同支配的。正如 Bogduk 所描述的那样，关节突关节神经支配之所以混乱可能是由于不同的命名和理解所导致的[19]。腰 4-5 关节突关节是由腰 3 和腰 4 后根的内侧支来支配的，他们所跨过的是腰 4 和腰 5 横突。这也就可以理解为：所治疗关节突的位置数和针所进入横突的位置数是一致的，而所支配神经的位置数要比他们少一个。腰 5 的后根要比其以上水平的长，并且在骶骨翼和骶骨的上关节突之间的沟内穿过，于关节突的下边，后根分为两支，内侧支支配腰 5 骶 1 关节突关节。

神经切断术

关节突关节神经切断的目的是消融支配关节突关节的部分神经以达到不再传输疼痛信号的目的。但这个方法只是暂时缓解症状，因为许多患者的神经分支又会重新建立。

同其他治疗方法一样，熟悉解剖、病理改变和治疗机理以及良好的技术是成功治疗结果的关键。

一旦通过临床症状和封闭诊断确定了需要神经切断的关节突关节的部位，手术就可以实施了。根据解剖，一个关节突关节需要消融两个相邻节段的神经根分支，因为一个关节突关节是由两个不同的神经后根分支支配的，最常见的治疗是经皮射频消融。

患者的术前准备包括要对患者进行手术方法、手术风险、手术效果和术后的短期和长期护理教育。当收患者住院的医师和做手术的医师不是同一人的时候，住院证必须写清楚需要治疗的位置以及单侧还是双侧。另外如果患者有移行椎，术者在画定手术部位时需要格外小心。

患者需要气管插管及俯卧位在手术台上

（医师可以自己选择体位），然后在患者的背部备皮和铺无菌单（图 10.2）。在我们的医院里，术前 30 分钟要给患者输一组头孢唑啉。关于影像，透视机需要头倾和尾倾以及倾斜角，用尖 10mm 的 20 号神经阻滞针暴露（图 10.3）。同法，用针暴露其他需要治疗的神经支，所有的针都放好后，给予适当的刺激以便确定没有针离前根的运动神经纤维太近，一旦电压达到 2.5 伏仍没反应就可以开始神经切断术了，温度慢慢升高到 850 并保持 60 秒（通过射频消融器），这些操作完成后，向治疗区注射 2mL 的下列混合物：1% 利多卡因 30mL、0.25% 布比卡因 30mL 以及 2mL 的肾上腺素。这是为了从手术室到家有一个舒服的路程。注射完成后，将针取出，整个手术完成后，患者被送入复苏室。术后医嘱是继续进行康复锻炼，并嘱患者禁止屈曲和旋转活动以便减少炎症区域的刺激，术后 2~3 个星期复查。

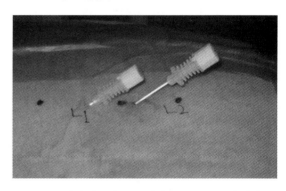

图 10.2 在皮肤上标记被治疗节段，以及术前备皮和铺无菌巾。（见彩图）

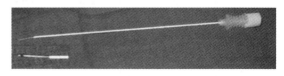

图 10.3 关节突关节神经切断术的用针以及进针角度。（见彩图）

关节突关节神经切断术成功的关键是电极的位置是否准确。在研究射频电极的实验室里，已经研究了所建立的神经消融的模型[20]，并且作者发现神经消融不是发生在电极尖处，而是发生在电极体周围有效半径2mm的椭圆形区域内，这个发现有非常大的临床意义[19,21]。Bogduk 注意到在许多研究中都是垂直进针或略有倾斜进针，而不是和神经平行进针，垂直进针可能会导致神经没有被消融而只是被部分损伤，这样就可能导致疼痛不能缓解或只是部分缓解。

有一个结构经常会被医师忽视，那就是马米罗副韧带（图 10.4）。这个韧带在临床上常常不被重视，但在神经消融术中却起到潜在的影响作用。因为后根的内侧支是在马米罗副韧带下穿过的，所以内侧支不容易被消融。因此，试图在这韧带附近消融内侧支有可能会是徒劳，因为消融针和神经之间隔着韧带了。图 10.5 显示了消融术的进针位置的正侧位和斜位像。

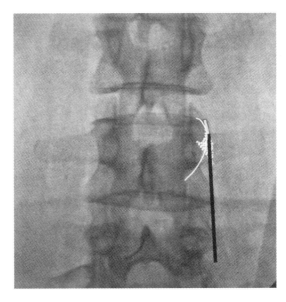

图 10.4　内侧支（白色曲线）从马米罗副韧带（白色虚线所示）下穿过。神经消融探头尖部的曲线就是内侧支消融的位置，它正好在内侧支穿入马米罗副韧带之前。

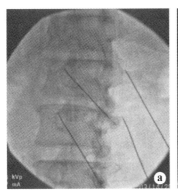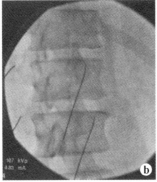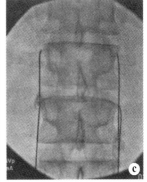

图 10.5　（a-c）斜位和正侧位像显示 L1 和 L2 进针的位置，注意要在平行神经走行的位置消融。

Derby 和 Lee 用猪做动物模型，研究目的是观察两个消融针是否可以增加消融区域[22]。他们将两枚消融针与神经相互平行放置并同时加热探针，研究人员发现这种方法的消融范围要大于使用单个探针和单一加热探针的消融范围。临床上认为这种方法可以提高临床效果，因为可以降低了目标区域不清楚以及神经组织部分消融的风险。

并发症

与其他手术一样，关节突关节神经切断术也同样存在并发症的风险。Sowa 认为术前应该和患者沟通潜在的并发症，如出血、感染、硬膜囊破裂以及头疼、过敏反应、血管迷走反应以及脊髓神经的永久性损伤而导致的感觉和或运动的丧失[23]。另一个潜在的并发症是皮肤灼伤。

有一些研究是关于射频关节突关节神经切断术安全的，Kornick 等报告了总共616 例关节突关节神经切断术的回顾性分析[24]。他们发现 6 例有轻微并发症（1.0% 的发生率），其中包括 3 例局部持续疼痛超过 2 周的，以及 3 例持续神经疼痛不到 2 周，无感染和感觉运动损伤的病例发生。

讨论

关节突关节神经切断术的效果一直存在争议，和许多脊柱手术一样，缺陷可能是由于一些原因造成，诊断关节突关节的疾患不是一个简单的问题，临床症状可能是由于脊柱其他结构引起的疼痛，并且疼痛也可能是由不止一个结构引起的，例如双侧关节突关节、多节段的关节突关节，以及同一节段或不同节段的腰椎间盘退变和关节突关节共同引起。关节突关节封闭是最重要的诊断依据，和椎间盘造影可以确诊椎间盘源性腰痛一样，关节突封闭也同样能够确诊关节突关节疾患。

医师和患者都应该知道神经切断术不是永久性的治疗，然而，Schofferman 和 Kine 报告反复实施神经切断术就能取得良好的效果[25]。在他们的研究中认为初期治疗的良好效果可以维持平均 10.5 个月，在初期治疗成功的患者中，有 85% 的患者延续了后期治疗并获得了良好的效果，后期神经切断术所缓解症状的时间与第一次手术所缓解的时间相同。

如果手术适应证选择正确，关节突关节神经切断术可以有很好的效果。手术适应证应该以关节突关节封闭是否有效为依据，而不应该以临床查体所显示的腰椎活动度为依据。另外，手术操作要仔细注意各个方面的细节，特别是要根据不同角度的影像来确定探针的位置，医师必须要知

道有马米罗副韧带的存在，并且还要清楚内侧支是从其下穿过的，如果不注意就会导致消融失败。多数是用探针消融的，要注意探针的位置要与被消融的神经平行，否则只会有部分或一小部分的神经被消融。对关节突关节神经切断术感兴趣的医师应该被那些经验丰富且能熟练掌握这项手术的医师培训一段时间。

（郝永宏 译 李世民 校）

参考文献

1. Schwarzer AC, Aprill CN, Derby R, et al. The relative contributions of the disc and zygapophyseal joint in chronic low back pain. *Spine.* 1994;19:801–806.
2. Swanepoel MW, Adams LM, Smeathers JE. Human lumbar apophyseal joint damage and intervertebral disc degeneration. *Ann Rheum Dis.* 1995;54:182–188.
3. Goldthwait J. The lumbosacral articulation: an explanation of many cases of lumbago, sciatica, and paraplegia. *Boston Med Surg J.* 1911;164:365–372.
4. Rees WES. Multiple bilateral subcutaneous rhizolysis of segmental nerves in the treatment of the intervertebral disc syndrome. *Ann Gen Pract.* 1971;16:126–127.
5. Shealy CN. The role of the spinal facets in back and sciatic pain. *Headache.* 1974;14:101–104.
6. Fairbank JC, Park WM, McCall IW, et al. Apophyseal injection of local anesthetic as a diagnostic aid in primary low-back pain syndromes. *Spine.* 1981;6:598–605.
7. Helbig T, Lee CK. The lumbar facet syndrome. *Spine.* 1988;13:61–64.
8. Revel M, Poiraudeau S, Auleley GR, et al. Capacity of the clinical picture to characterize low back pain relieved by facet joint anesthesia. Proposed criteria to identify patients with painful facet joints. *Spine.* 1998;23:1972–1976.
9. Schwarzer AC, Aprill CN, Derby R, et al. Clinical features of patients with pain stemming from the lumbar zygapophyseal joints. Is the lumbar facet syndrome a clinical entity? *Spine.* 1994;19:1132–1137.
10. Schwarzer AC, Derby R, Aprill CN, et al. Pain from the lumbar zygapophyseal joints: a test of two models. *J Spinal Disord.* 1994;7:331–336.
11. Schwarzer AC, Wang SC, Bogduk N, et al. Prevalence and clinical features of lumbar zygapophyseal joint pain: a study in an Australian population with chronic low back pain. *Ann Rheum Dis.* 1995;54:100–106.
12. Boswell MV, Colson JD, Sehgal N, et al. A systematic review of therapeutic facet joint interventions in chronic spinal pain. *Pain Physician.* 2007;10:229–253.
13. Igarashi A, Kikuchi S, Konno S, et al. Inflammatory cytokines released from the facet joint tissue in degenerative lumbar spinal disorders. *Spine.* 2004;29:2091–2095.
14. Onodera T, Shirai Y, Miyamoto M, et al. Effects of anterior lumbar spinal fusion on the distribution of nerve endings and mechanoreceptors in the rabbit facet joint: quantitative histological analysis. *J Orthop Sci.* 2003;8:567–576.

15. Bogduk N, Long DM. The anatomy of the so-called "articular nerves" and their relationship to facet denervation in the treatment of low-back pain. *J Neurosurg.* 1979;51:172–177.

16. Bogduk N, Wilson AS, Tynan W. The human lumbar dorsal rami. *J Anat.* 1982;134:383–397.

17. Demondion X, Vidal C, Glaude E, et al. The posterior lumbar ramus: CT-anatomic correlation and propositions of new sites of infiltration. *AJNR Am J Neuroradiol.* 2005;26:706–710.

18. Masini M, Paiva WS, Araujo AS, Jr. Anatomical description of the facet joint innervation and its implication in the treatment of recurrent back pain. *J Neurosurg Sci.* 2005;49: 143–146.

19. Bogduk N. Facet joint syndrome. In: Waldman S, editor. *Pain Management*. Philadelphia: Saunders (W.B.) Co. Ltd.; 2007. pp. 769–776.

20. Bogduk N, Macintosh J, Marsland A. Technical limitations to the efficacy of radiofrequency neurotomy for spinal pain. *Neurosurgery.* 1987;20:529–535.

21. Lau P, Mercer S, Govind J, et al. The surgical anatomy of lumbar medial branch neurotomy (facet denervation). *Pain Med.* 2004;5:289–298.

22. Derby R, Lee CH. The efficacy of a two needle electrode technique in percutaneous radiofrequency rhizotomy: an investigational laboratory study in an animal model. *Pain Physician.* 2006;9:207–213.

23. Sowa G. Facet-mediated pain. *Dis Mon.* 2005;51:18–33.

24. Kornick C, Kramarich SS, Lamer TJ, et al. Complications of lumbar facet radiofrequency denervation. *Spine.* 2004;29:1352 1354.

25. Schofferman J, Kine G. Effectiveness of repeated radiofrequency neurotomy for lumbar facet pain. *Spine.* 2004;29:2471–2473.

第 *11* 章　关节突关节和硬膜外注射

Mark S. Wallace，Tobias Moeller-Bertram

关节突关节注射

解剖考虑

关节突关节属于滑膜关节，表面由富含神经肽的游离神经纤维末梢支配的滑膜所覆盖[1]。关节突关节具体由上位椎体的下关节突和下位椎体的上关节突构成。

颈椎关节突关节神经支配　颈椎关节突关节的神经支配远比腰椎或胸椎的神经支配复杂。C4-C7 神经根的背侧支的内侧分支包绕相应水平椎体的腰部，在进入多裂肌之前发出上下分支围绕神经根支配关节突关节[2]。C3 神经根背侧支内侧分支支配部分 C3-C4 关节突关节，1/3 以上的枕神经分支支配 C2-C3 关节突关节。

胸椎关节突关节神经支配　胸椎关节突关节由胸神经根背侧支的内侧分支支配。神经于下一位椎体（详见腰椎关节突关节神经支配）的上关节突和横突之间穿过。目前，有人认为胸神经内侧分支首先穿过横突的上外侧角，然后向内、向下跨过横突的后表面继而在进入多裂肌[3]。这种理论认为内侧支的位置更靠外。

腰椎关节突关节神经支配　除了 L5-S1 关节突关节外，腰椎关节突关节均由神经根背侧支内侧分支支配。L5-S1 关节突关节由神经根背侧分支支配[4-6]。每一个腰椎关节突关节均由其上位和下位的神经根背侧支内侧分支支配。腰神经根背侧支内侧分支于下位椎体的上关节突和横突结合部穿过。例如，L3

神经根内侧分支于 L4 椎体上关节突和横突之间穿过。神经于穿过椎板之前首先于乳状突和副突下穿过，于此处神经发出分支支配关节突关节[7]。随后神经进入并支配多裂肌。

适应证

1. 大于 3 周以上的脊柱痛伴或不伴相应的肢体痛。

2. 临床症状确定，具体包括活动关节可以诱发疼痛，尤其是颈椎关节突关节。

3. 关节突关节表面肌张力增高。

4. 关节突关节区域明显疼痛。

5. 关节突关节区域明显压痛。

6. 正规保守治疗失败，具体包括理疗师或按摩医师运动或手法治疗。被动治疗，如热疗、超声、温和按摩以及锻炼不适合的患者。

技术

关节突关节和内侧分支封闭应该在影像学监测下进行。文献报道认为内侧分支封闭具有类似于关节腔内诊断性注射的特异性功效[8,9]。在进行诊断性注射时，应该禁用或尽量少用镇静剂，因为应用此类药物可能会影响封闭治疗的具体效果。注射前 20 分钟，可以口服 20mg 安定，这种剂量一般不会影响对封闭疗效的准确判断。

关节突关节腔内注射

颈椎

入路可以选择外侧或后侧（图 11.1 和

图 11.2）。如果选择后侧入路，需要借助 C
形臂头-尾方向监测以清楚显示关节突关节。
由于穿刺针须穿过颈部肌肉层，疼痛往往比
较明显。选择外侧入路的优点是关节突关节
相对表浅因而疼痛较轻。一般选择 22-或 25-
规准的脊柱穿刺针，首先触及关节突，然后
慢慢进入关节腔。通过注入 0.1mL 显影剂确
认穿刺针在关节腔内。局麻药无论是否联合
激素切记腔内总量小于 0.5mL。寰枕关节和
寰枢关节腔内注射需要特殊的技巧以防止损
伤椎动脉，此处不作讨论。即使很小量的局
麻药注入椎动脉也可能导致心跳呼吸骤停。
切记类固醇颗粒进入椎动脉可能导致小脑底
部梗死。

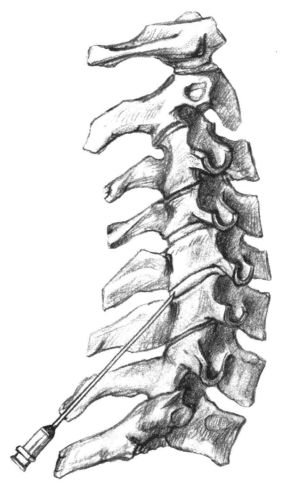

图 11.2 颈椎侧位像显示后路关节突关节穿侧针位
置。外侧入路也可完成关节突关节穿刺。

胸椎

在 C 形臂前后位透视监测下，选择 22-或
25-规准的穿刺针从 C 形臂锁定的椎体下一位椎
体水平穿刺进针。平行于脊柱，旁开棘突中线
约 1cm，穿刺针一直进入比锁定关节略低的椎
板水平。然后旋转针尖斜面向下，沿着椎板向
上进针直至进入冠状位关节腔。透视侧位像以
判断穿刺针是否在关节腔内。由于肋骨重叠
影，侧位像很难准确判断穿刺针的位置。如果
穿刺针在关节腔内，注入 0.1～0.2mL 的显影
剂后，前后位相会显示平圆形影。然后注入
0.5mL 以下伴或不伴激素的局麻药。如果可
能，在注射过程中会感到一过性疼痛。

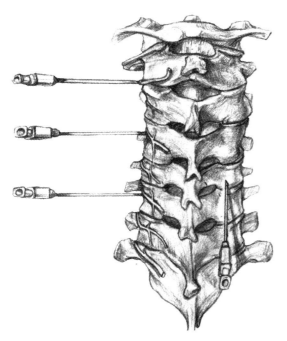

图 11.1 颈椎前后位相显示颈神经根内侧分支阻滞
穿刺针位置（左侧 3 个穿刺针）和颈椎关节突关节
穿刺针位置（右侧穿刺针）。从外侧进针直至触及
相应椎板的外侧部分进行颈椎关节突内侧分支阻滞。
在 C2-C3 关节突关节，第 3 枕神经和 C3 内侧分支一
起被阻滞。第 3 枕神经从 C2-C3 关节突关节的中部
穿过（左侧最高穿刺针）。C3 内侧分支走形方向平
行于 C3 椎板外侧部分。颈椎关节突关节的完全阻滞
需要同时阻滞关节突上下内侧分支。

腰椎

C 形臂头尾向监测直至相应椎体终板平行，斜位相直至关节轮廓清楚显示。选用 22-或 25-规准的穿刺针在 C 形臂监测下进针。穿刺针首先抵达关节表面然后进入关节腔（图11.3）。首先注入 0.1～0.2mL 显影剂确认穿刺针在关节腔内。然后注入 0.5mL 以下伴或不伴激素的局麻药。如果可能，在注射过程中会感到一过性疼痛。

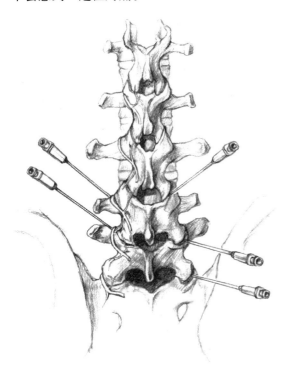

图11.3　腰椎前后位相显示腰神经根内侧分支阻滞穿刺针位置（左侧 2 个穿刺针）和腰椎关节突关节穿刺针位置（右侧 3 个穿刺针）。斜位相监测下穿刺针触及相应椎体上关节突基底部完成腰椎关节突关节内侧分支阻滞。腰椎关节突关节完全阻滞须同时阻滞关节突关节上下内侧分支。例如，L4-L5 关节突关节阻滞需同时阻滞 L3 和 L4 神经根内侧分支。L3 和 L4 神经根内侧分别跨越 L4 和 L5 上关节突基底部。

内侧分支阻滞

颈椎

颈神经根背侧第一分支的内侧分支描述很详细而且位置恒定[8]。选择外侧入路，C3-C4、C4-C5、C5-C6、C6-C7 的关节突关节可以于相应椎体水平的关节腰部注入 0.5mL 的麻药阻滞（图11.1）。

胸椎

阻滞胸神经内侧支的最佳位置是上关节突和横突的结合点（图11.4）。这是因为背侧支从其发出根源低一位椎体的横突表面跨过后和胸神经腹侧支分离。头尾侧透视显示相应椎体终板平行、斜位相显示从外向内、从前向内侧肺边缘清晰，椎体后外侧边缘、肺后外侧边缘清晰。选用 22-或 25-规准的穿刺针穿刺直至触及上关节突基底部和横突内侧基底部结合点。和腰椎情况类似（详见腰椎部分介绍），每一个关节至少由两根内侧支支配。因此，至少需要阻滞两个相邻关节。为了封闭 T4-T5 关节突关节，由于 T3 内侧支和 T4 内侧支分别穿过 T4 和 T5 的横突，所以必须同时阻滞两只分支。

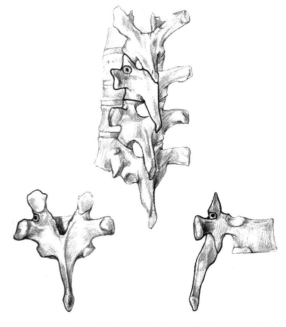

图11.4　胸椎前后位相（底部左侧），侧位相（底部右侧），斜位相（顶部中间）显示胸椎关节突关节内侧分支阻滞位点。注意阻滞位点位于相应椎体的上关节突基底部。胸椎关节突关节的完全阻滞需同时阻滞关节上下内侧支。

腰椎

阻滞腰神经根内侧支的最佳位置是上关节突和横突的结合点（图 11.3）。这是因为背侧支从其发出根源低一位椎体的横突表面跨过后和胸神经腹侧支分离。C 形臂透视直至头尾相椎体终板平行、斜位相关节轮廓清晰显示，选择 22- 或 25- 规准的穿刺针穿刺直至触及横突内侧基底部和上关节突基底部结合点。这个结合点俗称"苏格兰犬眼睛"，位于相应椎体椎弓根基底部。每一个关节至少被两根神经支配，因此需要至少阻滞两根神经。为了阻滞 L4-L5 关节，由于 L3 和 L4 神经根内侧支各自穿过 L4 和 L5 横突表面，必须同时阻滞。支配 L5-S1 关节的 L5 神经根内侧支需要在由 S1 上关节突和骶骨翼形成的切迹处阻滞。L5-S1 关节同时受一些 S1 背侧神经根从 S1 后侧圆孔发出时所分出的小分支的支配。

并发症

1. 一过性疼痛加重
2. 药剂注射入蛛网膜下腔
3. 感染
4. 阻滞 C2-C3 关节时出现一过性眩晕

硬膜外类固醇注射

解剖考虑

硬膜外间隙位于椎体骨韧带结构和硬脊膜之间。硬膜囊从枕骨大孔一直延伸至 S2 水平。硬膜外间隙从枕骨大孔一直延伸至骶管裂孔。硬膜外间隙内包含神经根、硬膜外脂肪、硬膜外静脉丛以及经椎间孔进入的根动脉。

于后正中棘突间隙进针，穿刺针需要依次穿过以下组织：1）皮层，2）皮下脂肪，3）棘上韧带，4）棘间韧带，5）黄韧带。黄韧带和硬脊膜间距腰椎最大（4～6mm），随后是胸椎（3～5mm），最后是颈椎（2～ 4mm）。

硬膜外穿刺有多种不同的入路可供选择，包括棘突间入路（后正中），椎板间入路，骶管裂孔入路（尾侧），椎间孔入路。每种入路都有其相应的风险，下文将详细进行讨论。

适应证

1. 腰痛伴下肢放射痛同时以及皮肤感觉异常
2. 临床症状显著的椎间盘突出
3. 体位性下腰痛伴有间歇性下肢痛、麻木和肌力减弱（这往往意味着间歇性椎间盘内容物向神经根渗漏）
4. 脊柱转移癌，神经根受到肿瘤细胞侵蚀从而导致炎性反应和根性症状

技术关键

颈椎

椎板间入路

颈椎硬膜外穿刺最大的风险是脊髓损伤，这一风险在腰椎硬膜外穿刺时显著降低。因此，为了避免这种并发症，必须倍加小心。首先，颈椎硬膜外穿刺必须在透视下进行。第二，由于 C7-T1 水平硬膜外间隙最大以及黄韧带和脊髓之间间距最大，所以颈椎硬膜外穿刺应该尽可能选择该平面。第三，由于颈椎黄韧带于中线水平常常未融合，因此后正中入路时突破感不像腰椎硬膜外穿刺明显（详见腰椎部分讨论）。

患者俯卧位，胸部垫枕，颈椎轻微屈曲。颈椎前屈时，颈膨大向头侧移动，从而 C7-T1 硬膜外间隙更增大。穿刺应该在中线旁靠疼痛一侧进行。在皮肤标记 T1 椎板上缘。选择 20- 规准的穿刺针直至触及椎板上缘。抽吸实验阴性后可以于此位点注入少量麻药阻滞骨膜支配神经。然后小心地移动穿刺针离开椎板上缘，应用抗盐水阻力缺失技术，进入硬膜外间隙。通过注入 0.1～0.2mL 水溶性显影剂可以确保穿刺针的正确位置。应用猪尾连接器可以最大限度地降低穿刺针移动，从而

保证在影像监测下注入显影剂。

类固醇（倍他米松，氟羟泼尼松龙，甲强龙，或地塞米松）用盐水或局麻药（大约5mL）稀释后应用。局部麻药应用的风险可能大于其好处，目前关于生理盐水稀释类固醇以防止局麻药注入蛛网膜下腔和全麻的风险尚有争议。

经椎间孔入路

经椎间孔入路有穿刺针误入根动脉和椎动脉的风险。因此禁止应用微粒类固醇制剂。微粒类固醇制剂进入动脉可以导致脊髓或脑干灾难性后果。此处可以选用地卡特隆代替微粒类固醇制剂。

患者仰卧位，C形臂前斜位透视直至椎间孔清晰显影。选用25-或22-规准的穿刺针穿刺直至椎间孔后方。在此位置，穿刺针应该位于椎动脉后方。触及上关节突后，在前后位影像监测下穿刺针进一步进入椎间孔，千万小心穿刺针别进入椎管。注入1mL或更少的类固醇制剂。

腰椎

椎板间入路

患者俯卧位，进针点位于中线疼痛侧。于皮肤表面标记相应椎体椎板上缘边界。选择20-规准穿刺针直至触及椎板上缘。在此位点，空气推吸试验阴性后，首先注入少量局麻药麻醉骨膜神经支配支。小心移动穿刺针头离开椎板上缘，应用盐水抗阻力技术测试，穿刺进入硬膜外间隙。通过注入1~2mL的造影剂可以确认穿刺针是否准确进入硬膜外间隙。通过猪尾连接器可以最大程度防止穿刺针意外移动从而确保影像监测下注入造影剂。

类固醇（倍他米松，氟羟泼尼松龙，甲强龙，或地塞米松）用盐水或局麻药（约5mL）稀释后应用。局部麻药应用的风险可能大于其好处，目前关于生理盐水稀释类固醇以防止局麻药注入蛛网膜下腔和全麻的风险尚有争议。尽管如此，腰椎局麻药应用的风险显著低于颈椎。

经椎间孔入路

患者俯卧位，C形臂于头尾向投影直至相应椎体终板前后缘平行。斜位相直至相应椎体椎弓根清晰显示头尾段。选择25-或22-规准穿刺针于椎弓根6点钟方向进针，此点位于"安全三角区"。安全三角区界限：①椎弓根上缘，②神经根内侧，③椎间孔外侧。注入造影剂（0.5mL）应该充满椎间孔并沿着神经根扩展进入硬膜外间隙。随后注入1mL或更少的类固醇（倍他米松，氟羟泼尼松龙，甲强龙，或地塞米松）。

骶管

患者俯卧位，确认骶骨角位置无误。两侧骶骨角形成骶管裂孔的下界，表面为厚厚的韧带所覆盖。选择20-规准的穿刺针向上穿刺进入骶管裂孔。骶孔侧位像可以指导穿刺针于骨性间盘间进入骶管裂孔（图11.5）。通常，当穿刺针进入硬膜外间隙后有明显的落

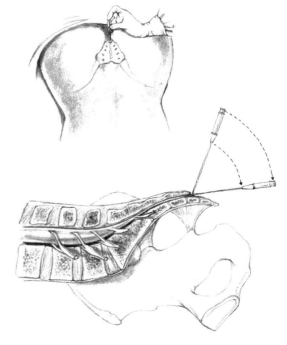

图11.5 骶管硬膜外类固醇注射前后位相（顶部）和侧位相（底部）。穿刺针以45°角经骶管裂孔穿刺进入硬膜外间隙。一旦穿破韧带，减小穿刺针角度轻轻推进硬膜外间隙。

空感。注入 1～2mL 造影剂确认穿刺针位置无误后注入 5mL 生理盐水或以局麻药稀释的激素（倍他米松，氟羟泼尼松龙，甲强龙，或地塞米松）。

并发症

1. 硬脊膜穿破和硬脊膜穿破后头痛
2. 一过性疼痛加重
3. 误入椎动脉（颈椎经椎间孔注射时）
4. 误入脊柱动脉（经椎间孔注射时）
5. 误入蛛网膜下腔
6. 神经根损伤（经椎间孔注射时）
7. 感染

（赵　栋译　李世民校）

参考文献

1. Edgar MA, Ghadiaily JA. Innervation of the lumbar spine. *Clin Orthop.* 1976;115:35–41.
2. Bogduk N. The clinical anatomy of the cervical dorsal rami. *Spine.* 1982;7:319.
3. Chua WH, Bogduk N. The surgical anatomy of thoracic facet denervation. *Acta Neurochir (Wien).* 1995;136(3–4):140–144.
4. Bogduk N. The innervation of the lumbar spine. *Spine.* 1983;8:286.
5. Bogduk N, Wilson AS, Tynan W. The human lumbar dorsal rami. *J Anat.* 1982;134:383.
6. Lewin T, Moffet B, Viidik A. The morphology of the lumbar synovial intervertebral joints. *Acat Morphol Neerl Scand.* 1962;4:299.
7. Bogduk N. The lumbar mamillo-accessory ligament: its anatomical and neurosurgical significance. *Spine.* 1981;6:162.
8. Barnsley L, Bogduk N. Medial branch blocks are specific for the diagnosis of cervical zygapophyseal joint pain. *Reg Anesth.* 1993;18:343.
9. Derby R, Bogduk N, Schwarzer AC. Precision percutaneous blocking procedure for localizing spinal pain. Part 1: The posterior lumbar compartment. *Pain Digest.* 1993;3:89.

推荐读物

1. Fenton DS, Czervionke LF. *Image-Guided Spine Intervention.* Philadelphia: Saunders; 2003.
2. Waldman SD. *Atlas of Interventional Pain Management.* Philadelphia: W.B. Saunders Co.; 1998.
3. Raj P, Lou L, Erdine S, Staats PS. *Radiographic Imaging for Regional Anesthesia and Pain Management.* New York: Churchill Livingstone; 2003.
4. Cousins MJ, Bridenbaugh PO. *Neural Blockade in Clinical Anesthesia and Management of Pain.* Philadelphia: J.B. Lippincott Co.; 1988.
5. Pauza K, Bogduk N. Lumbar transforaminal injection of corticosteroids. *ISIS Sci Newsl.* 2002;4:4–20.
6. Aprill C, Rogers K. Cervical transforaminal injection of corticosteroids. *ISIS Sci Newsl.* 2002;4:21–32.

第 *12* 章

椎间盘造影和间盘镜下腰椎间盘摘除术

Michael A. Chang, Christopher A. Yeung, Anthony T. Yeung, Choll W. Kim

简介

腰神经根病最常见的治疗方案之一是腰椎间盘切除术。自 1938 年以来，开放间盘切除术一直用于治疗间盘突出所引起的疼痛。尽管有令人满意的手术成功率，但可能伴发出血、长期疼痛以及瘢痕形成等系列并发症。此外，为了清楚暴露术野，广泛的软组织剥离和骨性结构的切除可能导致继发节段性不稳。

过去 10 年内，微创技术如间盘镜下切除间盘技术的发展对于防止传统开放间盘切除的可能风险提供了另一种选择。在早期，这种技术由于缺乏标准以及培训，依赖于经验丰富的医师利用简陋的间盘镜和设备自行研习开展。器械的缺乏使得学习并应用这项技术极具挑战性。在过去的 8 ~ 10 年内，随着器械和技术的极大发展，这项技术在临床越来越普及。间盘镜的支持者认为这种技术具备减少皮肤、肌肉创伤，维持骨性结构完整性，最大程度减少对神经根的损伤，术后康复迅速等优点[1]。目前，很多文献报道这种术式疗效等同于开放手术，但手术并发症大幅降低[1-5]。

间盘镜下椎间盘切除技术

适应证与禁忌证

就目前技术而言，间盘镜最适合的适应证是极外侧腰椎间盘突出。对于经验丰富的医师，也包括中央型或旁中央型间盘突出，椎间孔内间盘突出，复发间盘突出以及相对较轻的非游离型间盘突出，滑膜囊肿，活检和椎间盘炎病灶清创，椎间孔狭窄减压，直视下髓核切除（髓核置换前），以及直视下间盘切除、椎间融合或人工间盘置换之前的椎板准备。另外，这种技术本身的特点决定了其可以常规应用局麻解决问题。任何合并其他病症以致全麻"风险太高"的患者都是这种手术的最佳候选对象。

禁忌证严格来讲应该是相对禁忌证，包括部分游离型间盘突出或经椎间孔入路不能很好解决问题或应用常规技术能更好地解决问题的间盘突出。就具体患者而言，相对禁忌/适应证主要取决于手术医师的经验和技术。技术对于复发间盘突出或伴有硬膜外瘢痕的原发间盘突出至关重要。当助手和器械合适的时候，中等程度的中央管和侧隐窝狭窄也可以通过椎间孔入路成功减压。禁忌证之所以定义为"相对"，主要在于其技术取决于熟练程度和经验丰富程度。

麻醉技术

尽管一些经验丰富的医师更推崇全麻的应用，但建议首选局麻手术，走行神经根近侧位于手术通道附近使患者可以及时反应术中疼痛。这有助于降低穿刺、扩张通道以及双极电凝和钛激光操作过程中的不可逆神经损伤的风险。局麻药包括 0.5% 的利多卡因以及肾上腺素，辅以镇静剂。患者俯卧位于可透 X 线的床架上。经皮后外侧镜下间盘切除术要求在二维 C 形臂监测下把间盘镜精确置于纤维环窗口。C 形臂监测目的椎体 3 个 X 线标记准确定位（图 12.1）：椎间盘的解剖中心，位于椎弓根内外侧界线（Kambin's 三角）之间的椎间孔纤维环窗口，椎间盘头倾线（侧位像平分椎间盘）。第四个标记是通过椎间盘倾斜度计算得出的体表标记。由中线旁开的表皮外侧标记决定了进入椎间孔纤维环窗口的通道角度。

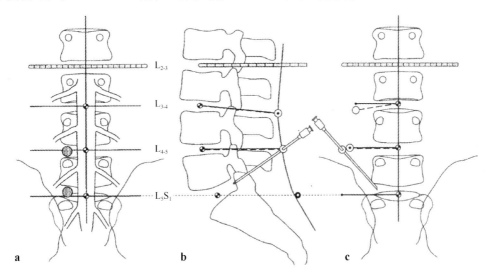

图 12.1　（a）后前位相，椎间盘解剖中心（四分圆）位于水平线和后正中线交点。椎间孔纤维环窗口（黑点圆）位于椎弓根内外侧界之间。（b）侧位相，表皮切口（环点圆）位于椎间盘倾斜线和后侧表皮的交点。（c）后前位相，中央管穿刺时 L5-S1 间盘表皮切口（环点圆）和后正中线之间的距离等于侧位相上椎间盘中心至后侧表皮切口之间的距离，但极外侧表皮切口以及 10°～20°的进针通道更有利于穿刺进入硬膜外间隙和直视下探查走形神经根。（Reprinted with permission from Yeung and Tsou[2]，Lippincott Williams & Wilkins.©）

确定手术标记

　　初期的方法为高级作者（ATY）所建议四个解剖标记参考法。C 形臂监测后前位像，选用较细的金属棒作为不透线的标记物和标尺，在皮肤上标记后正中线（图 12.2a）。然后 C 形臂监测下金属棒平行间盘表面置放划线。椎间盘的解剖中心位于（四分圆形，图 12.1）位于横线和后正中线交界处。椎间盘解剖中心表皮标记，通过中分线确定，作为手术入路间盘的的首要标记。Ferguson 视野，通过前后位相 C 形臂倾斜直至球管平行于终板，当穿刺针在 C 臂监测下进入时提供另一参考。

　　为了明确椎间盘倾斜度（图 12.2b），旋转 C 形臂取侧位像。金属棒沿着患者矢状位旁置于目的间盘邻近椎体终板和间盘倾斜线间等距处（图 12.2c）。当金属棒置于同一位置时，记录从目的间盘中心到后缘表皮的距离（图 12.2d）。该距离用于决定表皮切口从后正中线旁开的距离（图 12.2e）。椎间盘倾斜线与表皮的交点，由金属棒的外侧位置确定，用来确定切口在头尾向的位置（图 12.1b，c 和 12.2e）。

　　L5-S1 间盘（前凸）的倾斜角度尤其值得注意。较大的倾斜角（正直）导致表皮切口高于髂骨翼。面对高于髂骨翼的明显倾斜的 L5-S1 间盘，表皮切口注意更靠内甚至有时需要切除关节突关节的外侧 1/4。倾斜度中立的间隙一般位于 L4-L5 或 L3-L4 间盘。因此，对于倾斜度中立的间盘的进针角度通常须垂直于中线。倾斜角度为负值的间盘，如果存在的话，也应特别注意。对于倾斜角为负值的 L3-4 间盘进针角度须向头侧倾斜。随着手术医师的经验越来越丰富，以及完成椎间孔扩大成形和进入硬膜外间隙探查神经根能力的提高，更外侧的进针点（25%～30% 靠外）以撬动顶在上关节突的套管需要更水平的入路以暴露间盘。这种角度选择要求进针点足够靠外以充分利用 10°～20° 而非传统的 25°～30° 角度来切除间盘。在这一步骤中，为了保证进针点足够靠外实际上进针点几乎位于腹侧。对于极度靠外的入路，建议行腹部 CT 监测以免损伤腹腔脏器。

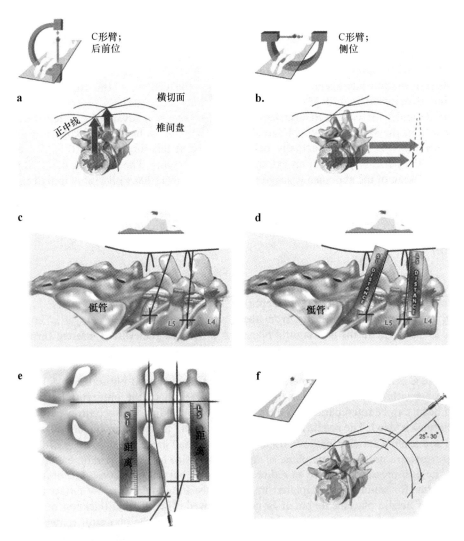

图 12.2 （a）C 形臂取后前位相，选用较细的金属棒作为不透线的标记物和标尺，在皮肤上标记后正中线。然后 C 形臂在监测下横行于间盘放置金属棒。椎间盘解剖中心位于横线和后正中线的交点。（b，c）旋转 C 形臂取侧位像，金属棒置于矢状位线旁目的间盘邻近终板之间，在患者体表标记椎间盘倾斜度。（d）当金属棒置于侧位时，记录椎间盘中心支后侧表皮之间的距离。（e）该距离用于判断表皮切口至后正中线之间的距离。（f）椎间盘倾斜线在后侧表皮的映射点，由金属棒侧位像位置决定，用来确定表皮切口的头尾侧位置。选用 6 寸长，18-规准的穿刺针与表皮切口相对于矢状面成 25°～30° 向前内侧朝着椎间盘解剖中心进针。（Reprinted with permission from Yeung and Tsou[2]，Lippincott Williams &Wilkins. ©）

穿刺针进入

表皮、皮下组织和穿刺通道以 0.5% 的利多卡因和肾上腺素浸润麻醉。6 寸长、18-规准的穿刺针从表皮以与矢状位呈 25°～30°的角度向着椎间盘解剖中心穿刺（图 12.2f）。穿刺针的表浅部分常位于 C 形臂视野外。一旦穿刺针针尖进入 C 形臂视野，C 形臂球管向平行于椎间盘方向倾斜（Ferguson 视野）。针尖向目的椎间孔纤维环窗口方向进一步推进。如果必须轻微调整方向，针尖斜面和 C 形臂球管均须相应调整角度。为了加快合理进针可以同时应用两台 C 形臂以显示双平面图像，但如果影像师非常熟悉手术医师的习惯，这也并非必须。

针尖初次触及骨质时，患者通常反应下肢痛，或者在针尖向内触及椎弓根时，旋转 C 臂取侧位像监测。在初次测试时针尖不应该向内触及椎弓根或者当针尖进一步推进时注意向内推进。在初次触及骨质或患者反应下肢痛时，如果不及时监测了解针尖的位置，可能导致神经根损伤或穿刺针误入腹腔或硬膜外间隙。多数情况下，初次触及骨质时针尖多位于通道旁的关节突。在该位点，切记增大通道角度，针尖斜面向内旋转，继续向着椎间孔纤维环窗口推进。C 形臂侧位像监测以确保针尖和纤维环的正确位置关系。正确的针尖位置，侧位像上应该位于椎体后缘连线（图 12.2b），正位像上应该位于椎间孔纤维环窗口中心（图 12.1c）。两个角度 C 形臂透视确认针尖位于安全区，椎间孔纤维环窗口中心（Kambin 三角区）。

穿刺针继续穿过纤维环全层。此时进行椎间盘造影以标记髓核进一步方便间盘切除。显影剂配方如下：9mL 碘帕醇 300 造影剂和 1mL 靛蓝红染色剂。这种混合物可以在椎间盘造影时增加对比度，更好地显示病变髓核和纤维环组织。

套管穿刺

选择较长、较细的导针插入穿刺针。撤出穿刺针后导针继续推进约 1～2cm 进入髓核。钝头套管沿导针插入直至套管稳稳地插入纤维环。平行于套管通道的偏心遂道设计可以保证小剂量的 0.5% 利多卡因以及肾上腺素浸润麻醉约 1/4 的纤维环，通过旋转套管最终保证纤维环充分的麻醉，而不损伤神经。套管紧紧地顶在纤维环上，撤出导针。随后用 0.5% 的利多卡因伴肾上腺素通过套管中心通道彻底全层浸润麻醉纤维环。

随后，通过套管钝头逐渐送入一步步扩大纤维环窗口。整个操作过程纤维环开窗过程最疼痛。在纤维环开窗之前应该建议麻醉师强化镇静水平。但同时须注意患者保持一定清醒以确保及时发现神经损伤。整个套管尖进入纤维环后以 C 形臂透视确认进针无误。套管尖的斜面设计使得套管向间盘的滑动成为可能。套管深度一直至其斜面针尖完全进入纤维环窗口为止。

间盘切除

椎间孔纤维环窗口术中解剖标记明显，C 形臂透视确认可靠，是内窥镜切除间盘最常选用的入路。首先撤除套管内芯，随后插入内窥镜。通过内窥镜，手术医师可以清晰看到蓝染的髓核。常用的套管斜面长达 12mm，外径宽达 7mm。如果把套管向纤维环中间区域轻度牵拉，适当加大外展角度在同一视野下可以看见硬膜外间隙（红色），纤维环壁（白色）以及间盘内间隙（蓝色）。视野范围内不同染色组织分别显示为"蓝色、白色和红色"（图 12.3）。

内窥镜从皮肤至椎间孔纤维环的角度控制着器械进入硬膜外间隙的路径。相对于冠状位 25°～30°的进针点可以保证切除椎管内包容性间盘，而 10°～20°的通道更适用于其他类型的间盘突出，比如中央型间盘突出，此时尽管手术医师可以看清硬膜外间隙，但仍然需要以上关节突为支点向腹侧撬拨套管。内窥镜操作章程内对如何切除旁中央型非包容性间盘突出已有介绍（图 12.4a，b）。

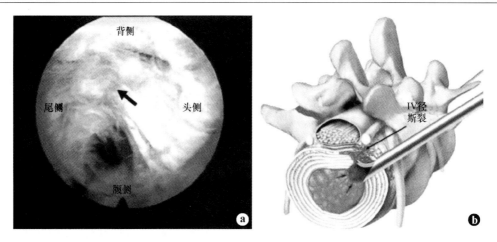

图12.3 （a）镜下红色的硬膜外间隙（背侧），白色的纤维环（箭头）和蓝色的髓核（腹侧）。此即所谓的"红、白和蓝征"。（b）"红、白和蓝征"图示。（From Tsou et al. [7] Reprinted with permission from Elsevier.）（见彩图）

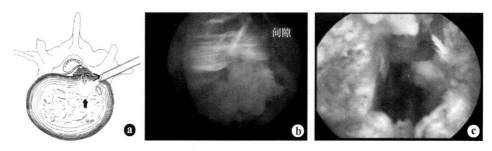

图12.4 （a）镜下切除旁中央非包容性腰椎间盘突出。从椎间孔纤维环窗口，工作通道（空心箭头）和工作间隙（实心箭头）切除间盘。（b）镜下所见旁中央型髓核突出。图中显示蓝染的髓核基底突入椎管。纤维环（环形纤维）为突出髓核所牵拉。（c）镜下显示工作间隙。切除蓝染的退变髓核，残留部分突出物基底以便进一步减压。［Part（a）reprinted with permission from Yeung and Tsou[2]，Lippincott Williams &Wilkins. ©]（见彩图）

25°~30°通道适用于切除轻到中度包容性突出间盘。在足以保证切除突出间盘的前提下，如果手术医师希望最大程度避免瘢痕形成以及硬膜外间隙出血等并发症，这种角度的通道选择最为合适不过。首先于椎间孔纤维环窗口建立工作通道，随后将器械延伸至突出间盘顶点下方。用髓核钳切除蓝色组织。在突出顶点的正下方，常常可见大量蓝染髓核，类似于冰山潜入水中的部分。此处所见的髓核代表着移位和不稳的髓核。髓核钳移动的方向沿着阻力渐小的方向至已经缩水和突出的纤维环。应用电刨进一步扩大减压范围。在电刨启动之前，切记C形臂透视确认刨头位置。以上步骤所做出的空腔叫作"工作腔隙"

（图12.4a，c）。此步操作有两大目的：第一，切除间盘，降低继发急性突出可能。第二，创造空腔，突出的间盘碎片推入空腔以彻底去除（内-外技术）。

如果硬膜外间隙内发现蓝染非包容性突出间盘碎片，在切除硬膜外间盘部分前，需要先进行以下操作。位于此点的蓝染的狭窄的环内间盘突出轨迹和穿窿状较深的间盘突出轨迹暂不予干扰。蓝染的环内髓核突出部分是硬膜外间隙突出髓核的指针。游离纤维环，髓核钳切除部分纤维环。纤维环通道壁可以运用侧烧钬激光增宽。任何硬膜外出血用双极及时止血（Ellman Trigger-flex probe，Ellman International，Hewitt，NY）。为了保证彻底切除间盘，有时可能需要从对侧插入第二个内窥镜。

完成上述扩大切除纤维环步骤后，首先把突出间盘的韧带下或韧带外部分推入工作腔隙，然后通过内窥镜工作通道将其取出。在巨大的中央型间盘突出患者首先将突出间盘推入工作通道的原因很明显。巨大间盘突出的一种特殊情况是纤维环在一侧椎体附着点撕裂，就像铰链开门一样。在这种情况下，大量的髓核突入椎管。附着点撕裂的纤维环可以围绕附着点完整的一侧旋转180°。遇上这种情况时，手术医师必须进一步扩大工作通道创建一个较大的工作空间。可以应用钛激光游离附着点完整的纤维环一侧。一旦较大的髓核和纤维环碎片游离，首先将碎片推入工作空间，然后通过通道和内窥镜一起取出。

有既往手术史的间盘切除

该部位有既往手术的患者进行间盘镜下间盘切除要求技术有一定的改进。最常见的返修原因包括碎片残留或间盘突出复发。在间盘镜返修手术时，新突出的髓核可能紧紧黏附于纤维环突出轨道或为瘢痕所覆盖。如果初次手术为经椎管入路，必须重新创建标准的工作通道和工作空间。从纤维环窗口向突出碎片用咬钳切除部分纤维环（图12.5a，c）。通过切除干扰组织，复发间盘突出的形状和方位都可以确认。如果突出部分紧紧附着于纤维环通道，必须使用钛激光作为切除工具。从纤维环黏附处外侧入手，围绕突出通道切断游离附着处。一旦突出物游离，取出碎片。

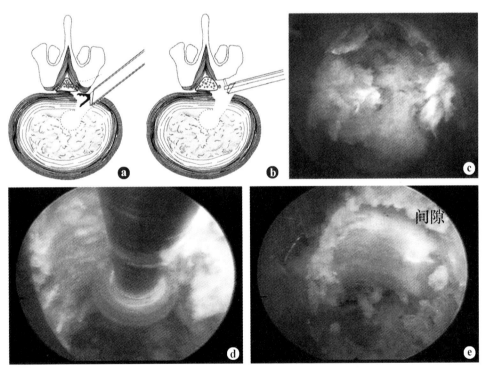

图12.5 （a，b）用咬钳和侧烧钛激光游离松解纤维环窗口。随后即可将突出的髓核碎片经纤维环窗口推入工作间隙。（b）由于上关节突阻挡，L5-S1水平或靠中央的间盘突出切除更具有难度。部分切除上关节突有助于暴露中央椎管。（a，b）部分纤维环切除和部分上关节突切除也有助于侧隐窝和神经根管减压。（c）镜下显示环形纤维环韧带，提示髓核后侧纤维环突出。（d）镜下磨钻切除部分上关节突减压。（e）磨钻在下位椎体上关节突基底部磨削制造穹窿形腔隙。镜下直视下继续减压，向椎管一侧牵拉保护神经根。显露并保护好神经根后，在出口和走形神经根之间沿着神经根向其腋部进一步减压，神经根尾侧边缘位于5点钟方向。［Part（a）and（b）reprinted with permission from Yeung and Tsou[2]，Lippincott Williams &Wilkins.©］（见彩图）

内窥镜下减压

如果侧隐窝或椎间孔狭窄，可以在不影响椎间稳定性的情况下实现内窥镜减压（图12.5b，d）。通过纤维环部分切除去除椎间孔基底。此外，关节突骨性表面可以用钛激光切除，并一步游离切除附着于上关节突前缘的增生黄韧带。一旦相对于下关节突关节面的上关节突尖部暴露，就可以用5mm的环锯进一步扩大减压范围。新研发的高速磨钻和刨钻可以平和地切除骨性表面。经验丰富的医师也可以用特制的椎板咬骨钳（Kerrisons）完成椎间孔扩大成形。此外，钛激光也可以安全有效地切除骨性和韧带组织。切除止点的标记为椎间孔内脂肪或直视下动脉搏动或神经根。

经验和教训

• 在穿刺前，患者体位注意获得真实可靠的前后位和侧位像；这有助于避免影像学投照角度错误和穿刺针、套管以及内窥镜定位错误。如果关于解剖或定位有任何不确定之处，影像学监测以及理想的双C形臂确认定位无误至关重要。

• 为了避免神经损伤，在内窥镜置入椎间隙时，建议患者处于清醒状态。在进行此步操作时，尤其是置针、撑开以及套管置入时，注意避免大量的镇静药物应用非常重要。因此，我们反对全麻如异丙酚等药物的应用。

• 最初进针角度和位置至关重要，因为这最终决定着内窥镜的视野。由于增生的上关节突的阻挡，平滑的进针通道基本上是一种美好的愿望。随着内窥镜置入后可以用环锯和钛激光切除增生上关节突。通过松解黄韧带的外侧止点也有利于解放神经根椎间孔。

• 间盘镜的使用切记遵循"内-外"技术，首先进入椎间盘，这是安全区域。对于初学者来说，这种技术尤其重要。在一些极其特殊的情况下，例如患者的解剖和/或病理

解剖特点需要调整操作步骤，而在未进入椎间盘纤维环之前就开始用间盘镜可能导致辨认椎间孔解剖结构异常困难从而增加神经根损伤风险。在极个别的情况下，需要采用"外-内-外"技术，也就是说首先切除外侧关节突以暴露L5-S1间隙或位于神经根出口的巨大极外侧间盘，需要首先将其推入椎间孔再进行间盘切除。

• 最难处理的是围中央、巨大、质硬的间盘突出，例如伴纤维环碎片脱离纤维环窗口的1cm大小间盘突出。这种情况下的间盘切除可能需要对侧联用间盘镜并使用大的关节突抓紧器将间盘碎片推回工作间隙。巨大、脱出、游离间盘可能需要"外-内"技术，这就要求首先切除外侧关节突从而方便手术操作。间盘镜手术医师必须熟悉这些要求更高的技术才能彻底切除非包容性间盘突出。

临床效果

Kambin和其同事报道了前瞻性、随机研究结果，60例单节段后外侧间盘突出患者，节段包括从骶1到腰1[1]。患者随机分为两组，第1组接受开放椎板切除和间盘切除术，第2组接受经椎间孔入路间盘镜下间盘切除术。

第1组满意度为93%，第2组满意度为97%。优或好被认为是结果满意。如果患者根性症状停止，张力试验阴性，患者恢复病前工作或正常生活，以及患者表示对手术效果满意归为结果优。如果满足上述情况但患者仍有残留腰痛和不得不调整工作则归为结果好。必须注意的是该研究未就其评估手段进行说明。

第1组患者术后平均49天恢复工作，第2组平均27天后恢复工作。此外，第1组患者多数术后使用了较长时间的麻醉镇痛药。第1组患者平均用药25天，第2组平均用药仅7天。尽管恢复工作时间和术后麻醉镇痛药应用情况间盘镜组似乎略占上风，但本组

研究并未确定这种差异具有统计学意义。

Yeung 和 Tsou 报道了一项有 307 例接受间盘镜手术的腰椎间盘突出症患者的回顾性研究[2]。术后平均随访 19 个月，所有患者优良率达到 81.4%。与工作相关或损伤申诉的患者未排除在研究之外。105 例处于诉讼期间的患者结果显示优良率下降到 61.9%。尚不清楚诉讼组患者与整组患者相比在间盘突出类型，病史以及并发症发生率和再手术率方面是否具可比性。

并发症包括深部感染（n＝2，0.65%），静脉血栓（n＝2，0.65%），感觉迟钝（n＝6，1.9%），和硬脊膜撕裂（n＝1，0.3%）。深部感染（n＝2）和硬脊膜撕裂（n＝1）患者需要再次手术。共 13 例患者（4%）接受再次手术。其他再次手术的原因包括先天性短椎弓根（n＝3），椎间孔/侧隐窝狭窄（n＝3），间盘突出复发（n＝2），残留碎片（n＝2）。

Ahn 等报道复发间盘突出经后外侧间盘镜下间盘切除结果[3]。43 例接受传统切开间盘切除手术并疼痛好转 6 个月以上的患者同节段复发间盘突出，接受经皮、间盘镜并辅以钬激光间盘切除术。手术结果按照 MacNab 标准和 VAS 标准进行评估。按照 MacNab 标准，优良率达到 81.4%。需要注意的一点是，他们报道的复发间盘的优良率和 Yeung 以及 Tsou 报道的原发间盘突出的优良率基本相当。不良结果的危险因素包括：年龄大于 40 岁，症状大于 3 月，侧隐窝狭窄症。

最近，Choi 等报道经椎板间入路间盘镜下切除 L5-S1 间盘[4]。67 例患者接受此种手术，但有 2 例患者术中转为开放手术。其余 65 例患者最少随访 1.5 年，按照 MacNab 标准评估优良率高达 90.8%。并发症发生率 18.5%，包括硬脊膜撕裂（n＝2），一过性感觉迟钝（n＝9），以及间盘突出复发（n＝1）。

关于后外侧入路间盘镜技术的其他应用情况也有相关文献报道。Knight 等报道应用后外侧间盘镜技术经椎间孔减压治疗有症状

的峡部裂性脊椎滑脱[5]。纳入标准：至少 1 年以上致残性腰痛和臀部痛伴或不伴牵涉痛，保守治疗 6 月以上无效。需要强调的是，本组所有患者只有一例合并一定程度的下肢根性痛。男、女各 12 例 I-III 级峡部裂型椎体滑脱患者接受钬激光辅助下间盘镜下减压。术后随访优良率达到 79%，按照 ODI 标准评估至少改善 50%。术后随访无一例滑脱进行性加重。本组研究只包含 1 例 III 级滑脱患者，因此并不能就此肯定此种技术适用于 III 级峡部裂型滑脱患者。

前瞻性评估 30 例后外侧或极外侧间盘突出间盘镜手术的效果[6]。所有手术由同一名医师完成（CWK）。按照 MacNab 标准，全部患者优良率高达 73.2%。把所有患者分为 2 组，前 15 例患者优良率为 60%，后 15 例患者优良率为 87.7%。这种优良率方面的差异可能更能体现间盘镜下间盘切除技术的学习曲线。

讨论

微创间盘镜手术的基本优点包括：避免了硬膜外纤维化和神经根栓系，保留了完整的硬膜外静脉丛，从而防止术后静脉瘀滞以及慢性神经根血肿，此外，最大限度地降低了对肌肉-韧带结构的损伤。研究结果显示，间盘镜技术可以安全切除间盘，并发症发生率可以接受（表 12.1）。对于质软、非挤压型后外侧间盘突出，间盘镜技术和传统开放手术结果相当。对于经验丰富的医师，极外侧间盘选用该技术效果优于传统开放手术。经验丰富的间盘镜手术医师可以最小的损伤切除游离脱出间盘。此外，间盘镜技术切除间盘理论上的优点包括降低麻醉药应用以及术后快速恢复工作等。这种技术对骨性结构极小的干扰可以降低手术继发脊柱不稳的可能性。对于单侧根性症状的椎体滑脱间盘镜技术可以安全有效地减压而不导致滑脱加重[5]。其他如椎板间入路和复发间盘突出应

用间盘镜技术的报道显示这种技术的不断发展以及适应证的拓宽等。

间盘镜切除间盘对技术要求较高，具有一定挑战性，安全有效的入路仅限于狭窄的通道，突出的间盘碎片只有在器械置入合适的通道时才可顺利取出。因此，间盘镜技术学习曲线长、浅而非陡峭，也就是这种技术需要反复的练习以及对椎间孔解剖结构的充分认识。一些特殊器械的出现，例如小到足以经过间盘镜通道置入的双极高频剥离器、间盘镜下磨钻和关节突抱紧器，对于彻底的切除不同的间盘碎片至关重要。椎板间入路可能有助于进一步改善间盘镜技术。总之，对于腰椎间盘突出症的手术来说，间盘镜入路极具吸引力。对于一些简单的后外侧或极外侧间盘突出症，间盘镜手术疗效至少等同于传统的开放手术，另一方面可以更好的保证患者迅速恢复术前工作及生活。器械的进一步改进以及技术的精炼有助于进一步改善手术效果，缩短学习曲线。

表 12.1　间盘镜手术切除椎间盘并发症

并发症	发生率（%）
一过性感觉迟钝	1.9-14
硬脊膜撕裂	0.3-3
间盘突出复发	1.5
深部感染	0.65
静脉血栓	0.65

＊数据来源于 Yeung 和 Tsou[2] 和 Choi 等[4]

（赵　栋　译　李世民　校）

参考文献

1. Hermantin FU, Peters T, Quartararo L, Kambin PA. Prospective, randomized study comparing the results of open discectomy with those of video-assisted arthroscopic microdiscectomy. *J Bone Joint Surg*. 1999;81-A:958–965.
2. Yeung AT, Tsou PM. Posterolateral endoscopic excision for lumbar disc herniation. *Spine*. 2002;27:722–731.
3. Ahn Y, Lee S-H, Park WM, Lee HY, Shin SW, Kang HY. Percutaneous endoscopic lumbar discectomy for recurrent disc herniation: surgical technique, outcome, and prognostic factors of 43 consecutive cases. *Spine*. 2004;29:E326–E332.
4. Choi G, Lee SH, Raiturker PP, Lee S, Chae YS. Percutaneous endoscopic interlaminar discectomy for intracanalicular disc herniations at L5-S1 using a rigid working channel endoscope. *Oper Neurosurg*. 2006;58:59–68.
5. Knight M, Goswami A. Management of isthmic spondylolisthesis with posterolateral endoscopic foraminal decompression. *Spine*. 2003;28:573–581.
6. Chang MA, Talac R, Kim CW. The endoscopic discectomy learning curve. Submitted for publication.
7. Tsou PM, Yeung A, Yeing AT. Posterolateral transforaminal selective endoscopic discectomy and thermal annuloplasty for chronic lumbar discogenic pain: a minimal access visualized intradiscal surgical procedure. *Spine J*. 2004;4(5):10.

第13章 | 间盘切除和椎板切除

Burak M. Ozgur, Scott C. Berta, Andrew D. Nguyen

简介

间盘切除和腰椎减压的手术方法一直在不断地发展，其最终目的均为实现手术减压。简单的直接减压只须建立手术通道以进入椎管。尽管许多崭新的融合技术不断出现，但其最终的入路不外以下几种：前路、后路、外侧入路以及后外侧入路。由 Harms 等[1] 介绍的经椎间孔椎体间融合术（TLIF）是对后路椎间融合技术（PLIF）的改进。这种技术的改进主要体现在具体入路方面的变化，经单侧、后外侧入路进入椎管[2]。理解这一点非常重要，因为这种技术可用于实现不同的手术目的，包括间盘切除、椎板切除以及椎间融合。

近年来脊柱微创技术的发展对腰椎间盘切除以及椎间融合技术的的入路选择产生极大影响[3-10]。其中比较典型的如 METRx 微创管道系统（Sofamor Danek），非管道 MzXcess 系统（Nu Vasive 公司），详见下文介绍。这些器械使得在最大程度降低对软组织损伤的同时经皮迅速快捷、单侧进入椎管。此类器械设计的目的旨在最大程度减小对肌肉组织的干扰，同时最大程度暴露术野，使得无需特殊器械直视下应用标准器械完成传统手术成为可能。此外，在优良的照明辅助下的手术通道可保证清晰直视下操作。

适应证

微创后外侧入路经临床验证适用范围极广。具体可以用于腰椎减压、半板切除/间盘切除、椎板切除，椎间孔减压以及椎间融合。其适应证和常规腰椎减压手术一样，包括腰椎管狭窄症的椎板切除/椎间孔减压或侧隐窝狭窄减压。

器械组件介绍

任何微创管道牵拉系统均适用于此目的。基础技术基本一样，主要包括在既定目标处切口基础上依次扩大撑开管道系统（图13.1，图13.2，图13.3和图13.5）。长的关节臂连好固定于手术台。管道撑开器最终提供实际手术通道。不同长度的牵开器选择最终取决于术野深度。光缆连接好以保证术野照明。

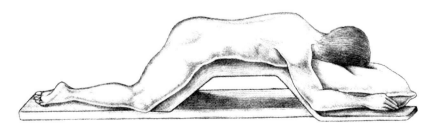

图 13.1 患者俯卧位（Wilson 支架）。（From Ozgur et al. [11] Reprinted with kind permission of Springer Science + Business Media and reproduced with permission of Nu Vasive, Inc.）

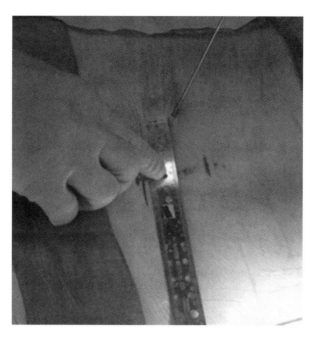

图 13.2 切口设计。（见彩图）

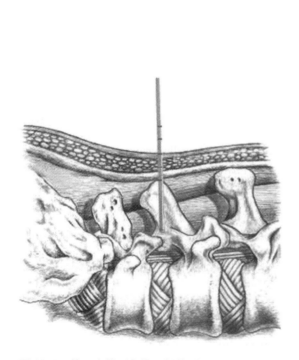

图 13.3 第一个撑开套管（侧位图）。（Reproduced with permission of Nu Vasive，Inc. ）

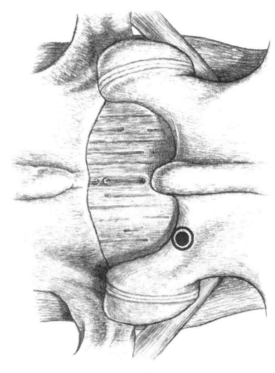

图 13.4 第一个撑开套管（前后位图）。 （From Ozgur et al.[11] Reprinted with kind permission of Springer Science ＋ Business Media and reproduced with permission of Nu Vasive，Inc. ）

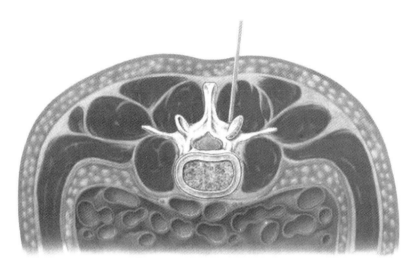

图 13.5 第一个撑开套管（轴位像）。（From Ozgur et al. [11] Reprinted with kind permission of Springer Science + Business Media and reproduced with permission of Nu Vasive，Inc. ）

手术技术

术前准备和体位

患者俯卧于适合 C 形臂的手术台上（图 13.1）。一般情况下，我们选用 Jackson 手术台和 Wilson 支架。Wilson 支架可以实现腰椎后凸从而便于手术减压。Jackson 手术台便于术中 C 形臂透视。注意床围栏位于术者对侧。然后将患者按照常规方式摆放好。

手术步骤

术前 C 形臂前后位、侧位透视确认病变节段。触诊棘突确认中线。从棘突向外约 1 指宽（取决于患者的解剖学和计划手术方案）确定切口位置。首先插入最窄的撑开器，触摸对准椎板下缘（图 13.3 和图 13.4）。C 形臂透视确认位置无误后，11#刀片作约 2cm 切口（具体大小取决于手术计划和需要暴露的范围）。切口深度以穿透深筋膜便于插入撑开器为宜。依次增大撑开器并间歇以 C 形臂透视确认位置和通道角度无误。切记勿穿透椎板间隙。注意最后的撑开器深度并选择连接合适大小的撑开叶片。随后于最后用的撑开

器外缘插入撑开装置暴露椎板（图 13.6）。连接关节臂固定于对侧床围栏，于相反方向连接关节臂和撑开装置。当撑开器位置合适后，通过拧紧两个大的 T 型手柄锁紧关节臂：首先拧紧外侧手柄，然后是末端手柄。连接光缆与远端光源和近端撑开器；或者也可以于此位点选择显微镜进行显微切除手术。手术通道内的肌肉或软组织可以用电刀上的电凝予以切除。

完成上述步骤后，可以通过向内或想歪调节位置和角度来方便术野暴露。需要提醒的是，以同样的切口亦可以完成对侧椎板扩大成形、椎板切除术和椎间孔扩大成形术。为了方便手术进行，撑开器可以调整为任何角度。例如，当进行对侧减压时，我们选择撑开器更靠内，如果准备进行 TLIF 手术，我们选择视野更靠外。

此时，手术医师面对的是与传统开放手术一样的暴露术野。侧位片显示定位和撑开器朝向目的间隙的角度（图 13.7）。为了游离黄韧带需要切除部分椎板下缘（图 13.8）。手术通道可以暴露硬膜囊、神经根内侧和椎板切开成形的头、尾侧骨性标记。最小程度牵拉神经根的前提下，即可暴露椎间隙。图 13.9 显示通过此入路可以顺利切除间盘。通

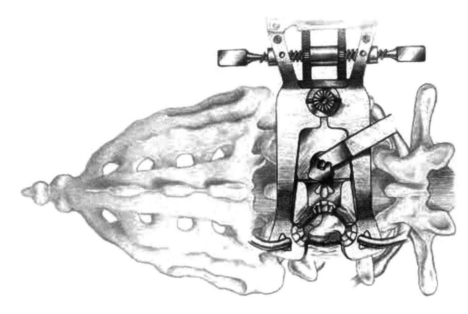

图 13.6　置入撑开器。（Reproduced with permission of Nu Vasive, Inc.）

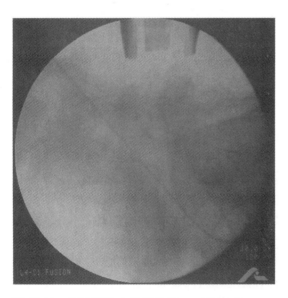

图 13.7　撑开器置入后侧位像。（From Ozgur et al. [11] Reprinted with kind permission of Springer Science + Business Media and reproduced with permission of Nu Vasive, Inc.）

过调整撑开器向内角度，术者可以充分体会到这种入路在中央管、对侧隐窝以及椎间孔暴露和减压方面的灵活性和方便性。图 13.10 和图 13.11 所示为通道和技术以及术中图片。

为了保证后侧张力结构的软组织和韧带的完整性，这套系统亦可以实现潜行减压。图 13.12 显示为单侧微创入路进行中央管和双侧侧隐窝减压后的 CT 扫描图像。由于这种入路不需要特殊设备，这种技术几乎没有缺陷。手术医师选用这套器械无须选用内窥镜系统。

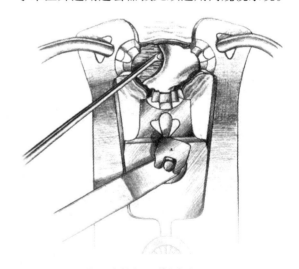

图 13.8　刮匙刮除椎板下缘图示。（From Ozgur et al. [11] Reprinted with kind permission of Springer Science + Business Media and reproduced with permission of Nu Vasive, Inc.）

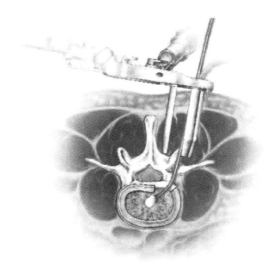

图 13.9　通过撑开通道切除间盘图示。（From Ozgur et al. [11] Reprinted with kind permission of Springer Science + Business Media and reproduced with permission of Nu Vasive, Inc. ）

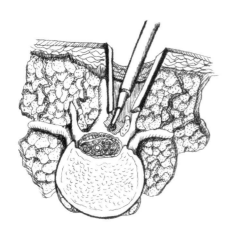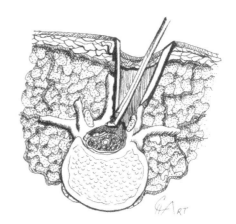

图 13.10　椎板成形术图解和术中图示。（From Mayer [12] Reprinted with kind permission form Springer Science + Business Media）

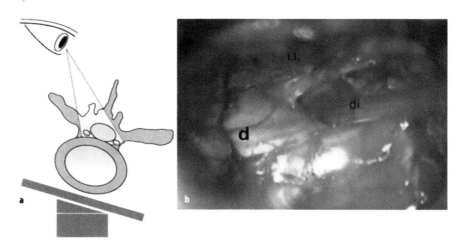

图 13.11　椎板成形术图解和术中照片。（From Mayer [12] Reprinted with kind permission form Springer Science + Business Media）（见彩图）

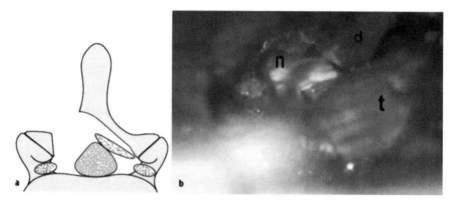

图 13.11 （续）（见彩图）

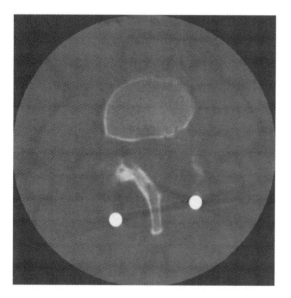

图 13.12 术后 CT 扫描显示单侧入路实现双侧减压。

选择微创手术可以显著降低手术本身客观存在的风险。确定的一点是，尚不清楚是否会导致解剖方面的问题。此外，微创手术可能使得诸如脑脊液漏和大出血一类的并发症更难解决。由于术后手术通道为软组织塌陷/闭锁，几乎不存在死腔，并发症发生率确实下降了很多。然而，与其他任何一种新技术一样，关于这种技术必然有一个学习曲线以及经验教训的积累总结过程，以避免相关并发症发生。解决以及避免问题的的关键在于开始撑开器的置入。如果这一步顺利，那么手术通道必然理想，剩下的步骤必然进展顺利。因此，在开始步骤花充分的时间和耐心将事半功倍。

讨论

这套微创系统对于脊柱外科医师解决脊柱外科病变确实是一套非常有意义的利器。对于后外侧入路手术，包括椎板切除、半板切除/椎间盘切除、椎间孔扩大成形以及 PLIF/TLIF，确实可以提供非常理想的手术通道。关于这种入路最重要的一点是搞清楚患者是否需要直视下减压和是否存在脊柱稳定性问题。

并发症

相对于这种手术入路的并发症非常罕见。危险因素主要来自椎板切除、椎间孔扩大成形术以及椎间盘切除本身的因素。总之，进行这种手术的风险和其他任何入路手术并没有明显区别。其他手术常见的出血和感染在这种手术几乎一样存在。事实上，由于选择旁中央肌间入路而非传统的正中入路剥离所有软组织，这种微创入路风险更低。

（赵栋译 李世民校）

参考文献

1. Harms JG, Jeszenszky D. The unilateral, transforamina approach for posterior lumbar interbody fusion. *Orthop Traumatol*. 1998;6:88–99.
2. Moskowitz A. Transforaminal lumbar interbody fusion *Orthop Clin North Am*. 2002;33:359–366.
3. Brodke DS, Dick JC, Kunz DN, et al. Posterior lumbar interbody fusion. A biomechanical comparison, including a new threaded cage. *Spine*. 1997;22:26–31.
4. Goldstein JA, McAfee PC. Minimally invasive endoscopic surgery of the spine. *J So Orthop Assoc*. 1996;5:251–262.
5. Lieberman IH, Willsher PC, Litwin DE, et al. Transperitonea laparoscopic exposure for lumbar interbody fusion. *Spine* 2000;25:509–515.
6. Obenchain TG. Laparoscopic lumbar discectomy: case report *J Laparoendosc Surg*. 1991;1:145–149.
7. Olsen D, McCord D, Law M. Laparoscopic discectomy with anterior interbody fusion of L5-S1. *Surg Endosc*. 1996;10 1158–1163.
8. Regan JJ, Aronoff RJ, Ohnmeiss DD, et al. Laparoscopic approach to L4–L5 for interbody fusion using BAK cages: experience in the first 58 cases. *Spine*. 1999;24:2171–2174.
9. Regan JJ, Yuan H, McAfee PC. Laparoscopic fusion of the lumbar spine: minimally invasive spine surgery. A prospective multicenter study evaluating open and laparoscopic lumbar fusion. *Spine*. 1999;24:402–411.
10. Zdeblick TA, David SM. A prospective comparison of surgical approach for anterior L4–L5 fusion: laparoscopic versus mini anterior lumbar interbody fusion. *Spine*. 2000;25:2682–2687.
11. Ozgur BM, et al. Minimally-invasive technique for transforaminal lumbar interbody fusion (TLIF). *Eur Spine J*. 2005 November;14(9):887–894. Epub 2005 September 8.
12. Mayer HM, editor. *Minimally Invasive Spine Surgery: A Surgical Manual*. 2nd ed. Berlin: Springer; 2006. p. 361.

第 14 章 | 微创技术治疗成人退变性脊柱侧弯等多节段病变

Burak M. Ozgur, Lissa C. Baird

简介

在发达国家，随着寿命的延长和老年人群的增加，退变性疾病越来越常见。一个成功的健康关怀体系需要知道如何治疗这类疾病而获得最佳治疗效果、最小痛苦和最少花费。老年患者中脊柱的退变性疾病是很常见的，1.4% ~12% 的成年人由于脊柱退变导致成人退变性脊柱侧弯[1-3]。表现出症状的平均年龄是 70 余岁，伴有进行性退变。

退变性脊柱疾病可以导致腰椎畸形，特别是在年龄大于 65 岁的老年患者。非对称性的椎间盘退变、骨质疏松和腰椎压缩性骨折均可导致退变性脊柱侧弯。这些患者可以表现出各种症状，包括疼痛，疼痛是最常见的主诉。疼痛是由于与退变性曲度改变相关的几个原因导致的。不正常的力学沿脊柱后侧结构分布，可导致附着于凸侧的椎旁肌出现痛性肌痉挛。凹侧可对发出的神经根产生压缩应力，终板和小关节的磨损引起椎间孔进一步狭窄。人们认识到成人退变性侧弯已经有几十年了，由于只有老年患者才表现出这种疾病，在 25 年前，这些老龄患者被认为是脊柱手术的高危人群，直到近年来，只有少数医师才对这种疾患者进行手术治疗[2]。由于现代麻醉学的发展，今天成人脊柱侧弯的手术矫形是一种普遍手术。

临床表现

背痛是最常见的主诉，放射性疼痛和神经源性间歇性跛行也很常见[2-4]。畸形常见于腰段或胸腰段区域。与青少年特发性脊柱侧弯相比，退变性侧弯的 Cobb 角较小。冠状面失平衡常常指向腰椎或胸腰椎顶点[2-4]。矢状面失平衡，患者处于前倾状态，常常可见患者髋和膝呈屈曲状，以代偿腰椎前凸消失或明显的后凸畸形[4]。神经损伤则很少见。心肺功能不全在大 Cobb 角青少年特发性脊柱侧弯常见，在退变性脊柱侧弯中由于侧弯角度较小而很少见[4]。客观发现较少见[2,3]。

诊断

X 线片

脊柱全长正位和侧位 X 线片对于完整的评估脊柱形态是必须的。可以看到脊柱退变征象如关节突肥大、椎间隙狭窄和骨赘形成等。静态 X 线片可以显示旋转、侧移、前滑脱和后滑脱。过伸过屈动力位像可以显示椎体间的滑移。很少用仰卧位左右侧弯像和过伸像来评估冠状面和矢状面的柔韧性[3]。研究表明，X 线片参数与患者主观疼痛感觉（VAS 评分）呈相关性[1]。X 线片与 MRI 或 CTM 相结合对于制订术前计划是非常重要的。

MRI 和 CTM

MRI 对于评估脊髓、神经根、椎管和椎间孔是非常好的工具。典型的狭窄节段是 L2-L3、L3-L4 和 L4-L5。椎间盘后突出、小关节肥大和韧带肥厚是造成椎管和椎间孔狭窄的主要原因。CTM 适用于评估大的占位或存在明显的动态成分需要进一步弄清楚轮廓的情况[4]。

椎间盘造影和小节阻滞

功能性椎间盘造影和硬膜外阻滞对于评价疼痛来源是非常有用的。这个检查结果是非常重要的，对于指导治疗是非常有用的。功能性椎间盘造影的主要用于判断节段是否进行融合术。高压注射生理盐水/染料进入椎间隙产生相应的疼痛，同时在影像可以看到退变性/破坏性改变。因为退变性侧弯引起的疼痛往往是来源于多节段，椎间盘造影和小关节阻滞可以逐节段进行用于找出与疼痛最相关节的节段[3,5]。

治疗方法

非手术治疗

首先要采用非手术治疗来处理症状性成人退变性脊柱侧弯，而且对于大多数患者来说都是有效的[6,7]。治疗方法包括非甾体抗炎药（NSAIDs）、肌肉松弛剂、麻醉性镇痛药、肌肉功能锻炼、游泳和偶尔适度牵引，同时注意不能过度运动和按摩，避免症状加重[2,4,6]。硬膜外阻滞和选择性神经根阻滞对于短期姑息性缓解疼痛是有效的[7,8]。脊柱支具可以在一定程试上缓解疼痛[2,4]。非手术治疗的效果在很大程度上取决于患者的疼痛程度和 X 线片的表现。1 到 5 年的随访研究表明，15% ~ 43% 的患者经保守治疗后获得持久的症状改善[7]。如果保守治疗效果不好，则须进行手术治疗。

手术治疗

手术治疗适用于明显持续性腰背痛或放射性疼痛保守治疗无效者，或畸形进行性加重者，或出现神经损伤者。手术治疗的目的是神经减压和达到稳定平衡的脊柱。通过神经减压、畸形矫正、节段融合和内固定可以达到手术目的[3,4]。

椎管狭窄的程度和畸形的范围决定了手术方式。选择包括单纯减压、后侧减压脊柱融合固定、减压和前侧融合联合后侧融合固定、融合和延长固定范围到骶骨和骨盆[4]。Irwin 等描述了不同的医师所采取的各种不同入路[9]。相对神经外科医师来说，骨科医师更加推崇融合和固定，对于退变性侧变合并椎管狭窄患者，两者有显著性差异（融合和固定均为 $p = 0.02$）。年轻医师比更老资历的医师更喜欢固定术式，对于多节段椎管狭窄无畸形或失稳者和对于椎板切除术后出复发椎管狭窄不合并畸形或失稳者，两者有显著性差异（分别 $p = 0.05$ 和 $p = 0.01$）

外侧经腰大肌入路

极外侧椎间融合（XLIF）技术最早由 Pimenta 于 2001 年描述，他自从 1998 年以来共进行超过 100 例外侧经腰大肌入路的手术[10]。XLIF 是一种腰椎腹膜后入路的改良入路。XLIF 入路允许经前侧到达椎间盘而可以避免前侧经腹膜腔入路的并发症。用于这种入路的设备并不复杂，较常见，且不需要额外花费（见第 16 章）。

尾骨旁经骶骨入路腰骶结合部椎间融合固定术

尾骨旁经骶骨显露技术代表了另外一种用于显露腰骶结合部的微创入路技术。这种入路利用了器械使腰椎或腰骶部达到一期稳定和融合，同时避免了传统开放性腰椎融合术的软组织损伤（见第 9 章）。

经皮椎弓根钉植入技术

经皮椎弓根钉植入可以安全有效地进行。优点包括减少软组织剥离和失血，保留脊柱的正常结构，快速恢复。椎弓根是用脊柱固定的最坚强的结构。通过详细地研究脊柱骨性结构的解剖，可以掌握椎弓根的 X 线透视定位方法，这些骨性标志对于精确的经皮植入椎弓根钉是非常重要的。另外，经皮椎弓根钉植入不仅可以减少手术入路相关的并发症，而且还是一种可精确植入螺钉的优秀的方法（见第18章）。

典型病例

病例1

38岁女性，主诉持续腰下部疼痛。患者表现为L3-S1椎间盘退变，保守治疗无效。患者选择进行手术治疗。传统的和微创方法均进行讨论。患者接受了L3-L4、L4-L5两节段经腰大肌入路前侧椎间融合术（XLIF）和经皮骶前L5-S1固定和融合（AxialLIF），最后采用交错技术进行了L3-S1经皮椎弓根钉固定术。采用交错技术的想法是使固定节段末端有一个椎弓根不固定，这样如果发生相邻节段疾病的时候，可以再次应用微创技术固定而不需要移除螺钉和固定棒进行翻修。最大的优点是这种技术可以最小程度地损伤

软组织，希望可以最大限度减少相邻节段疾病发生的风险。而且，我们只在前侧放了椎间融合器（如XLIF/DLIF椎间融合器或AxiaLIF螺钉）的节段应用了交错技术，这样可以比单纯应用椎间融合器的稳定性要好得多。患者在术后第1天就可以下地行走，术后3天出院。患者术后正位和侧位X线如图14.1和图14.2。

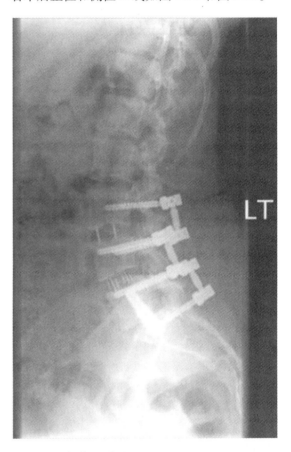

图14.2　侧位X线片L3-L4-L5 XLIF，L5-S1 AxiaLIF，经皮椎弓根钉固定。

病例2

70岁女性，主诉慢性腰痛和间歇性下肢疼痛、麻木和刺痛感（右下肢重于左下肢）。她从T12-L5为成人退变性脊柱侧弯，且L5-S1出现自发性融合。保守治疗无效，我们研究对比了传统开放手术和微创入路手术。患者选择了微创入路手术。我们做了五节段侧方经经腰大肌入路进行前侧腰椎融合及后侧

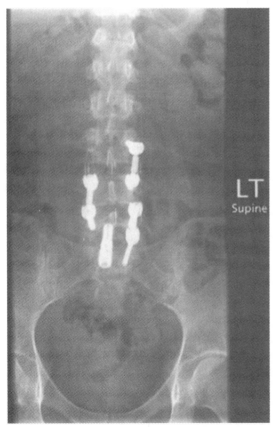

图14.1　正位X线片，L3-L4-L5 XLIF，L5-S1 AxiaLIF，经皮椎弓根钉固定。

椎弓根钉和棒的固定术。尽管患者是一个体重超过 260 磅的超大体形，仍于术后第 1 天就离床下地。术前 MRI 如图 14.3，刚进行完 XLIF 的术后正侧位 X 线片如图 14.4 和图 14.5 所示，侧弯畸形得到明显矫正。最后，图 14.6 和图 14.7 是椎弓根钉固定后的站立位正侧位 X 线片。侧位椎间融合可以获得明显的椎间高度的恢复和侧弯的矫正。值得注意

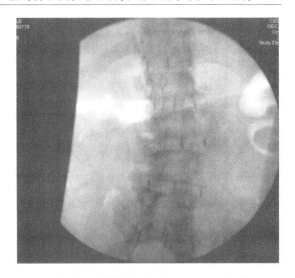

图 14.5　五节段 XLIF 的术中正位 X 线片。

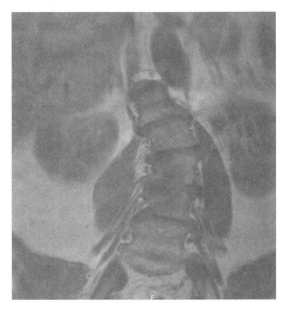

图 14.3　成人退变性侧弯患者术前 MRI。

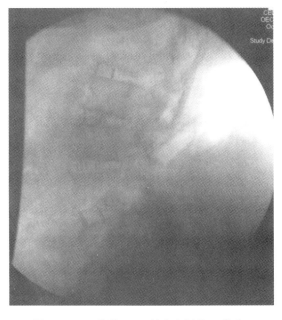

图 14.4　五节段 XLIF 的术中侧位 X 线片。

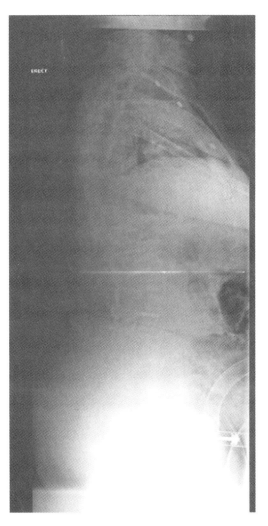

图 14.6　T10-L5 微创成人退变性侧弯矫正术后侧位 X 线片。

的是，此患者一侧椎弓根钉固定至 L4，而另一侧固定到 L5，这种方法并不常见。但是，如前所述，于 L5-S1 间隙植入一枚大 Cage，以避免以后再进行外科干预。

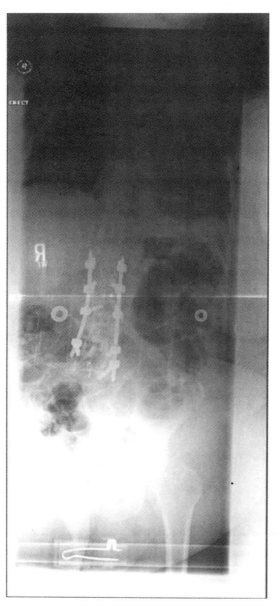

图 14.7 T10-L5 微创成人退变性侧弯矫正术后正位 X 线片。

讨论

椎间盘退变性疾病会影响下腰椎前柱。

许多患者表现为症状性退变性脊柱侧弯，这些患者往往年龄超过 50 岁，并伴有一些老年病如心脏病、II 型糖尿病和血管病变。这些患者对大切口和长时间外科手术耐受力差。脊柱融合术常常用于治疗脊柱失稳和腰痛。开放性前路与后路手术常常会引起明显的肌肉创伤、韧带剥离、血管、内脏、神经结构的牵拉伤，引起并发症[11,12]。这些入路可以引起短期和长期的疼痛和功能障碍。

XLIF 技术的新颖之处在于可以由外侧入路经过腹膜后脂肪和腰大肌到达腰椎。与前侧膜腔镜技术相比，外侧入路具有几个优点：第一，不需要外科医师参与显露。第二，不需要长时间的学习曲线就可以掌握，所有组织显露均在直视下完成。第三，减少了对腹膜和大血管的牵拉和骚扰，避免了很多腹腔的并发症，如大血管的损伤[13,14]和逆行射精[15,16]。第四，手术时间短。另外，由于入路创伤小和手术时间短，患者术后恢复很快，最终可以减少住院时间和减少术后镇痛治疗，这样可以减少患者花费和降低医疗保障体系的经济负担。

远外侧入路的缺陷包括腰丛神经损伤和腰大肌损伤[11]。采用 NeuroVision EMG 监测系统对于 XLIF 入路中，在腹膜后间隙和腰大肌中安全应用器械是很重要的。整个操作过程需要采用术中荧光成像系统监测。

通过保留韧带结构和椎间植入大的融合器使椎间盘高度得以恢复和稳定得以重建。这样可以间接恢复椎间孔容积和恢复神经根病变。通过于前柱放置融合器使矢状平衡获得维持或改善。冠状面失平衡通过双侧终板有融合器支撑而获得改善。

我们必须记住减压是通过椎间融合器的撑开和韧带整复作用间接获得的。也就是说，患者如果以椎管狭窄和神经受压为主的话，往往需要采用其他技术进行直接减压。

结论

由于成人退变性侧弯的临床表现、病理

生理学、影像学表现和治疗方法等各方面具有复杂性，这种疾病的治疗极具挑战性。即使非手术治疗对于大多数患者来说就能够缓解症状了，但仍有大量患者需要手术治疗。手术治疗策略包括神经减压、矫正曲度、节段融合和器械固定，由于此病患者年龄相对偏大，手术有明显的风险。XLIF 手术是一种新方法，通过一个微创小通道就可以安全达到腰椎前侧，可以进行椎间隙的撑开和融合，而不需要外科医师来辅助显露，还可以避免前侧入路的许多潜在并发症。微创入路椎间融合的优点有出血量少、术后疼痛小、住院时间短等。

我们发现单纯通过恢复椎间隙高度就可以显著地矫正脊柱畸形，包括前后位、侧位和旋转几个角度上的畸形。我们相信这种方法可以达到一种整体上的畸形矫正，而不需要传统的侧弯矫形术中所用的椎弓根强力扭转来实现矫形。在一些病例，我们单纯进行了椎间融合就可以，在另一些病例中，结合应用间断经皮椎弓根钉固定则效果更好。如果在前侧应用大的椎间融合器，就不需要应用后路传统的双侧椎弓根钉固定了。

联合应用这些治疗技术，使得我们可以为患者提供个性化治疗方案，但是要在微创操作下进行。

（苗军译 李世民校）

参考文献

1. Schwab FJ, Smith VA, Biserni M, Gamez L, Farcy JP, Pagala M. Adult scoliosis: a quantitative radiographic and clinical analysis. *Spine*. 2002 February 15;27(4):387–392.
2. Aebi M. The adult scoliosis. *Eur Spine J*. 2005 December; 14(10):925–948.
3. Daffner SD, Vaccaro AR. Adult degenerative lumbar scoliosis. *Am J Orthop*. 2003 February;32(2):77–82.
4. Gupta MC. Degenerative scoliosis. Options for surgical management. *Orthop Clin No Am*. 2003 April;34(2):269–279.
5. Simmons ED. Surgical treatment of patients with lumbar spinal stenosis with associated scoliosis. *Clin Orthop Relat Res*. 2001 March;(384):45–53.
6. Pritchett JW, Bortel DT. Degenerative symptomatic lumbar scoliosis. *Spine*. 1993 May;18(6):700–703.
7. Simotas AC. Nonoperative treatment for lumbar spinal stenosis. *Clin Orthop Relat Res*. 2001 March;(384):153–161.
8. Papagelopoulos PJ, Petrou HG, Triantafyllidis PG, et al. Treatment of lumbosacral radicular pain with epidural steroid injections. *Orthopedics*. 2001 February;24(2):145–149.
9. Irwin ZN, Hilibrand A, Gustavel M, et al. Variation in surgical decision making for degenerative spinal disorders. Part I: lumbar spine. *Spine*. 2005 October 1;30(19):2208–2213.
10. Pimenta L. Lateral endoscopic transpsoas retroperitoneal approach for lumbar spine surgery. Paper presented at: VIII Brazilian Spine Society Meeting; May 2001; Belo Horizonte, Minas Gerais, Brazil.
11. Ozgur BM, Aryan HE, Pimenta L, Taylor WR. Extreme Lateral Interbody Fusion (XLIF): a novel surgical technique for anterior lumbar interbody fusion. *Spine J*. 2006 July–August; 6(4):435–443.
12. Marotta N, Cosar M, Pimenta L, Khoo LT. A novel minimally invasive presacral approach and instrumentation technique for anterior L5-S1 intervertebral discectomy and fusion: technical description and case presentations. *Neurosurg Focus*. 2006 January 15;20(1):E9.
13. Baker JK, Reardon PR, Reardon MJ, Heggeness MH. Vascular injury in anterior lumbar spine surgery. *Spine*. 1993;18: 2227–2230.
14. Regan JJ, McAfee PC, Guyer RD, Aronoff RJ. Laparoscopic fusion of the lumbar spine in a multicenter series of the first 34 consecutive patients. *Surg Laparosc Endosc*. 1996;6:459–468.
15. Flynn JC, Price CT. Sexual complications of anterior fusion of the lumbar spine. *Spine*. 1984;9:489–492.
16. Christensen FB, Bunger CE. Retrograde ejaculation after retroperitoneal lower lumbar interbody fusion. *Int Orthop*. 1997;21:176–180.

第 *15* 章 | 经椎间孔腰椎融合术

Burak M. Ozgur, Scott C. Berta, Samuel A. Hughes

简介

脊柱融合术一直都是用于治疗腰背痛的。最新的融合技术入路有前侧、后侧、外侧和后外侧。经椎间孔融合术（TLIF）最早由 Harms[1] 发明，是后侧椎间融合术（PLIF）的改良，入路有通过外侧和后外侧到达脊柱[2]，同时椎弓根钉固定可以达到前柱的稳定。

TLIF 目前已经是传统 PLIF 技术的重要替代方法[3-7]。TLIF 的优点是并发症较少[4]，硬膜外瘢痕形成减少[1]，术中出血少[4]，硬膜和神经根损伤几率小[2,4]。更进一步说，采用外侧入路的话，TLIF 技术对腰椎肌肉韧带复合体的保护较好。

腰椎间盘切除入路技术和椎间融合技术深受微创脊柱外科的影响[8-15]。一种已经应用的微创管道系统是 METRx 系统（Sofamor Danek），另一种微创系统是 Atavi（Endius）。本章将要讨论的一种非管道系统是 MaXcess（NuVasive）。通过对标准 TLIF 技术的改进，MaXcess 系统可以快速地、从一侧通过一个经皮路径而达到腰椎，对软组织的损伤降到最低。MaXcess 系统设计的目的在于最大限度地显露脊柱而对肌肉软组织的损伤最小。它可以使用标准器械在直视下进行传统手术而不需要特殊设备。另外，术中它可以应用照明通道给予直视操作，不需要应用外部灯光。

适应证

经维间孔入路可用于多种手术操作，包括有腰椎管减压、半椎板切除、椎间盘切除、椎间孔扩大和椎间融合。适应证包括需要直接减压的和固定融合的疾病。

MaXcess 系统内容

MaXcess TLIF 系统（NuVasive, San Diego, CA, USA）可以建立一个外科通路，用于进行各种外科手术。这套系统包括扩张管道和荧光透视定位系统（图 13.2，图 13.3，图 15.1）。一个带关节的手臂现场组装并固定在手术台上。开路器可以造成一个外科通路。各种长度的牵开器可以根据切口的深度选择应用。一套各种尺寸的垫片可以在额外的显露时应用。光源固定在开路器上用于提供照明。

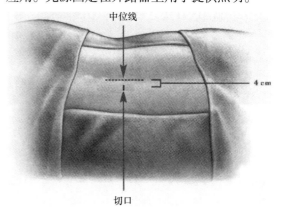

图 15.1 皮肤切口。（From Ozgur et al.[16]. Reprinted with kind permission of Springer Science + Business Media and reproduced with permission of NuVasive, Inc.）

手术技术

术前准备和体位

患者俯卧于手术台上，便于进行 C 形臂透视（图 15.2），确保床栏杆位于术者对侧。随后患者按手术常规准备进行消毒和铺无菌巾。

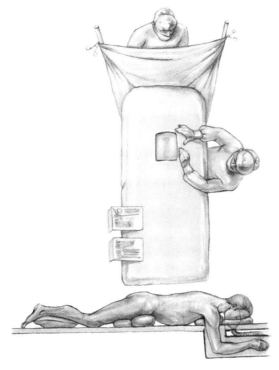

图 15.2　患者俯卧位体位。（Reproduced with permission of NuVasive，Inc.）

手术过程

通过前后位和侧位荧光透视来确认病变节段。触摸棘突来确认中线。在病变节段水平，由中线向外侧移 2.5～3.5cm（根据患者体形和所需手术类型来决定移动距离）标记手术切口（图 13.1）。触摸瞄准椎板下缘，在皮肤标记点插入第 1 根/最小号扩张管（图 13.2 和图 13.3）。随后采用荧光透视确认位置后，用 11 号切片做约 2～4cm 切口（切口大小根据手术类型和所需的显露范围而定）。切口深度必须要穿过深筋膜便于放置扩张管。依次逐渐放置更大型号的扩张管并间断应用

荧光透视确认位置（图 13.3）。必须要小心尽量不要穿过椎板间隙。注意最后一次放入的扩张管的深度，将牵开器与开路器相连。然后将开路器套在最后的扩张管外侧插入以显露椎板（图 13.5）。将连接臂一端与对侧的床栏杆相连，将连接臂的另一端与开路器相连（图 15.3）。在原位固定住开路器后，通过顺时针拧紧双侧大 T 型手柄来锁定连接臂：先拧侧方手柄，然后拧后侧手柄。压紧开路器上的手柄，在头尾侧方向上扩张牵开器。旋转开路器侧的旋钮将侧方牵开器牵开。用光缆将远端的氙灯光源与近端的开路器相连（图 15.4）。可以用电刀切除手术区域中的肌肉等软组织。

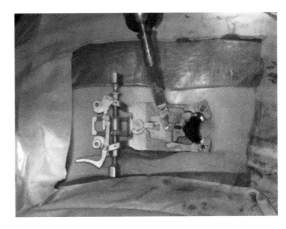

图 15.3　固定开路器。（From Ozgur et al.[16] Reprinted with kind permission of Springer Science + Business Media）（见彩图）

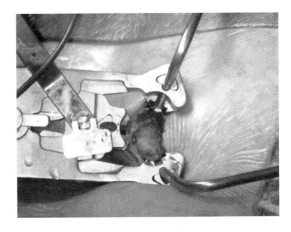

图 15.4　固定开路器（连接了光源）。（From Ozgur et al.[16] Reprinted with kind permission of Springer Science + Business Media）（见彩图）

现在可以调整术区的位置和角度来适应所需的显露，例如，如果开始有点偏外侧，则努力调整略向内侧点，反之亦然。值得注意的是，在同一切口下可以同样完成对侧的椎板开窗、椎板切除和椎间孔扩大手术。牵开器可以调整任何角度来完成术者的计划。例如，当进行对侧减压时，可以把通道角度调整地更偏内侧一些，当进行 TLIF 时，则把通道角度调整地更偏外侧一些。

在这一点上，显露术野与传统开放性手术是一样的。侧位荧光透视可以指引牵开器的位置和方向尽量达到椎间隙位置（图 13.6）。分离椎板下缘可以游离黄韧带（图 13.7）。显露出术野，可以看到硬膜囊和神经根位于内侧，椎板切除的骨性标志位于头侧和尾侧。轻轻牵开神经根，可以看到椎间盘。当然，有很多技巧可用于切除椎间盘和准备终板用于椎间植骨融合（图 13.8，图 15.5 和图 15.6）。经皮椎弓根螺钉固定可以进一步提供稳定性（图 15.7）。由于不需要特殊的器械来进行显露，所以 TLIF 没有太多的限制。医师不需要在此系统中应用内窥镜器械。有的医师喜欢用手术显微镜与此系统结合使用进行显露，实际上是不需要的。我们发现几乎所有我们的技术都可以安全实施，只须简单地应用手术放大镜就可以。

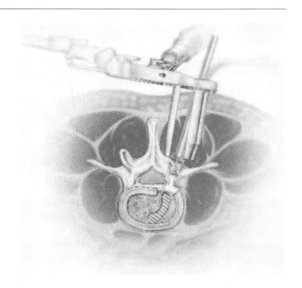

图 15.6 放置椎间植骨。（From Ozgur et al. [16] Reprinted with kind permission of Springer Science + Business Media and reproduced with permission of NuVasive, Inc）

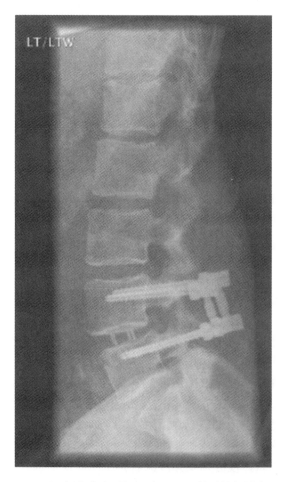

图 15.7 侧位荧光透视显示 TLIF 和椎弓根钉固定。

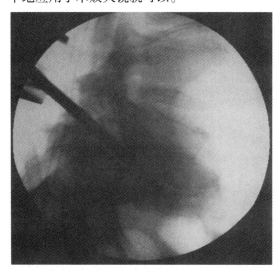

图 15.5 椎间融合器荧光透视。

并发症

与 TLIF 相关的显露技术的并发症较少见。的确是有潜在风险存在并与椎板减压、椎间孔扩大、椎间盘切除和椎间融合相关。但是，这种系统的显露风险与其他显露模式并不存在明显的不同，出血和感染风险是一样的。实际上，这种微创经中线旁切口肌肉间入路显露方式，与传统的将肌肉等软组织完全剥离显露的经中线切口开放入路方式相比较，并发症发生率更低。潜在风险包括理论上的在微创小切口内迷失方向。另外，微创显露可能对于处理脑脊液漏和广泛渗血比较困难。但是，与所有新技术一样，存在一个学习曲线，可以避免并发症的发生。关键点在于开始时牵开器的放置。如果牵开器放置得当，手术通道将会很理想，手术的其他部分将会很顺利。所以，在开始步骤多花点时间和精力是很值得的。

讨论

对于脊柱外科医师来说，这种微创系统用于 TLIF 是一个很好的工具，可用于手术治疗脊柱疾病。这是一种相对直接的系统，可以提供良好的手术通道用于各种后外侧脊柱手术操作，包括椎板切除、半椎板切除、椎间盘切除、椎间孔扩大和 TLIF。在这种入路中最需要考虑的是患者是否需要直接减压和是否存在脊柱失稳。

（苗 军 译 李世民 校）

参考文献

1. Harms JG, Jeszenszky D. The unilateral, transforaminal approach for posterior lumbar interbody fusion. *Orthop Traumatol.* 1998;6:88–99.
2. Moskowitz A. Transforaminal lumbar interbody fusion. *Orthop Clin No Am.* 2002;33:359–366.
3. Hee HT, Castro FP, Jr., Majd ME, et al. Anterior/posterior lumbar fusion versus transforaminal lumbar interbody fusion: analysis of complications and predictive factors. *J Spinal Disord.* 2001;14:533–540.
4. Humphreys SC, Hodges SD, Patwardhan AG, et al. Comparison of posterior and transforaminal approaches to lumbar interbody fusion. *Spine.* 2001;26:567–571.
5. Lowe TG, Tahernia AD, O'Brien MF, et al. Unilateral transforaminal posterior lumbar interbody fusion (TLIF): indications, technique, and 2-year results. *J Spinal Disord Tech.* 2002;15: 31–38.
6. Rosenberg WS, Mummaneni PV. Transforaminal lumbar interbody fusion: technique, complications, and early results. *Neurosurgery.* 2001;48:569–575.
7. Whitecloud TS III, Roesch WW, Ricciardi JE. Transforaminal interbody fusion versus anterior–posterior interbody fusion of the lumbar spine: a financial analysis. *J Spinal Disord.* 2001;14: 100–103.
8. Brodke DS, Dick JC, Kunz DN, et al. Posterior lumbar interbody fusion. A biomechanical comparison, including a new threaded cage. *Spine.* 1997;22:26–31.
9. Goldstein JA, McAfee PC. Minimally invasive endoscopic surgery of the spine. *J So Orthop Assoc.* 1996;5:251–262.
10. Lieberman IH, Willsher PC, Litwin DE, et al. Transperitoneal laparoscopic exposure for lumbar interbody fusion. *Spine.* 2000;25:509–515.
11. Obenchain TG. Laparoscopic lumbar discectomy: case report. *J Laparoendosc Surg.* 1991;1:145–149.
12. Olsen D, McCord D, Law M. Laparoscopic discectomy with anterior interbody fusion of L5-S1. *Surg Endosc.* 1996;10: 1158–1163.
13. Regan JJ, Aronoff RJ, Ohnmeiss DD, et al. Laparoscopic approach to L4–L5 for interbody fusion using BAK cages: experience in the first 58 cases. *Spine.* 1999;24:2171–2174.
14. Regan JJ, Yuan H, McAfee PC. Laparoscopic fusion of the lumbar spine: minimally invasive spine surgery. A prospective multicenter study evaluating open and laparoscopic lumbar fusion. *Spine.* 1999;24:402–411.
15. Zdeblick TA, David SM. A prospective comparison of surgical approach for anterior L4–L5 fusion: laparoscopic versus mini anterior lumbar interbody fusion. *Spine.* 2000;5: 2682–2687.
16. Ozgur BM, Yoo K, Rodriguez G, et al. Minimally-invasive technique for transforaminal lumbar interbody fusion (TLIF). *Eur Spine J.* 2005 November;14(9):887–894. Epub 2005 September 8.

第16章

腰椎前路融合（XLIF 和 DLIF）的侧方入路

Burak M. Ozgur, Lissa C. Baird

简介

自从 Obenchain 在 1991 年描述了第一台经腹腔镜腰椎间盘切除术以来[1]，微创脊柱外科领域得到了不断发展。医师和患者都被微创手术较小的手术入路组织损伤、较轻的术后疼痛、较短的住院时间以及较快回归到日常生活等优点所吸引。这些报道的优点使经腹腔镜腰椎前入路及小切口腰椎前路融合（ALIF）成为常用的手术[2-7]。

然而，现在所知的与内镜下脊柱手术相关的并发症和难点挑战阻碍了这些微创手术被更广泛地接受。已报道的问题包括麻醉并发症[8]、内脏损伤[9]、大血管出血[10,11]以及性功能障碍[12,13]。想要使用这种外科技术的医师会面临掌握必须的操作技术、陡峭的学习曲线等挑战。本章描述了一种名为极外侧椎间融合（XLIF）（NuVasive，Inc.，San Diego，CA）或直侧方椎间融合（DLIF）（Medtronic，Memphis，TN）的新型、微创的脊柱外科手术。

这种技术创新在于通过经腹膜后脂肪和腰大肌的侧方入路获得腰椎显露，因此可以避免前路经腹膜入路潜在的并发症，不会遇到大血管，不需要前方入路，而且此手术可通过一对 2cm 的切口完成。我们描述了下腰椎的这种入路。

材料和方法

患者选择和手术指征

表现为不伴严重中央管狭窄的轴性下腰痛的患者如果经至少 6 个月传统的非手术保守治疗后无效，可视为此术式候选者。禁忌证包括显著的中央管狭窄、明显的旋转性脊柱侧弯及中到重度脊柱滑脱。

在一些患者中，功能性麻醉性间盘造影被用作节段选择的工具。这类患者与适于融合（ALIF）或更可能腰椎间盘置换的退变性间盘疾病患者相同。图 16.1 来自于一名 L2-L3 间盘退变的患者。

手术技术

患者准备

气管内插管全麻及静脉入路建立后，患者被置于左或右侧（取决于患者的解剖及其对可能的手术入路设计的影响）正 90°侧卧位，对侧抬高胶带固定。透过手术床的前后位（AP）成像有助于正 90°位的确认。床和（或）患者应弯曲来增加髂嵴和肋廓间的距离，这对上腰段和 L4-L5 尤其有用。皮肤无菌消毒后，使用一不透 X 线的装置或工具以及侧方透视成像来确认腰椎间盘中立位（图16.2）。在患者侧方做一标记，位于受累间盘间隙中心（图 16.3）经过这个标记做小切口以便于非创伤性组织扩张器及膨胀性拉钩的插入，这些将成为工作通道。

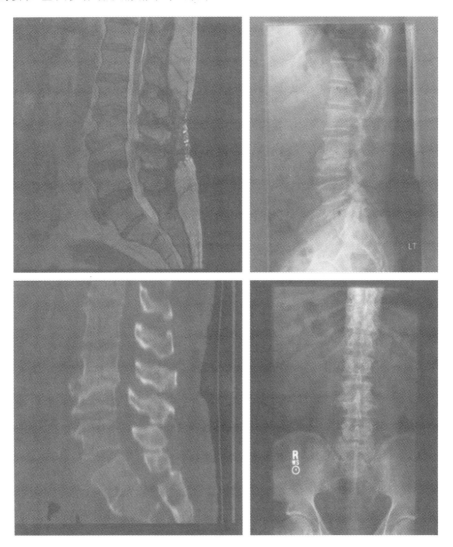

图 16.1　术前 MRI、CT 和 X 线片显示 L4-L5 椎间盘退变性疾病。（From Ozgur et al. [28] Reprinted with permission from Elsevier）

腹膜后入路

在第一个标记后方椎旁肌侧缘做第二个标记。在第二标记处，做长约 2cm 纵行切口来容纳医师的示指，它将插入到肌层前方来明确腹膜后间隙（16.4a）。使用钝性分离剪刀仔细分开肌肉纤维直至腹膜后间隙。须小心避免腹膜穿孔。当通过筋膜进入腹膜后间隙后（图 16.4b），使用示指向前分腹膜，然后向下触摸腰大肌。一旦确定了腰大肌，示指向上朝直侧目标标记分离。在此直侧定位处做切口，使用早期扩张器。用已经在腹膜后间隙的示指保护腹腔内容物并引导扩张器安全地从直侧切口到腰大肌（图 16.4c）。然后将扩张器置于腰大肌表面，通过前后位及侧位 X 线透视证实其恰好位于手术间盘间隙处。

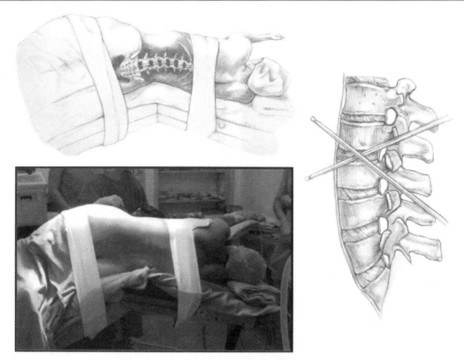

图 16.2 手术体位与手术目标椎间盘。（见彩图）

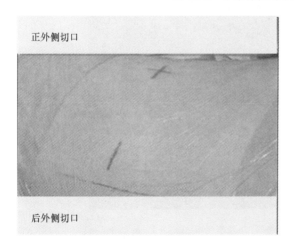

图 16.3 术中照片，显示手术切口中。（From Ozgur et al.[28] Reprinted with permission from Elsevier.）（见彩图）

经腰大肌入路

钝性分离且用肌电图监测系统评估腰骶丛近端与进一步扩张器的接近，使用早期扩张器轻柔分离腰大肌纤维。注意减少腰大肌创伤。在前中 1/3 处分离腰大肌，以确保腰丛的神经位于手术通道后方及外侧。

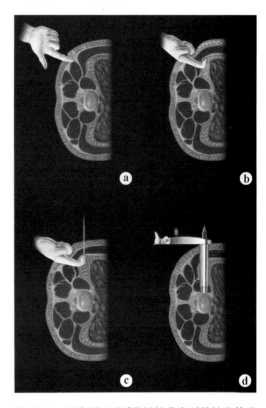

图 16.4 示意图显示手指钝性分离引导扩张管进入，直至通过外侧切口放入牵开器。（From Ozgur et al.[28] Reprinted with permission from Elsevier）（见彩图）

另外，通过腰大肌的直侧方路径保证大血管位于手术通道前方。神经是看不到的，腰大肌的大小似乎不是此技术的因素。扩张器是绝缘的以减少电流分流，同时一个独立电极在远端作为刺激源。腰丛神经升支位于腰大肌后 1/3 处[14-16]。NuVasive 神经可视系统通过这些神经或通过诱发性肌电图监测确认他们的后方位置来辅助安全通道工作。在探查模式下，神经可视系统不断寻找可以在监测肌节引出肌电图反应的刺激阈值，并视听报道这些阈值。当扩张器通过腰大肌时，能引出肌电图反应的必要刺激随与神经的距离而变化。例如刺激源离神经越近，引出反应所需的刺激强度越小，所致的阈值越低，提示扩张器离神经相对近[17,18]。经验表明，大于 10mA 的阈值能同时保证神经安全和足够的工作空间距离。

间盘显露

继续分离，从侧方仔细分开腰大肌纤维的中部直到间盘表面，同时要避开腰骶丛及股总神经（图 16.4d）。通过透视确定最后的位置，随后依次使用各个扩张器逐步扩张腰大肌，直到最后一个扩张器插入拉钩（图 16.5）。使用与桌子十字交叉的前后位透视确认拉钩在脊柱侧缘的位置，连接拉钩和手术床的刚性关节臂提供自动牵拉。收紧拉钩把使拉钩齿片沿头尾方向撑开来获得预期的操作缝隙。前后方向显露的获得依靠旋转拉钩侧面的旋钮。由于关节臂与独立的后部齿片相连，旋转旋钮带来的撑开倾向于向前，以此来减少齿片对于腰大肌后部及其中神经的压迫。显露的多少依具体需要而定，在手术中可以调整。

使用显微镜或分叉的光纤提供直接的光源和伤口的可视，分叉光纤的独立头端应连于氙关节镜光源，剩下的两个头应放置于拉钩里，在显露的路径里弯曲延伸。这样就建立了手术通道，它需要彻底地探查。术区的

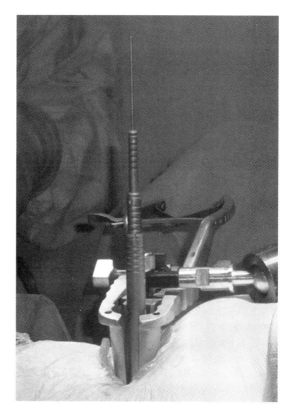

图 16.5　术中图像显示放入扩张管和牵开器臂。（From Ozgur et al.[28]. Reprinted with permission from Elsevier）（见彩图）

直视和诱发性肌电图测试能够保证到达椎体间间隙的安全通道。可以使用双极电凝来使间盘显露可见。

间盘切除和椎体间内置物的放入

在直视下（图 16.6），使用标准的器械进行间盘彻底切除，如上弯的刮匙、咬骨钳以及各种刮刀和剥刀（图 16.7 和图 16.8）。前后纤维环保持完整，环形切除术窗口在间盘间隙的前一半的中心且宽度足够容纳较大的内植物。使用 Cobb 剥离器去除间盘及松解对侧纤维环，使放置长形的内植物位于骺环两侧缘成为可能，且最大化获得终板支撑。椎间撑开和这种前侧方骨骺位置的内植物放置对间盘高度恢复和矢、冠状面失平衡的校正提供巨大支持。比较典型的方法是，将 BMP 和移植骨塞入椎间隙和椎间 cage 中。

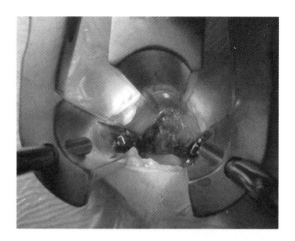

图 16.6 术中图像显示切除椎间盘前通过牵开器向深部看的情景。（From Ozgur et al.[28] Reprinted with permission from Elsevier）（见彩图）

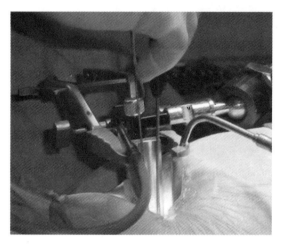

图 16.7 术中图像显示切除椎间盘。（From Ozgur et al.[28] Reprinted with permission from Elsevier）（见彩图）

伤口闭合

术区充分冲洗，慢慢释放拉钩，观察腰大肌复张和明确止血。两处切口的筋膜层用 0 号可吸收线闭合，皮下层由 2-0 可吸收线闭合。使用 4.0 单根可吸收线闭合表皮下层，随后使用皮肤胶水闭合最后一层。这样不须放置引流。图 1.7 显示了一例术后约一个月愈合良好的侧方手术切口。然后患者置于俯卧位以置入经皮椎弓根钉，或者二期置入螺钉。

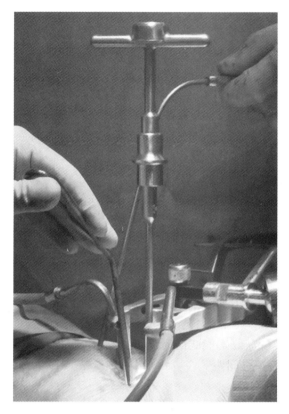

图 16.8 术中图像显示术中植入 Cage。（From Ozgur et al.[28] Reprinted with permission from Elsevier）（见彩图）

结果

在术前谈话中，所有患者被告知了所有的手术选择，包括前路椎间融合、后路椎间融合、经椎间孔椎间融合（TLIF）和 XLIF/DLIF。对于所有对 XLIF/DLIF 技术感兴趣的患者进行了此技术的完整的讨论和描述，得到了每一名患者正式的同意。

大多数 XLIF/DLIF 辅助进行经皮椎弓根钉固定（一期或者二期），所有手术没有发生并发症。图 16.9 显示一名行 L3-L4 XLIF 手术和经皮椎弓根钉固定患者的影像。在一例患者腰大肌显露中，神经避开装置警示靠近脊神经，这促使我们重新调整入路更靠前而远离神经，没有不良后果发生。不需要术后进入 ICU 和输血。大部分患者只需要维柯丁和

氨酚羟考酮来镇痛，在术后第 1 天下地。通过每次临床复查填患者调查表的方法，我们

的护士收集了 VAS 和 ODI 评分。随访结果令人满意。

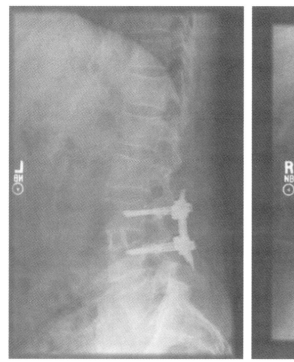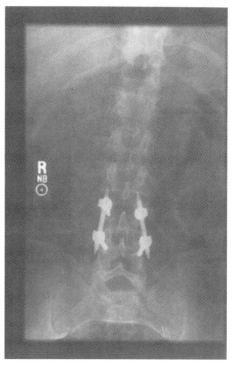

图 16.9　术后 X 线片，显示 L3-L4 椎间融合与椎弓根钉固定。（From Ozgur et al.[28] Reprinted with permission from Elsevier）

讨论

新技术和科技不断推进脊柱外科微创手术的发展[19]，经腹腔镜前路腰椎融合已被报道为安全的手术[2]且被常规施行[2-7]。相对比开放外科入路主要优点是组织创伤小、降低术后疼痛、住院时间短和早期恢复工作。尽管如此，腹腔镜相对于开放手术的优点近来也受到了质疑[20]。

腹腔镜技术无法摆脱并发症，在早期的经皮入路，肠可能被损伤[9]。二氧化碳吸入不足可能导致生理并发症[8]，例如低心排出量、升高的平均动脉压以及升高的血管或全身抵抗。其他报道的并发症包括大血管损伤[10,11]、逆行射精[12,13]和动脉血栓[21]。而且，显著的技术难点限制了腹腔镜前方入路

的价值。掌握腹腔镜器械手术应用是显著的挑战，尤其在没有常规使用时。深入的感知受二维成像影像影响。腹腔镜下 L4-L5 节段的显露尤为困难，因为它需要结扎髂腰静脉和移动大血管。最后前路腰椎显露还要依靠普外科医师。

文献报道经腹腔镜腰椎前方入路不能提供比小切口入路明显的优点[6,22]。近来，Kaiser 等报道了 98 例进行前路腰椎融合术的患者，其中 47 例经腹腔镜，51 例使用小切口技术[22]。与小切口入路相比，当使用经腹腔镜入路时准备时间明显要长。经腹腔镜入路平均手术时间为 185 分钟。尽管一些早期病例花费了较长的时间，但使用新技术和信任避免神经损伤的神经监测设备相关的学习曲线是显著的。目前，我们每个 XLIF 节段平均用时 45 分钟。

XLIF 技术是腰椎腹膜后入路的改进。此技术在 2001 年由 Pimenta 提出，他自 1998 年以来进行了超过 100 例的侧方经腰大肌手术。此技术使用的器械并不复杂，是传统的，不需要额外的花费。手术显微镜可能用到，但当然不是必须的。事实上，迄今为止我们所有的手术仅是通过手术放大镜完成。而且，MaXcess 系统提供的可连接照明能提供很好的视觉而没有佩戴头灯的不适。

与经腹腔镜腰椎前方入路相比，侧方入路有几个优点。首先，暴露时不需要普外科医师，极外侧入路减少了干扰和牵拉腹膜或牵拉大血管的需要。第二，与经腹腔镜技术相比，此微创技术不存在陡峭的学习曲线。所有的组织显露在直视下进行，没有深度感知的障碍。第三，极外侧入路避免了许多已知的经腹腔镜前入路的并发症，像大血管移动时的损伤[10,11]和可能是胃下神经丛上部受干扰带来的逆行射精[12,13]。第四，我们报道的 XLIF/DLIF 与经腹腔镜腰椎前路融合之间最显著的优点是手术时间。与小切口开腹术相比，经腹腔镜腰椎前路融合手术时间更长[24]。

这种极外侧入路确实存在限制。首先，第 12 肋下缘和髂嵴上缘可能限制 L1-L2、L2-L3、L3-L4 和 L4-L5 经典的切口位置（但是我们通过在肋骨间插入拉钩能在成人退变性脊柱侧弯中进行这种技术向上达 T10-T11）。另外，虽然技术上很明了，分离腰大肌时必须小心仔细不要损伤腰丛神经或者造成腰大肌明显的损伤。以前关于侧方腹膜后入路的报道包含将腰大肌从腰椎上剥离，但是牵拉腰大肌后生殖股神经短暂的麻木发生率较高[25,26]。因为 XLIF/DLIF 入路需要较少的牵拉、撑开和分离腰大肌，虽然大腿前侧方感觉障碍和髂腰肌无力仍然可能发生，但症状程度轻且时间短。使用肌电图监测系统对于保护腰大肌内部神经的安全通道至关重要。同大多数脊柱微创技术一样，使用术中透视是重要的。实际透视时间很重要，然而它同样受技术人员经验的影响。

我们发现我们的透视时间是减少的，然而还没有进行量化分析。我们在以后的研究中将提供这个资料信息。

此技术的手术结果显示它是安全且可重复的手术。它展示了微创手术的优点，恢复快而且疼痛功能评分提高。它也证实潜在的手术对象不会因为发病率低而受影响。通过保留韧带结构和插入较大的椎间内植物可以恢复间隙高度和维持稳定性。这可以间接改善椎间孔大小而使根性症状减轻。通过将内植物放置于前方位置可维持改善矢状位平衡。通过确保双侧终板都被内植物完全覆盖可矫正冠状位失平衡。此研究中患者的长期随访显示了牢固的融合进展，同时不受此技术影响。

结论

考虑到内镜下脊柱手术已知的并发症和难点，侧方腰椎前路融合可能是替代腹腔镜下腰椎融合前入路的重要选择。随后的文章将报道我们长期随访的结果和手术效果。如同此技术渐渐被更多使用一样，它的适应证也在发展。近来它被很成功地用来治疗低度的脊柱滑脱和成人退变性脊柱侧弯[27]。当然需要长期随访，但早期结果是鼓舞人心的。时间和不断增加的数量也将有助于我们确定今后研究的融合率。而且，我们正在尽力同时进行传统手术以作为比较的对照组。

（苗军译 李世民校）

参考文献

1. Obenchain TE. Laparoscopic lumbar discectomy: case report. *J Laparoendosc Surg*. 1991;1:145–149.
2. Regan JJ, Aronoff RJ, Ohnmeiss DD, Sengupta DK. Laparoscopic approach to L4–L5 for interbody fusion using BAK cages. *Spine*. 1999;4:2171–2174.
3. Lieberman IH, Willsher PC, Litwin DE, Salo PT, Kraetschmer BG. Transperitoneal laparoscopic exposure for lumbar interbody fusion. *Spine*. 2000;25:509–514.

4. Olsen D, McCord D, Law M. Laparoscopic discectomy with anterior interbody fusion of L5–S1. *Surg Endosc*. 1996;10: 1158–1163.

5. Regan JJ, Yuan H, McAfee PC. Laparoscopic fusion of the lumbar spine. *Spine*. 1999;24:402–411.

6. Zdeblick TA, David SM. A prospective comparison of surgical approach for anterior L4–L5 fusion. *Spine*. 2000;25:2682–2687.

7. Zucherman JF, Zdeblick TA, Bailey SA, Mahvi D, Hsu KY, Kahrs D. Instrumented laparoscopic spinal fusion. *Spine*. 1995; 20:2029–2035.

8. Hannon JK, Faircloth WB, Lane DR, et al. Comparison of insufflations vs. retractional technique for laparoscopic-assisted intervertebral fusion of the lumbar spine. *Surg Endosc*. 2000;14:300–304.

9. Jacobs M, Verdeja JC, Goldstein HS. Minimally invasive colon resection (laparoscopic colectomy). *Surg Laparosc Endosc*. 1991;1:144–150.

10. Baker JK, Reardon PR, Reardon MJ, Heggeness MH. Vascular injury in anterior lumbar spine surgery. *Spine*. 1993;18: 2227–2230.

11. Regan JJ, McAfee PC, Guyer RD, Aronoff RJ. Laparoscopic fusion of the lumbar spine in a multicenter series of the first 34 consecutive patients. *Surg Laparosc Endosc*. 1996;6:459–468.

12. Christensen FB, Bunger CE. Retrograde ejaculation after retroperitoneal lower lumbar interbody fusion. *Int Orthop*. 1997; 21:176–180.

13. Flynn JC, Price CT. Sexual complications of anterior fusion of the lumbar spine. *Spine*. 1984;9:489–492.

14. Ebraheim NA, Xu R, Huntoon M, Yeasting RA. Location of extraforaminal lumbar nerve roots: an anatomic study. *Clin Orthop*. 1997;340:230–235.

15. Gu Y, Ebraheim NA, Xu R, Rezcallah AT, Yeasting RA. Anatomic considerations of the posterolateral lumbar disk region. *Orthopedics*. 2001;24:56–58.

16. Moro T, Kikuchi S, Konno S, Yaginuma H. An anatomic study of the lumbar plexus with respect to retroperitoneal endoscopic surgery. *Spine*. 2003;28:423–428.

17. McLaughlin J, Marks R, Goldberg M, Niznik G. Transcutaneous discectomy and cannula stimulation for detecting proximity to lumbar nerve roots. Paper presented at the American Society of Neurological Monitoring (ANSM) meeting; May 2003; Las Vegas.

18. Peloza J. Validation of neurophysiologic monitoring of posterolateral approach to the spine via discogram procedure. *Proceedings of the 9th International Meeting on Advanced Spine Techniques (IMAST)*; May 2002; Montreux, Switzerland.

19. Fessler RG. Minimally invasive surgery of the spine. *Neurosurgery*. 2002;51 (5 Suppl):Siii–Siv.

20. Rodriguez HE, Connolly MM, Dracopoulos H, Geisler FH, Podbielski FJ. Anterior access to the lumbar spine: laparoscopic versus open. *Am Surg*. 2002;68:978–982; discussion 982–983.

21. Hackenberg L, Liljenqvist U, Halm H, Winkelmann W. Occlusion of the left common iliac artery and consecutive thromboembolism of the left popliteal artery following anterior lumbar interbody fusion. *J Spinal Disord*. 2001;14:365–368.

22. Kaiser MG, Haid RW, Jr., Subach BR, Miller JS, Smith CD, Rodts GE, Jr. Comparison of the mini-open versus laparoscopic approach for anterior lumbar interbody fusion: a retrospective review. *Neurosurgery*. 2002;51:97–103; discussion 103–105.

23. Pimenta L. Lateral endoscopic transpsoas retroperitoneal approach for lumbar spine surgery. Paper presented at VIIIth Brazilian Spine Society Meeting; May 2001; Belo Horizonte, Minas Gerais, Brazil.

24. Liu JC, Ondra SL, Angelos P, Ganju A, Landers ML. Is laparoscopic anterior lumbar interbody fusion a useful minimally invasive procedure? *Neurosurgery*. 2002;51 (5 Suppl): 155–158.

25. Bergey D, Villavicanero AT, Goldstein T, Regan JJ. Endoscopic lateral trans-psoas approach to the lumbar spine. *Spine*. 2004;29:1681–1688.

26. Nakamura H, Ishikawa T, Konishi S, Seki M, Yamano Y. Psoas strapping technique: a new technique for laparoscopic anterior lumbar interbody fusion. *J Am Coll Surg*. 2000;191: 686–688.

27. Pimenta L, Vigna F, Bellera F, Schaffa T, Malcolm J, McAfee P. A new minimally invasive surgical technique for adult lumbar degenerative scoliosis. *Proceedings of the 11th International Meeting on Advanced Spine Techniques (IMAST)*, Southampton, Bermuda, July 2004.

28. Ozgur BM, Aryan HE, Pimenta L, et al. Extreme lateral interbody fusion (XLIF): a novel surgical technique for anterior lumbar interbody fusion. *Spine J*. 2006 July–August;6 (4):435–443.

第 *17* 章

前路腰椎椎间融合术（ALIF）

Henry E. Aryan, Sigurd H. Berven, Christopher P. Ames

简介

前路腰椎椎间融合术（ALIF）是一种用于治疗症状性腰椎退变性疾病的手术方法，其目的是达到腰椎运动节段之间的关节融合[1,2]。ALIF 的适应证包括：多节段、复杂性腰椎退变，畸形，腰椎滑脱[3,4]，前路手术失败导致的假关节形成，症状性腰椎间盘退变性疾病等。症状性腰椎间盘退变往往表现为腰痛伴有臀部、骶髂关节处的放射痛，常常因活动加重。放射学检查能够发现椎间隙高度降低，终板改变和小关节融合。核磁共振检查（MRI）表现为椎间盘 T2 加权像低信号，提示椎间盘脱水。MRI 还经常发现纤维环撕裂导致的高信号和相邻椎体内终板周围的水肿[5-7]。应用椎间盘造影决定手术节段目前还存在一定争议，有研究表明并没有证据支持椎间盘造影能够显著提高疗效[8]。

传统上 ALIF 分为三种类型：开放型、小切口型和腹腔镜型。这三种入路手术的优势各有千秋，应根据具体病例选择最适应的术式。在选择过程中，手术医师的习惯和意愿往往起到决定作用，因此需要考虑的因素包括：年龄、骨质量、副损伤、腹部手术史、感染等。这些因素都会不同程度的增加术中并发症和融合失败的风险。血栓性术后并发症常发生于老年患者，因为老年患者血管弹性降低，术中需要更用力地牵拉血管[9]。

手术禁忌证应根据患者情况评估决定。单独应用前路椎间融合器可能降低疗效满意率，尤其对于骨质疏松或椎体终板不完整患者，容易发生融合器下沉。对于感染病例，应尽可能避免应用金属或异体内植物[9]。在彻底清创后可以适当应用金属性内植物，但要确保感染得到控制后再植入最终的内植物。术前感染、放疗、血管手术或腹腔手术均增加腹部大血管的粘连，给术中松解血管增加很多困难，显著增加术中血管损伤等并发症的风险。

手术常见的并发症包括：融合失败，神经损伤，血管损伤，腹壁损伤，腹直肌麻痹[10]。这些并发症常常和术中显露不足，视野不佳有关。融合器植入位置不良及同种异体骨植入可能会造成融合失败。骶前神经丛损伤会导致逆行射精和交感神经障碍[10,11]。骶前神经丛损伤往往发生在腰骶结合部骨膜下剥离时。这种情况仍和术中暴露不足有关。在腹腔镜手术中发生率高于开放和小切口手术。腰椎前路手术通常需要结扎 L4-L5 髂腰静脉。术中需要强力牵拉左侧髂总静脉[9,12]，否则会造成术野显露不良。这样会直接导致大血管损伤或发生术后血栓性并发症，包括肺栓塞和肺感染[10]。血管损伤最常发生在左侧髂总静脉，可以用单丝缝线来缝合修补[12]。严重的静脉撕裂需要血管外科医师协助修补。其他并发症包括肠管损伤[11]。术前根据 CT 评估腹部大血管解剖及手术节段对于决定手术入路、方案非常有用。必要时请血管外科医师协助显露[13]。

术后检查是比较小切口手术和开放手术的疗效的好机会。在能够充分暴露术野的情况下，有资料表明开放手术和小切口手术在并发症和疗效方面并没有显著差别，一些医师认为小切口手术能够减少手术出血，缩短手术时间[14]。比较术中、术后并发症的发生率会发现，腹腔镜手术发生术中并发症风险较高，没有优势可言[15-18]。该技术由于术野有限，容易导致内植物位置不良[19]。因此，许多医师选择小切口手术，既提高效率又保证了充分的显露和较好的近、远期疗效[20]。

技术

术前准备

详细的术前准备非常重要。建议步骤如下：

- 仔细评估术前 X 线片，排除前路手术禁忌，预测内植物型号和角度。掌握患者病史、症状，结合影像学资料确定需要手术的椎间盘。通常椎间盘造影和封闭能够帮助确定致痛节段。

- 必要时请血管外科或经过脊柱入路培训的普通外科医师协助（图 17.1）。

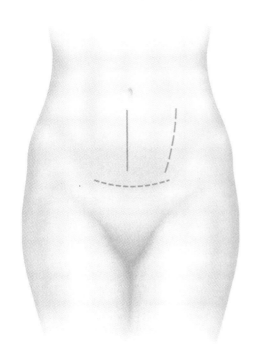

图 17.1　前路腰椎融合术切口示意。（From Aryan et al. [21] Reprinted with permission from Elsevier）

- 准备能透过 X 线的、带腰桥的手术床。植入融合器时有时需要在患者腰下垫可充气式枕头。

患者体位

- 患者仰卧于带腰桥的手术床上，或者腰下垫可充气枕（图 17.2）。
- 垫高腰部，使手术节段腰椎过伸。
- 腰椎前凸，手术椎间隙撑开。
- 将患者上肢固定于胸前，不影响术者及 C 形臂空间。

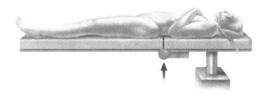

图 17.2　患者仰卧于手术床上，箭头指示腰桥位置。（From Aryan et al. [21] Reprinted with permission from Elsevier）

手术入路

- 做左侧旁正中皮肤切口（图 17.1 和图 17.3）。

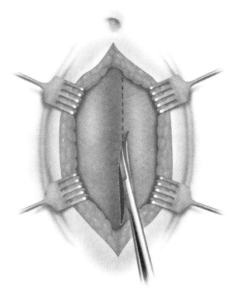

图 17.3　切开腹直肌鞘。（From Aryan et al. [21] Reprinted with permission from Elsevier）（见彩图）

- 牵开皮下组织，显露筋膜。用剪刀纵向分离。
- 用手指或钝性拉钩向左侧牵开左侧腹直肌（图 17.4）。
- 用组织剪或钝性分离纵向游离深层筋膜（图 17.5）。

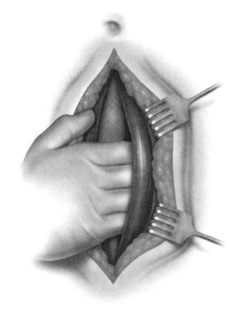

图 17.4 在腹直肌后钝性分离。（From Aryan et al. [21] Reprinted with permission from Elsevier）（见彩图）

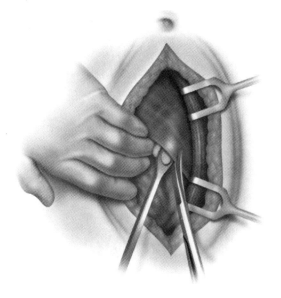

图 17.5 切开腹横筋膜。（From Aryan et al. [21] Reprinted with permission from Elsevier）（见彩图）

- 显露髂腰肌，髂动静脉（图 17.6）。

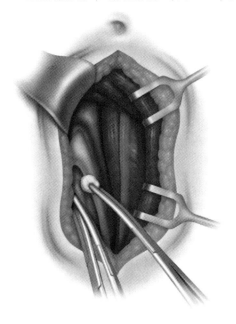

图 17.6 钝性分离进入腹膜外间隙。（From Aryan et al. [21] Reprinted with permission from Elsevier）（见彩图）

L5-S1 入路

- 显露 L5-S1 椎间盘，结扎骶正中血管（图 17.7）。

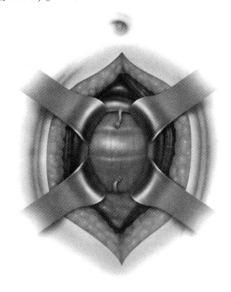

图 17.7 暴露腰椎间盘前方。（From Aryan et al. [21] Reprinted with permission from Elsevier）（见彩图）

- 进一步钝性分离椎间盘前组织，仔细钝性分离，避免使用电凝。先分离左侧，再向右侧分离，保证椎间盘左侧充分显露。
- 非常小心地保护双侧髂总血管。
- 钝性游离左侧髂总静脉、动脉，然后游离右侧髂总血管。
- 将所有的髂血管向外、向上牵开（图17.7）。
- 在椎间盘相邻椎体内钉入 4 根撑开钉，或应用体外型拉钩系统（图 17.8 和图17.9）。
- 侧位 C 形臂确定手术节段。
- 前正中切开椎间盘前纤维环。前纤维环瓣可用于保护双侧血管。
- 做左侧切口将椎间盘前纤维环向右翻开保护大血管。
- 如需要可将翻起的纤维环瓣缝合固定。

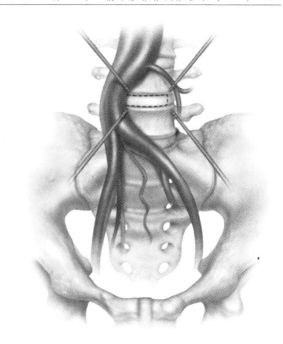

图 17.9　L4-L5 椎间盘前方及大血管位置。（From Aryan et al. [21] Reprinted with permission from Elsevier）（见彩图）

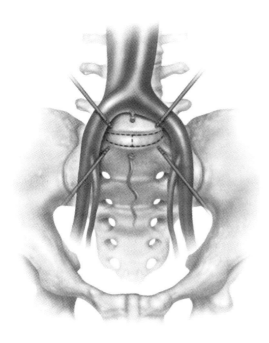

图 17.8　L5-S1 椎间盘前方及大血管位置。（From Aryan et al. [21] Reprinted with permission from Elsevier）（见彩图）

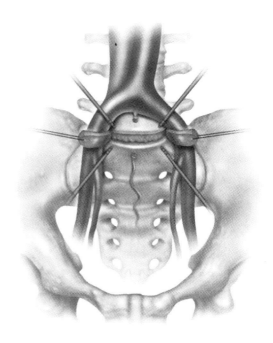

图 17.10　用拉钩继续向两侧牵开，以便植入融合器。（From Aryan et al. [21] Reprinted with permission from Elsevier）（见彩图）

彻底切除椎间盘

彻底切除椎间盘是 ALIF 和腰椎间盘置换术的前提。彻底切除范围包括椎间盘后外侧，目的在于：

- 平行撑开椎间隙，恢复椎间高度，撑开椎间神经孔。
- 保持终板表面平行，保证融合器与终板界面应力均衡。
- 采用尽量大的融合器，空间充分。

椎间盘切除技术

- 用咬骨钳、刮匙或椎间盘剥离器去除椎间盘中间部分（图 17.11）。

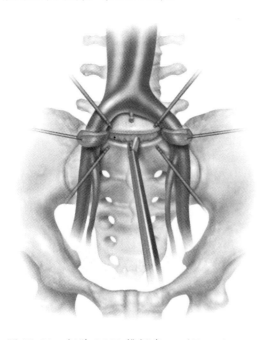

图 17.11 切除 L5-S1 椎间盘。（From Aryan et al.[21] Reprinted with permission from Elsevier）（见彩图）

- 必须小心操作，避免损伤骨性终板。
- 用撑开器和撑开钳逐步撑开椎间隙，显露并去除残余的椎间盘组织，只保留侧方纤维环。
- 做椎间盘置换术时，务必切除后外侧纤维环。

终板处理

- 从一侧向另一侧，用刮匙彻底去除软骨终板。
- 必须小心，避免损失骨性终板。
- 必要时，切除椎体前后方骨赘，休整终板形态，以利内植物置入
- 保证骨性终板的完整性非常重要。完整的骨性终板能够为融合器提供一个坚实的基础，降低融合器下沉的风险。

影像学监测

后前位 C 形臂监测确定椎体正中线对于准确置入内植物非常重要。虽然调整 C 形臂来获得一张完美的后前位 X 线片需要费时费力，但为了最佳的手术疗效还是值得的。将 C 形臂调整至双侧椎弓根等大，距离棘突位置均等。

（张继东 译 李世民 校）

参考文献

1. Lubbers T, Bentlage C, Sandvoss G. Anterior lumbar interbody fusion as a treatment for chronic refractory lower back pain in disc degeneration and spondylolisthesis using carbon cages – stand alone. *Zentralbl Neurochir.* 2002;63(1):12–17.
2. Resnick DK, et al. Guidelines for the performance of fusion procedures for degenerative disease of the lumbar spine. Part 11: interbody techniques for lumbar fusion. *J Neurosurg Spine.* 2005;2(6):692–699.
3. Suk KS, et al. Comparison between posterolateral fusion with pedicle screw fixation and anterior interbody fusion with pedicle screw fixation in adult spondylolytic spondylolisthesis. *Yonsei Med J.* 2001;42(3):316–323.
4. Ishihara H, et al. Minimum 10-year follow-up study of anterior lumbar interbody fusion for isthmic spondylolisthesis. *J Spinal Disord.* 2001;14(2):91–99.
5. Mulconrey DS, et al. Interobserver reliability in the interpretation of diagnostic lumbar MRI and nuclear imaging. *Spine J.* 2006;6(2):177–184.
6. Thalgott JS, et al. A new classification system for degenerative disc disease of the lumbar spine based on magnetic resonance imaging, provocative discography, plain radiographs and anatomic considerations. *Spine J.* 2004;4(6 Suppl):167S–172S.
7. Benneker LM, et al. Correlation of radiographic and MRI parameters to morphological and biochemical assessment of intervertebral disc degeneration. *Eur Spine J.* 2005;14(1):27–35.

8. Knox BD, Chapman TM. Anterior lumbar interbody fusion for discogram concordant pain. *J Spinal Disord*. 1993;6(3): 242–244.

9. Bradford DS, Zdeblick TA. *The Spine*. 2nd ed. Philadelphia: Lippincott Williams & Wilkins; 2004. pp. xiv, 354.

10. Brau SA. Mini-open approach to the spine for anterior lumbar interbody fusion: description of the procedure, results and complications. *Spine J*. 2002;2(3):216–223.

11. Rajaraman V, et al. Visceral and vascular complications resulting from anterior lumbar interbody fusion. *J Neurosurg*. 1999;91(1 Suppl):60–64.

12. Inamasu J, Guiot BH. Vascular injury and complication in neurosurgical spine surgery. *Acta Neurochir (Wien)*. 2006;148(4): 375–387.

13. Inamasu J, Kim DH, Logan L. Three-dimensional computed tomographic anatomy of the abdominal great vessels pertinent to L4–L5 anterior lumbar interbody fusion. *Minim Invasive Neurosurg*. 2005;48(3):127–131.

14. Saraph V, et al. Comparison of conventional versus minimally invasive extraperitoneal approach for anterior lumbar interbody fusion. *Eur Spine J*. 2004;13(5):425–431.

15. Kaiser MG, et al. Comparison of the mini-open versus laparoscopic approach for anterior lumbar interbody fusion: a retrospective review. *Neurosurgery*. 2002;51(1):97–103; discussion 103–105.

16. Inamasu J, Guiot BH. Laparoscopic anterior lumbar interbody fusion: a review of outcome studies. *Minim Invasive Neurosurg*. 2005;48(6):340–347.

17. Heniford BT, Matthews BD, Lieberman IH. Laparoscopic lumbar interbody spinal fusion. *Surg Clin North Am*. 2000;80(5): 1487–1500.

18. Chung SK, et al. Comparative study of laparoscopic L5–S1 fusion versus open mini-ALIF, with a minimum 2-year follow-up. *Eur Spine J*. 2003;12(6):613–617.

19. Zdeblick TA, David SM. A prospective comparison of surgical approach for anterior L4–L5 fusion: laparoscopic versus mini anterior lumbar interbody fusion. *Spine*. 2000;25(20): 2682–2687.

20. Gumbs AA, et al. The open anterior paramedian retroperitoneal approach for spine procedures. *Arch Surg*. 2005;140(4): 339–343.

21. Aryan HE, Acosta FL Jr., Ames CP. The Charité Artificial Disc: insertion technique. *Neurosurg Clin N Am*. 2005 October;16(4):637–650, vii.

第 *18* 章 | 脊柱经皮椎弓根螺钉植入

Hormoz Sheikh, Ramiro A. Perez de la Torre, Oksana Didyuk, Vickram Tejwani, Mick J. Perez-Cruet

简介

脊柱内固定由来已久，早在 1911 年 Hibbs 首先采用脊柱后路融合术治疗脊柱畸形[1]。然而，直到 1962 年，Harrington 开始使用撑开固定棒，脊柱内固定技术才广为流行起来[2]。1982 年 Luque 引入了节段固定的概念，改进了脊柱内固定技术。现代腰骶段脊柱内固定时代则是由 Roy-Camille 等[3] 应用了基于椎弓根螺钉技术的通用型器械开始的。

许多研究表明手术时保留脊柱后方解剖结构（即韧带、肌肉等）对脊柱功能有益[4-12]。传统的脊柱后方手术入路需要彻底剥离附着在脊柱上的肌肉、韧带，以便显露术野及植入内固定。剥离过程对肌肉、韧带造成的损伤会影响肌肉的功能，造成肌肉萎缩。多项研究已经证实了脊柱手术中牵开肌肉过程会对竖棘肌、多裂肌造成不良影响[13]。此外，传统手术中肌肉的缺血再灌注、失神经支配、关节突关节损伤会导致脊柱内固定转移综合征，导致相邻节段椎管狭窄[14]。脊柱内固定转移综合征导致患者不得不接受再次手术减压并延长固定节段。延长内固定节段后其相邻节段仍然会继续加速退变，乃至需要再次手术，形成恶性循环。转移综合征的发生机理如下：广泛剥离附着在脊柱后方的肌肉、韧带后，融合节段和相邻的节段之间出现相对失稳。此时，固定相邻节段的关节突、韧带逐渐增生以限制失稳造成的非生理性活动。严重的关节突关节、韧带增生会造成椎管和神经根通道狭窄。保留脊柱后方肌肉、韧带结构能够降低甚至消除医源性相邻节段退变。此前的微创脊柱内固定病例中很少见到内固定转移综合征发生。微创内固定能够更好地维护脊柱健康、提高预后效果、降低再手术率。

微创脊柱内固定术的目标是保留棘突的完整性，预防腰椎手术失败综合征[15]。该技术应用术中影像监测指导椎弓根螺钉的植入，而不需要广泛剥离肌肉，暴露入钉点。其优势有：更小的切口，保留棘突周围肌肉、韧带的完整性，无须暴露脊柱，减少失血量，更安全准确地植入椎弓根螺钉。越来越多的研究表明微创脊柱内固定技术在治疗椎间盘退变性腰痛、脊柱滑脱、椎管狭窄方面具有较大优势[6,7,12,16]。

本章详细介绍常用的两种安全、有效的经皮脊柱椎弓根螺钉植入技术。该技术的优点是不需要暴露脊柱后方骨性标志物，从而更好地保护椎旁肌，降低术后背部不适的发生率。在术中影像监测下经皮植入椎弓根螺钉需要的设备见下表。

表 18.1　经皮植入椎弓根螺钉所需设备

1. 影像监测系统
2. 保护医师和患者的铅围裙及甲状腺防护罩
3. 透 X 线的手术台
4. 空心螺钉系统
5. K 氏针及植入器
6. Jamshidi 针或椎弓根穿刺系统

患者俯卧于透 X 线手术台上。下方空间充足的手术台有利于术中 C 形臂的摆放，尤其是对 S1 椎弓根螺钉的植入非常重要。先在严格消毒铺单的 C 形臂监测下正、侧位透视，确定手术节段。在手术区植入植骨材料后，C 形臂正位透视，将目标椎弓根置于显示屏正中，确保 X 线从椎弓根贯穿。确定关节突关节外缘和横突的交点为入钉点（图 18.1a，b），然后将 C 形臂调至侧位，以确定 K 氏针的深度（图 18.1d）。确定椎弓根位置前，可用透 X 线的标记物确定皮肤切口位置。

确定 X 线贯穿目标椎弓根的方法是：在 C 形臂正位监视下，目标椎体终板显示为一条直线，而不是椭圆，而且棘突位于双侧椎弓根连线中点（图 18.1b）。对于体型较大的患者，可能需要调整 C 形臂的对比度和准直模式以更清楚地显示这些解剖学标志。在正位监测下清晰显示双侧椎弓根，尤其是椎弓根内侧骨皮质，如果穿刺针突破椎弓根内侧骨皮质可能造成神经结构损伤。观察目标相邻节段椎弓根也有助于确定目标节段椎弓根的位置，尤其是在 S1 节段，在此节段椎弓根的外上方边界非常不清楚。

由外向内的椎弓根入路

将穿刺针尖端置于关节突关节外缘和横突的交点（图 18.1a，b），沿着椎弓根方向逐渐钉入穿刺针，直到椎弓根和椎体交界处，注意不要损伤椎弓根内侧骨皮质（图 18.1c，d）。穿刺针打入过程要在 C 形臂正侧位监测下进行，采用和椎体成形术相同的穿刺技术。穿刺针到达椎弓根和椎体交界处后，可以将穿刺针加大内侧入路角度，继续进入到椎体 1/4 至 1/2 深度后，将细 K 氏针沿着空心穿刺针插入椎体（图 18.1d，e）。小心撤出穿刺针，与此同时，一名助手用持针器固定 K 氏针，避免 K 氏针随穿刺针一同拔出。沿着 K 氏针从下到大插入不同型号的肌肉扩张套管，避免肌肉进入术野。在此过程中助手要用持针器控制 K 氏针位置，避免 K 氏针随套管继续深入。沿着 K 氏针攻丝，拧入适合型号的椎弓根螺钉（图 18.2e）用固定棒导入设备将固定棒和螺钉尾端连接，拧紧。由于微创操作下不能直视椎弓根螺钉和固定棒连接处，最后拧紧时固定棒可能会向外侧滑出螺钉尾端，因此为避免这种情况发生，在最终拧紧螺母之前一定要正位透视确定固定棒位置无误。

椎弓根螺钉的"牛眼"定位

"牛眼"技术是另一种经皮准确定位椎弓根的方法[3-5]。如上所述正位透视目标椎弓根。将特制的 P-C 椎弓根定位设备固定在目标椎弓根的上关节突上（图 18.3a-c）。调整定位设备的角度，确定目标椎弓根的中心点（图 18.3c-d）。用小锤轻轻敲击将定位针钉入关节突。和之前介绍的技术不同，牛眼技术中定位针并不经椎弓根钉入：拔出 P-C 定位器械的中心套管，向椎弓根内拧入 K 氏针至 0.5 ~ 1cm 深（图 18.3d-e）。取出 P-C 定位装置，正位透视确认 K 氏针位置准确。必要时，调整 K 氏针的位置也很容易。由于 P-C 装置钉入骨组织不深，取出 P-C 定位装置时 K 氏针不容易被一起拔出。将 C 形臂调至侧位，P-C 定位装置安在 K 氏针上，将 K 氏针继续拧入直至椎体 1/2 深度。沿着 K 氏针依次导入不同型号的扩张器，最后用管型撑开器将周围肌肉牵开。在撑开器内对目标椎弓根攻丝、按上述方法拧入适合型号的椎弓根螺钉。沿着 K 氏针导入所有套管、撑开器过程中一定要用持针器牢牢稳住 K 氏针，避免 K 氏针继续深入，如果 K 氏针穿透椎体前方则可能损伤腹腔脏器（图 18.3e）。术后 CT 扫描已经验证了这项技术的可靠性。

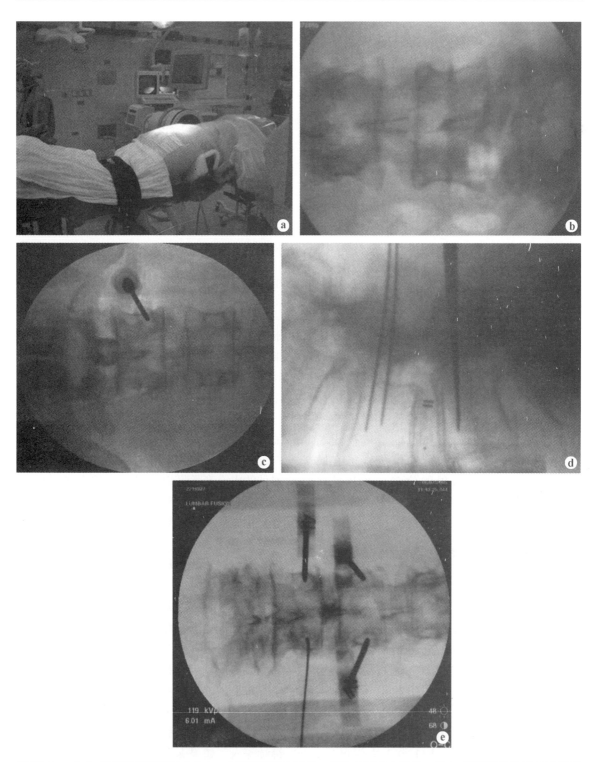

图18.1　（a）将患者俯卧于手术台上，C形臂能够在正位、侧位之间自由转换。（b）目标椎体置于显示屏正中，椎体终板显示为一条直线，棘突位于双侧椎弓根连线中点。（c）穿刺针尖端置于关节突外缘与横突交点。（d）椎弓根基底和椎体交界处，确保穿刺针不要穿破椎弓根内侧骨皮质。（e）置入 K 氏针，拔出穿刺针后，可进行其他椎弓根穿刺。（见彩图）

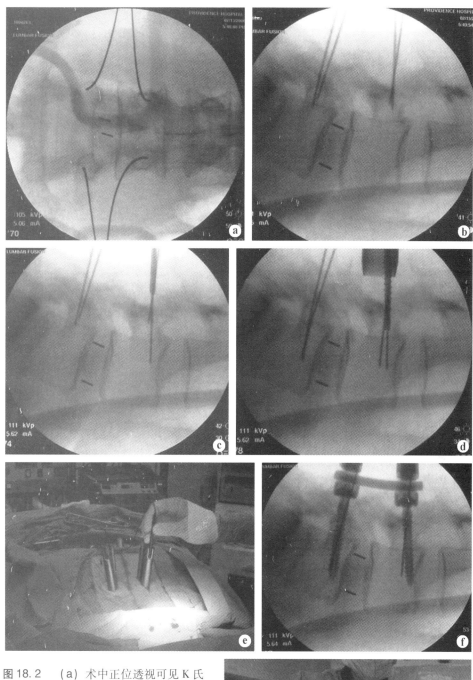

图 18.2　（a）术中正位透视可见 K 氏针置入双侧椎弓根内，K 氏针位于椎弓根内侧壁外侧。（b）（c）侧位透视，K 氏针通过椎弓根进入椎体。（d）沿着 K 氏针对椎弓根攻丝。（e）拧入椎弓根螺钉，（f）握紧 K 氏针，确保拧入螺钉时 K 氏针不随着螺钉继续深入。（g）术中椎弓根电刺激能够提高椎弓根螺钉植入的安全性。（见彩图）

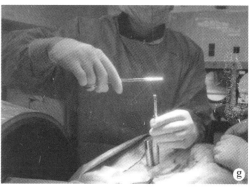

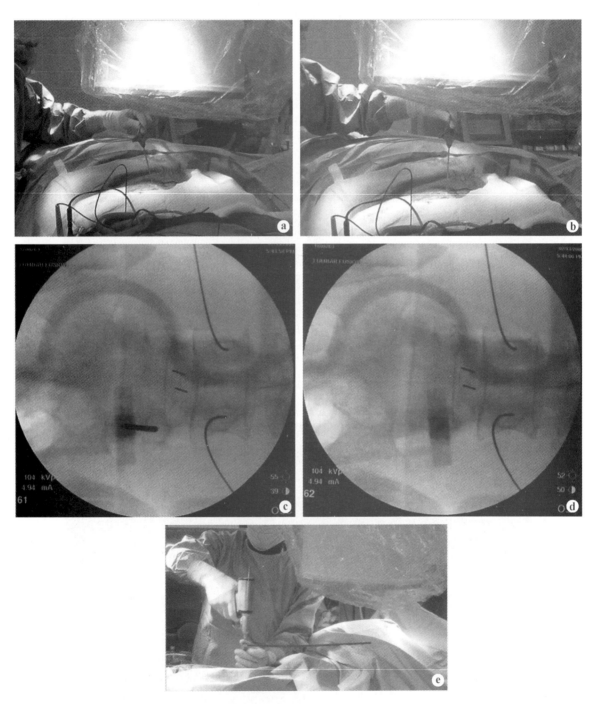

图 18.3 （a）"牛眼"定位技术用于确定直径比较大的 L4，L5，S1 椎弓根。（b）置入椎弓根定位针（Abbott Spine，Austin，TX）。（c）相应的正位透视显示（d）目标椎弓根。（e）由于定位针并未进入椎弓根，需要用持针器帮助将 K 氏针插入椎弓根，避免 K 氏针进入椎管。（见彩图）

有学者回顾性分析了一组病例的术后 CT 资料（图 18.4）。用 CT 横断面扫描评估椎弓根螺钉的位置（表 18.2）。采用卡方检验和 T 检验比较术前、术后结果。纳入 41 例患者，男性 13 例，女性 28 例，一共植入 164 根直径 6.5mm 的螺钉，螺钉长度各异。其中 L2 螺钉 8 枚，L3 螺钉 8 枚，L4 螺钉 26 枚，L5 螺钉 68 枚，S1 螺钉 54 枚。所有螺钉中 110 枚位置 I 级，18 枚位置 II 级，6 枚位置 III 级，19 枚位置 IV 级，11 枚位置 V 级。影像学分级和临床效果之间没有统计学联系。没有螺钉需要即刻翻修。

表 18.2　椎弓根位置分型

I 级：椎弓根中心 1/3
II 级：椎弓根上 1/3，位于中线
III 级：椎弓根内侧 1/3，位于中心
IV 级：椎弓根中心 1/3，下壁
V 级：椎弓根外侧 1/3，位于中心

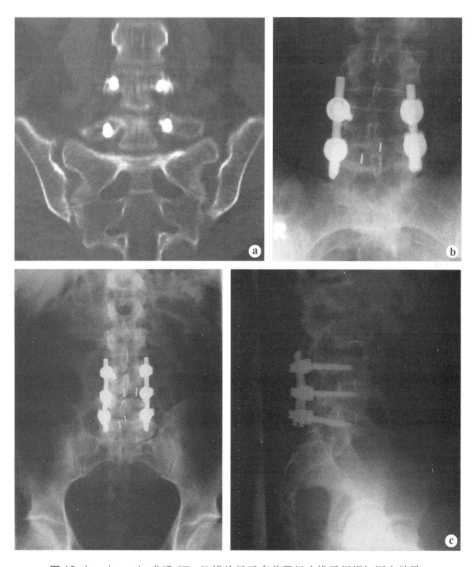

图 18.4　（a-c）术后 CT、X 线片显示多节段经皮椎弓根螺钉固定效果。

微创内固定

脊柱内固定的目标之一是促进骨性融合。取得良好疗效的要素包括充分掌握手术适应证并选择适合的患者[17]。Lonstein 等[18]在一项 10 年随访的回顾性研究中指出，如果手术医师经验丰富，严格按照手术规范操作，微创脊柱内固定手术的并发症发生率很低。Weinstein 等[19]比较了外侧入钉法与 Roy-Camille 等倡导的内侧入钉法的效果[3]，发现下腰椎椎弓根螺钉准确度较高。由于椎弓根的解剖变异较大，可能导致椎弓根螺钉植入困难。Davne 和 Myers[20]报道由于腰椎解剖结构变异、骨密度、椎弓根直径或椎间盘穿透等原因，8.1%（43/533）的患者术中遇到椎弓根螺钉植入困难或位置不满意。

一项比较脊柱微创内固定和开放内固定手术的前瞻性研究表明，微创手术患者失血较少，无须输血，临床疗效更好，但手术时间较开放手术延长[8,9]。另一项病例数更大的回顾性研究表明，技术熟练医师开展的微创手术临床疗效较开放手术更好。患者 VAS 评分由术前 7.7 降至术后 2.89，ODI 评分术前 44.4 降至术后 22.4，SF-36 评分也显著下降。按照 Prolo 评分优 76.4%，良 21.5%，可 1.96%。这组病例中没有发生内固定转移综合征，术后一年随访时，采用 TLIF 入路的融合率达 98%[21]。

Muller 等[22]用多切口法在尸体上研究腰椎骨性标记，验证内镜下椎弓根螺钉植入的可靠性[22]。Endius（Plainville, MA）开发了一套单切口的微创椎弓根螺钉固定系统。无论哪种方法，内窥镜均采用经皮的方式固定在术野上方，术中需要有双平面的透视装置。沿着探针做一个小切口，沿着探针从小到大得导入不同直径的扩张器，直到切口能够容纳工作通道。微创椎弓根螺钉系统固定需要的工作通道直径 1.5cm，长度 5cm。用直径 4mm、长度 18cm，角度 0°、30°、70° 的内窥

镜照明工作通道。和 Pathfinder 系统（Abbott Spine, Austin, TX）比较，Endius 系统（Plainville, MA）没有用于钉入椎弓根的 K 氏针或者 Jamshidi 穿刺针。而且，就其本身来说，建立坚硬的工作通道需要做更大的切口，需要更多地牵拉棘突旁肌肉，而 Abbott Spine 系统提供的管状撑开器能够更少地压迫肌肉，减少肌肉损伤。

电生理监测

我们在开展以上两种技术时都应用电生理监测；包括肌电图（EMG）和体感诱发电位（SSEP）。SSEP 常用于脊柱畸形矫正和脊髓减压手术中脊髓功能监测，监测大脑皮层对外周混合神经受到刺激的反应。通常认为电位降低 10% 以上或者信号强度降低 50% 以上具有显著意义[23]。SSEP 这种监测技术用于监测椎弓根螺钉植入有一定缺陷[24]。其结果是多个均值的累积而不是实时状态，造成不能及时发现可能的神经损伤。由于任何外周神经的组成都是多个神经根混成的，未受损神经根能够掩盖受损神经的反应，SSEP 监测并不能确切定位损伤的神经根；更重要的是通过 SSEP 监测神经感觉并不能体现运动功能状态，而运动功能状态显然更具临床意义[25]。EMG 通过皮肤表面或皮下电极监测特定肌群可以特异性地反应单个神经功能状态[25]。Owen 等[24]将脊柱外科手术监测过程分为静态期和动态期分别描述。动态期指减压、矫形或椎弓根螺钉植入过程。静态期指动态期前后的阶段。连续记录的 EMG 适用于动态期监测，而刺激诱发 EMG 适用于静态期监测[19,26-31]。这项技术原来被用于后颅窝手术中监测面神经，但它也能用于监测脊柱外科手术中神经根功能[32]。在目标神经根支配的肌肉表面或肌肉中置入电极，手术过程中连续记录 EMG。虽然受刺激的神经根会释放自发肌电活动，但总的来说肌肉都处于静息状态，这种自发肌电表现为低幅度的阶段性的复合肌肉电位（CMAP）[33]。神经根收到任

何机械性刺激都会出现异常电位。这种异常的机械刺激表现为促发的、高强度的、多相性波，或者重复的、同步的运动[17,24,26,29,30,34]。一旦出现上述表现，手术医师应当立即停止当前操作，修正手术方法，或者探查可疑受损的神经根[21,24]。椎弓根螺钉植入完成后，术中用电刺激每根椎弓根螺钉。入钉过程中也可以电刺激 K 氏针以确保位置准确（图18.2e）。如果电刺激诱发电位小于8mA，这个椎弓根螺钉可能位置不良，需要重新置钉。

影像学监测椎弓根螺钉植入

顽固性腰痛症手术应用脊柱内固定的目的是促进融合率；然而，融合率和临床症状之间未必直接相关[35]。术中准确评估椎弓根螺钉位置一直是主要难题之一[17]。传统上，多依靠脊柱骨性标记物来徒手置钉[29,36]。Berlemann 等[37]发现术中平片监测螺钉位置准确率仅为41%，加上术后平片监测准确率能够上升到47%。与 CT 监测发现的螺钉穿透率相比，X 线片会漏过其中2/3。Ferrick 等[38]发现 X 线片监测的准确率为73%～83%，其中椎弓根内壁穿透最难被发现。Farber 等[39]认为 CT 监测发现椎弓根穿透比 X 线片监测多10倍。术中椎板减压后探查椎弓根内壁是监测椎弓根螺钉位置的金标准。作者认为椎板减压后间接的触摸椎弓根内壁并不能完全保证椎弓根螺钉位置正确。Laine 等[40]用 X 线片只能发现10%的 CT 监测出的椎弓根穿透。在我们的研究中，CT 冠状面扫描是最准确的监测椎弓根螺钉位置的方法（图18.2）。

为了增加椎弓根螺钉植入的准确率，人们开发出各种计算机辅助的影像导航系统[28]。Laine 等[40,41]应用计算机辅助导航的置钉准确率达95.4%，而传统方法的准确率为86.6%。但是现有导航系统尚不能确保脊柱某些节段置钉的准确性[21]。

因此，目前脊柱外科手术对更精确的影像导航系统的需求是迫切的[42]。我们发现术中电生理刺激技术对于安全、准确植入经皮椎弓根螺钉非常重要[3,12,17,19,21,24,26,29,31,33,43-47]。

结论

经皮椎弓根螺钉固定是安全有效的外科手术。该术式的优点包括：软组织剥离少，术中出血少，保留稳定脊柱的解剖结构，术后会恢复快。椎弓根是脊柱最坚强的部分，适于内固定[14]。熟悉脊柱骨性解剖标记对术中准确经皮定位非常重要。术中电刺激椎弓根螺钉对于准确置钉很有帮助[28]。

（张继东 译　李世民 校）

参考文献

1. Hibbs RA. An operation for progressive spinal deformities. *Clin Orthop Relat Res.* 2007;460:17–20.
2. Harrington PR.Treatment of scoliosis: correction and internal fixation by spine instrumentation. *J Bone Joint Surg Am.* 1962;44:591–610.
3. Roy-Camille R, Saillant G, Mazel C. Segmental spine plates with pedicle screw fixation: a new internal fixation device for disorders of the lumbar and thoracolumbar spine. *Clin Orthop.* 1986;203:45–53.
4. Hilton DL, Jr. Microdiscectomy with minimally invasive tubular retractor. In: Perez-Cruet MJ, Fessler RG, editors. *Outpatient Spinal Surgery.* 1st ed. St. Louis, MO: Quality Medical Publishing; 2002. pp. 159–170.
5. Khoo LT, Khoo KM, Isaacs RE, Fessler RG. Endoscopic lumbar laminectomy for stenosis. In: Perez-Cruet MJ, Fessler RG, editors. *Outpatient Spinal Surgery.* 1st ed. St. Louis, MO: Quality Medical Publishing; 2002. pp. 197–215.
6. Perez-Cruet MJ. Accuracy and safety of percutaneous pedicle screw placement for degenerative lumbar disease. *Proceedings of World Spine II;* 2003 August; Chicago.
7. Perez-Cruet MJ. Accuracy and safety of percutaneous pedicle screw placement for degenerative lumbar disease. *Proceedings of AANS/CNS Section of Disorders of the Spine and Peripheral Nerves;* 2003 March; Tampa, FL.
8. Perez-Cruet MJ, Samatzis D, Isaacs RE, Fessler RG. Minimally-invasive microendoscopic transforaminal lumbar interbody fusion with percutaneous pedicle screw instrumentation. *Proceedings of the 52nd Annual CNS Meeting;* 2002 September 21–26; Philadelphia.
9. Perez-Cruet MJ, Sheikh H, Richards B, Didyuk O. A prospective, multi-center, randomized clinical trial evaluating minimally invasive versus open pedicle screw instrumentation. *Proceedings of the Congress of Neurological Surgeons;* 2005 October 10; Boston.
10. Perez-Cruet MJ, Fessler RG, Perin NI. Review complications of minimally invasive spinal surgery. *Neurosurgery.* 2002;51(Suppl 5): S26–S36.
11. Perez-Cruet MJ, Maurice MS, Foley KT. Endoscopic lumbar

microdiscectomy. In: Perez-Cruet MJ, Fessler RG, editors. *Outpatient Spinal Surgery*. 1st ed. St. Louis, MO: Quality Medical Publishing; 2002. pp. 171–183.

12. Sheikh H, Richards B, Didyuk O, Perez-Cruet MJ. Minimally invasive transforaminal lumbar interbody fusion and pedicle screw fixation: an excellent technique for treatment of chronic lower back pain secondary to spondylolisthesis or degenerative disc disease with or without associated stenosis. *Proceedings of the 22nd Annual Meeting of the AANS/CNS Section on Disorders of the Spine and Peripheral Nerves*; 2006 March; Lake Buena Vista, FL.

13. Kim DY, Lee SH, Chung SK, Lee HY. Comparison of multifidus muscle atrophy and trunk extension muscle strength: percutaneous versus open pedicle screw fixation. *Spine*. 2005; 30(1):123–129.

14. Ritland SL. Aperture system: an approach to lumbar arthrodesis and instrumentation. In: Perez-Cruet MJ, Khoo LT, Fessler RG, editors. *An Anatomical Approach to Minimally Invasive Spine Surgery*. 1st ed. St. Louis, MO: Quality Medical Publishing; 2006. pp. 615–630.

15. Pisharodi M, Chandran A. Minimally invasive lumbar intervertebral disc stabilization. In: Perez-Cruet MJ, Fessler RG, editors. *Outpatient Spinal Surgery*. 1st ed. St. Louis, MO: Quality Medical Publishing; 2002. pp. 243–262.

16. McCafferty RR, Khoo LT, Perez-Cruet MJ. Percutaneous pedicle screw fixation of the lumbar spine using the PathFinder system. In: Perez-Cruet MJ, Khoo LT, Fessler RG, editors. *An Anatomical Approach to Minimally Invasive Spine Surgery*. 1st ed. St. Louis, MO: Quality Medical Publishing; 2006. pp.599–614.

17. Isley MR, Pearlman RC, Wadsworth JS.Recent advances in intraoperative neuromonitoring of spinal cord function: pedicle screw stimulation techniques. *Am J End Technol*. 1997;37:93–126.

18. Lonstein JE, Denis F, Perra JH, Pinto MR, Smith MD, Winter RB. Complications associated with pedicle screws. *J Bone Joint Surg Am*. 1999 November;81(11):1519–1528.

19. Weinstein JN, Spratt KF, Spengler D, et al. Spinal pedicle fixation: reliability and validity of roentgenogram-based assessment and surgical factors on successful screw placement. *Spine*. 1988;13(9):1012–1018.

20. Davne SH, Myers DL. Complications of lumbar spinal fusion with transpedicular instrumentation. *Spine*. 1992;17(Suppl): S184–S189.

21. Palmer S. Electrophysiologic monitoring of percutaneous pedicle screw placement. In: Perez-Cruet MJ, Khoo LT, Fessler RG, editors. *An Anatomical Approach to Minimally Invasive Spine Surgery*. 1st ed. St. Louis MO: Quality Medical Publishing; 2006. pp. 261–277.

22. Muller A, Gall C, Marz U, Reulen HJ. A keyhole approach for endoscopically assisted pedicle screw fixation in lumbar spine instability. *Neurosurgery*. 2000;47(1):85–96.

23. American Electroencephalographic Society. Guideline eleven: guidelines for intraoperative monitoring of sensory evoked potentials. *J Clin Neurophysiol*. 1994;11:77–87.

24. Owen JH, Kstuik JP, Gornet M, et al. The use of mechanically elicited electromyograms to protect nerve roots during surgery for spinal degeneration. *Spine*. 1994;19(15):1704–1710.

25. Epstein NE, Danto J, Nardi D. Evaluation of intraoperative somatosensory-evoked potential monitoring during 100 cervical operations. *Spine*. 1993;18(6):737–747.

26. Bose B, Wierzbowski LR, Sestokas AK. Neurophysiologic monitoring of spinal nerve root function during instrumented posterior lumbar spine surgery. *Spine*. 2002;27(13):1444–1450.

27. Holland NR, Lukaczyk TA, Riley LH, Kostuik JP. Higher electrical stimulus intensities are required to activate chronically compressed nerve roots. *Spine*. 1998;23(2):224–227.

28. Sheikh H, Didyuk O, Perez-Cruet MJ. A retrospective comparative study of intraoperative EMG-based neuromonitoring of percutaneous pedicle screw placement and post-operative computed tomographic scan confirmation. *Proceedings of the 22nd Annual Meeting of the AANS/CNS Section on Disorders

of the Spine and Peripheral Nerves*; 2006 March; Lake Buena Vista, FL.

29. Toleikis JR, Skelly JP, Carlvin AO, et al. The usefulness of electrical stimulation for assessing pedicle screw placements. *J Spinal Disord*. 2000;13(4):283–289.

30. Toleikis JR. Neurophysiological monitoring during pedicle screw placement. In: Deletis V, Shils JL, editors. *Neurophysiology in Neurosurgery: A Modern Intraoperative Approach*. 1st ed. New York: Academic Press; 2002. pp. 231–264.

31. Weiss DS.Spinal cord and nerve root monitoring during surgical treatment of lumbar stenosis. *Clin Orthop Relat Res*. 2001;384:82–100.

32. Prass RL, Luders H. Acoustic (loudspeaker) facial electromyographic monitoring: Part I. Evoked electromyographic activity during acoustic neuroma resection. *Neurosurgery*. 1986;19(3): 392–400.

33. Lenke LG, Padberg AM, Russo MH, et al. Triggered electromyographic threshold for accuracy of pedicle screw placement: an animal model and clinical correlation. *Spine*. 1995;20(14): 1585–1591.

34. Welch WC, Rose RD, Balzer JR, Jacobs GB. Evaluation with evoked and spontaneous electromyography during lumbar instrumentation: a prospective study. *J Neurosurg*. 1997;87(3): 397–402.

35. West JL, III, Bradford DS, Ogilvie JW. Results of spinal arthrodesis with pedicle screw-plate fixation. *J Bone Joint Surg Am*. 1991;73(8):1179–1184.

36. Rampersaud YR, Simon DA, Foley KT. Accuracy requirements for image-guided spinal pedicle screw placement. *Spine*. 2001;26(4):352–359.

37. Berlemann U, Heini P, Muller U, et al. Reliability of pedicle screw assessment utilizing plain radiographs versus CT reconstruction. *Eur Spine J*. 1997;6(6):406–410.

38. Ferrick MR, Kolwalski JM, Simmons ED. Reliability of roentgenogram evaluation of pedicle screw position. *Spine*. 1997;22(11): 1249–1252.

39. Farber GI, Place HM, Mazur RA, et al. Accuracy of pedicle screw placement in lumbar fusions by plain radiographs and computed tomography. *Spine*. 1995;20(13):1494–1499.

40. Laine T, Lund T, Ylikoski M, et al. Accuracy of pedicle screw insertion with and without computer assistance: a randomized controlled clinical study in 100 consecutive patients. *Eur Spine J*. 2000;9(3):235–240.

41. Laine T, Makitalo K, Schlenzka D, et al. Accuracy of pedicle screw insertion: a prospective CT study in 30 low back patients. *Eur Spine J*. 1997;6(6):402–405.

42. Eichholz KM, Nioguy S, Samartzis D, Jako RV, Perez-Cruet MJ. Application of image guidance in minimally invasive spine surgery. In: Perez-Cruet MJ, Khoo LT, Fessler RG, editors. *An Anatomical Approach to Minimally Invasive Spine Surgery*. 1st ed. St. Louis MO: Quality Medical Publishing; 2006. pp. 207–222.

43. Glassman SD, Dimar JR, Puno RM, et al. A prospective analysis of intraoperative electromyographic monitoring or pedicle screw placement with computed tomographic scan confirmation. *Spine*. 1995;20(12):1375–1379.

44. Isaacs RE, Santiago P, Fessler RG, Bresnahan L. Microendoscopically assisted transforaminal lumbar interbody fusion. In: Fessler RG, Sekhar L, editors. *Atlas of Neurosurgical Techniques: Spine and Peripheral Nerves*. 1st ed. New York: Thieme; 2006. pp. 859–865.

45. Maguire J, Wallace S, Madiga R, et al. Evaluation of intrapedicular screw position using intraoperative evoked electromyography. *Spine*. 1995;20(9):1068–1074.

46. Wiltse L. History of pedicle screw fixation of the spine [State-of-the-Art Review]. *Spine*. 1992;6:1–10.

47. Zak SM, Calancie B, Krishnamurthy S. Intraoperative monitoring during spine surgery. In: Perez-Cruet MJ, Khoo LT, Fessler RG, editors. *An Anatomical Approach to Minimally Invasive Spine Surgery*. 1st ed. St. Louis, MO: Quality Medical Publishing; 2006. pp. 223–260.

第 19 章

髂骨取骨和融合技术

Jeff S. Silber, Alexander R. Vaccaro

简介

在美国每年脊柱外科会进行大约 25 万例骨移植手术。自体前和后髂骨移植（A/PICG）通常用于脊椎外科结构重建并获得融合。比起其他移植材料，使用自体髂骨移植的临床结果是更加可以预测的，后者包括同种异体移植物、异种移植和人造材料。颈椎前路椎间盘切除（ACD）或颈椎前路椎体次全切除（ACC）及椎体融合术的基本原则包括通过结构性移植获得生物性骨愈合，以使前柱复原从而获得减压。结构皮质自体骨移植有内在稳定性并可提供支撑，同时自体松质骨提供骨传导的底物和对融合成功很重要的细胞及蛋白质。然而，骨松质不能起到生物支撑或结构稳定性的作用。通常来自前和后侧髂骨嵴的体松质骨从前方被植入于结构融合器中或从后方沿颈椎后外侧块或横突间植入。

整个文明世界为了追求这个目的在 ACDF 和 ACCF 手术中广泛使用自体三皮质骨的 AICBGs。使用这些结构性移植是为实现几个目的，包括减压后负重，脊椎力线重建（脊椎前弯）和固体椎体融合。在腰椎后横突融合术中，相比 1 级或 2 级前侧脊椎椎间成形术需要更多的骨移植。这常要求刮取非常多松质骨（>45mL），这可能潜在导致术后供骨区出现并发症。即使已知这样取骨会引起并发症，但使用自体髂骨移植对比同种异体移植或人造移植取得更好的融合效果已有许多依据。这归功于自体髂骨移植有更好的骨诱导和骨传导的性能。此外，使用自体移植骨源患者骨组织可获得移植系数较近的匹配，从而减少移植塌陷和断裂的可能。自体骨源也避免疾病传染和类似同种异体骨的移植排异反应。

不幸的是，提取髂骨移植具有相当大的引起供骨区并发症的风险。减少这些并发症的方法焦点在于或者避免自体移植取骨，或者使用微创技术和尽可能多地保存自身髂骨嵴皮质结构。微创移植骨提取策略的最初设计是尽可能减少软组织破坏，同时也尽可能多地保护髂骨嵴取骨区皮质面积。这可能改善供骨区长、短期并发症的发病率。本章讨论通过各种微创方法策略在前或后侧髂骨取骨的利与弊。

前侧髂骨嵴取骨术

有报道使用自体髂嵴骨在一或二级 ACDF 和一级 ACCF 手术的融合率范围为 83%～100%[1-6]。使用颈椎前路钢板固定术增加了椎节的稳定性，改善多椎节的融合率及减少移植骨的移位和塌陷[3,5-7]。不幸的是使用自体骨源所付出代价是取骨区经常的、慢性的和延续一生的不适感，干扰日常活动和要求终生服药，这种不幸的并发症可能是非常明显的，必须在术前向患者非常清楚地解释。髂前嵴取骨移植的其他常见问题包括股外侧皮神经损伤、髂骨翼骨折和医源性疝气[8-11]。

技术

自体的 AICBG 取骨能使用标准前侧入路

从右或左髂骨嵴获得。对于三皮质取骨，用
1% 利多卡因和肾上腺素渗透后，平行且在髂
骨嵴上缘，在髂前上棘（ASIS）后方至少
2.5cm 处用第 10 号或 15 号手术刀作皮肤切口
（图 19.1 和图 19.2）。这将有助于避免损伤股
外侧皮神经和未来后发的髂前上脊撕脱骨折。
皮肤的切口长度基于移植尺寸的需要而变化，
但当使用小的牵引器时该伤口可作为可伸缩
的活动窗口。切开向下沿髂骨嵴上缘至筋膜，
使用电刀避免出血和减少血肿形成。小心切
开筋膜尽量避免肌肉的损伤（图 19.3）。提
起筋膜用电刀从中间开始用骨膜下方式剥离
前侧髂骨的内、外板，自上到下形成好的筋
膜套，以利于后面关闭伤口。测定适当尺寸
的三皮层移植骨，截骨使用摇摆骨锯（图
19.4~图 19.6）。一旦取出移植骨，立即使用
止血剂如干明胶海绵或骨蜡进行骨髓止血。
常见于瘦弱患者的骨移植区底部缺陷明显，
用咬骨钳剪平边缘（图 19.7）。在缺陷的上
方用一号 Vicryl 线修复缝合中间和外侧与腹
肌相连的骨膜和筋膜。皮下组织使用近似
2.0Vicryl 线缝合和皮肤切口，使用连续 3.0
可吸收 Monocryl 线或 5.0Prolene 线行可拉出
线的皮内缝合，随后无菌胶条和无菌敷料包
扎。0.5% 不含肾上腺素的丁哌卡因被注射进
入皮肤边缘以缓解术后疼痛。髂骨移植术经
常是在最初的颈部切口和颈椎暴露之后、术
中等待标记侧位颈椎放射线片之时进行。如
果在前侧腰间盘融合术（ALIF）中仅需要骨
松质被植入前侧融合器中，切口可以做得较
小并且使用咬骨钳或 1/4 英寸弯凿骨刀打开
髂骨嵴，其后是在内与外板间挖取骨松质，
最后如可能将皮质帽复位。另外，该方法还
可以通过较小的皮肤切口（16~24mm）使用
微创外科（MIS）撑开/牵拉系统进行操作。
在 ALIF 手术中，椎间融合器需要骨松质时
MIS 技术表现不错。在开始小的皮肤切口后，
在髂骨取骨前需要的软组织逐渐地被撑开。
一旦移植完成，牵拉系统被移开，缝合即
开始。

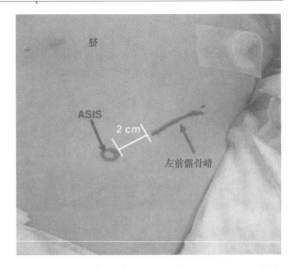

图 19.1　左前髂骨嵴小的进入切口。（ASIS：髂前
上棘）

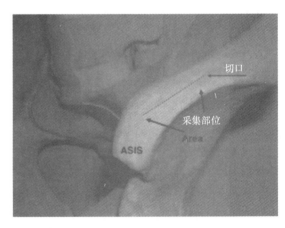

图 19.2　左髂骨尸体标本显示适当取髂骨的适当切
口处。（ASIS：髂前上棘）（见彩图）

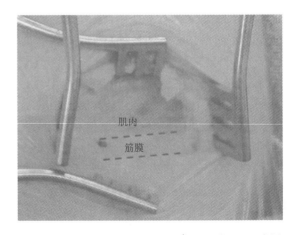

图 19.3　切开至筋膜层显示上下方的肌肉。（见彩图）

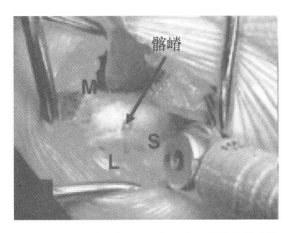

图19.4 显露髂骨脊与摇摆锯。牵开器沿髂骨脊放置。（见彩图）

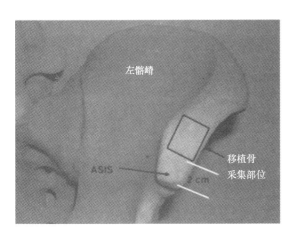

图19.5 左侧髂骨脊尸体标本显示移植骨提取的适当区域。（ASIS：髂前上棘）

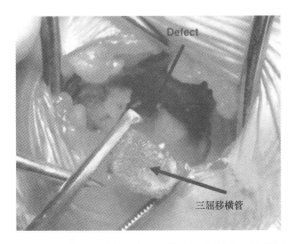

19.6 三皮层骨移植提取。移植后显示缺损。（见彩图）

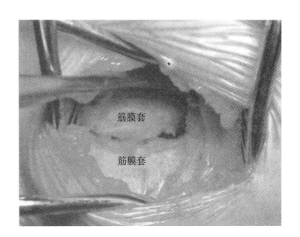

图19.7 骨提取后为缝合形成的近似筋膜套。（见彩图）

这个技术在取骨区常见的短期并发症包括：①持续的伤口分泌物，②感染，③伤口裂开，④因疼痛而行动困难，⑤股外侧神经损伤伴神经瘤的形成。长期并发症包括：①慢性取骨区疼痛要求止痛治疗，②在取骨区不正常的感觉异常或麻木，③衣服摩擦取骨区的不适感，④由于疼痛减少活动[11]。

后侧髂骨嵴移植术

后髂骨嵴取骨（PICBG）区别于前髂骨嵴取骨，在于它通常仅是由非结构性皮质松质骨组成移植。所取骨质或者是仅由骨松质组成，或者是皮质和骨松质联合组成移植。在后腰椎横突间融合，自体移植已有好的依据证据，它是融合康复的金标准。不幸的是这种技术会引起取骨区的并发症，慢性疼痛是最常见报道的长期并发症。作者描述一种更小微创技术刮取后侧髂骨嵴自体移植骨而仍然能获得足够数量的移植物质。特别与后侧髂骨取骨相关的并发症包括臀神经和肠系膜上血管的损伤及渗透进入骶髂关节，但是同 AICBG 取骨一样，最常见的长期并发症是慢性疼痛[11,12]。

技术

自体 PICBG 刮取切口使用直的或稍微倾斜沿着髂后上嵴（PSIS），从左侧或右侧任一侧均可。臀神经在大约距髂后上嵴8cm处横跨髂骨嵴，切口不应向后方延长太远，以免不经意损伤这些浅表的感觉神经。在1%利多卡因和肾上腺素浸润麻醉后，使用第10号或15号手术刀直接在髂后上棘上方做皮肤切口，长度大约2~4cm（图19.8-图19.10）。直接在PSIS上方有个脉间平面，没有肌肉在这个区域横跨髂嵴。臀肌的肌肉起自髂骨的外侧或外板，脊旁肌肉和背阔肌起自髂嵴内侧和内板。皮肤切口能使用小的撑开器牵开作为移动的窗口。切开向下直接到PSIS上面的筋膜，使用电刀避免出血和减少血肿形成。小心切开筋膜以避免损伤任何肌肉。接下来从PSIS中间开始使用电刀在骨膜下剥离显露后侧髂骨的内外板，形成从上到下两个厚的筋膜套以利于后来的缝合。使用一组1/4到1/2英寸的弯曲骨刀从PSIS移开皮质骨帽，但仍连接于内侧皮质以备其后的复位，或者它被移走、颗粒化并被当作皮质移植（图19.11）。一旦皮质骨帽被截除，好的松质骨面马上可用于取骨（图19.12）。大的刮匙在髂骨内外板之间使用，以挖取和旋转方式获取足够尺寸的松质骨移植物（图19.13，图19.14）。要注意避免穿透髂骨内板和随后的骶髂关节，以及避免损伤髂骨外板臀神经。在要求的移植骨数量提取后，若皮质帽没被用于移植物，它将被复位（图19.15）。在冲洗后，用干的凝胶海绵或骨蜡止血。在缺损上方，内外板骨膜和腹肌筋膜伤口使用一号Vicryl线缝合（图19.16）。皮下组织使用近似2.0Vicryl线缝合，皮肤切口使用连续3.0可吸收Monocryl皮内缝合线或订书机缝合，随后无菌胶带和敷料包扎。为缓解术后疼痛，0.5%不含肾上腺素的丁哌卡因渗透入皮肤边缘。我们推荐提取髂骨移植的时间与移植置入的时间同步进行，以确保骨母细胞尽可能多的存活。如果仅是小数量骨松质被需要植入椎体间融合器，切口可以做得较小，使用窄的咬骨钳或1/4英寸弯骨刀切开髂骨嵴，随后按以前技术描述进行。尽管大数量的移植物能够通过前面所述的微创方法获得，但通过微创方法从外板谋求大量皮质松质骨条仍是不能实现的，本章也将不讨论这问题。

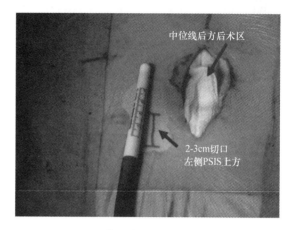

图19.8 左髂后嵴的切口划线。（见彩图）

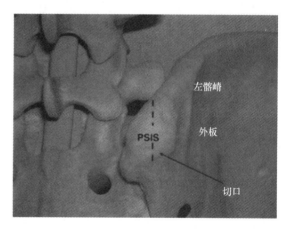

图19.9 尸体标本显示在右髂骨嵴的髂后上棘上方的切口。（见彩图）

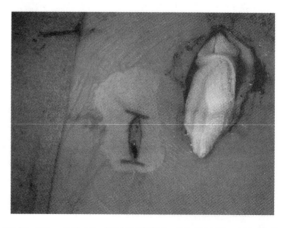

图19.10 皮肤切口到皮下脂肪和下方的筋膜。（见彩图）

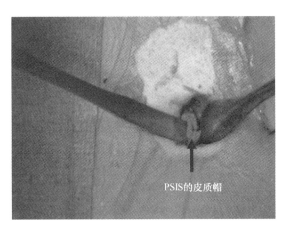

图 19.11　用弯曲骨刀显露 PSIS 移动皮质帽。（见彩图）

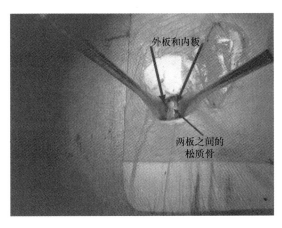

图 19.12　皮质帽已被移开，显露内外板之间的松质骨。（见彩图）

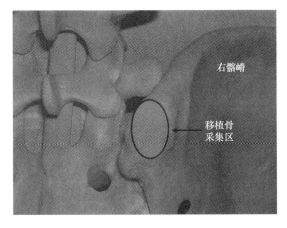

图 19.13　尸体标本显示在右髂骨板之间髂骨嵴的地方。（见彩图）

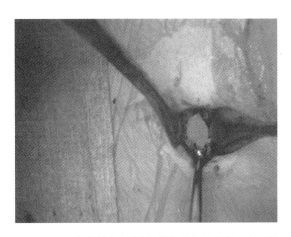

图 19.14　在内外板间用大刮匙刮取松质骨。（见彩图）

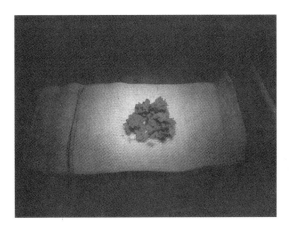

图 19.15　为后外侧融合和椎间融合器准备的移植骨。（见彩图）

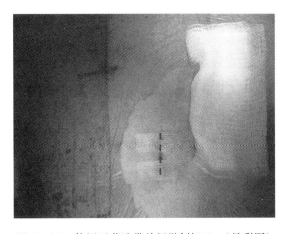

图 19.16　使用无菌胶带关闭微创切口。（见彩图）

这种技术常见的短期并发症包括：①持续的伤口分泌物，②感染，③伤口裂开，④因痛疼而行动困难。长期并发症包括：①慢性取骨区疼痛要求止痛治疗，②因臀神经损伤造成臀部的不正常的感觉异常或麻木，③由于不小心非结构性穿孔渗透引起骶髂关节疼痛。

讨论

生物融合技术的基本原则归纳为呈现的移植骨的生物相容性表现，如必要它有能力提供结构支持（ACDF 和 ACCF）以及具有骨传导/骨诱导基质促进融合康复和成熟（ACDF，ACCF，后外侧脊椎横突间融合过程）。使用自体骨移植的理论上优点归纳为高的融合率同时避免疾病的交叉传染。使用自体髂骨移植虽然是一个金标准，但对于这个技术取骨区的并发症总归是一个明显的缺点。随着微创技术的发展，软组织剥离和使用骨窗保护整体的骨结构，自体髂骨移植骨的发病率可能明显减少。即便如此，外科医师可建议那些有潜在长期功能损伤的患者选择这种治疗。

（石青译 李世民校）

参考文献

1. Cauthen JC, Kinard RE, Vogler JB, et al. Outcome analysis of noninstrumented anterior discectomy and interbody fusion in 348 patients. *Spine*. 1998;23:188–192.
2. Cloward RB. The anterior approach for ruptured cervical discs. *J Neurosurg*. 1958;15:502–514.
3. Connolly PJ, Essess SI, Kostuik JP. Anterior cervical fusion: outcome analysis of patients fused with and without anterior cervical plates. *J Spinal Disord*. 1996;9:202–206.
4. Robinson RA, Walker AE, Ferlick DC, et al. The results of anterior interbody fusion of the cervical spine. *J Bone Joint Surg (Am)*. 1962;44:1569–1587.
5. Wang JC, McDough PW, Endow K, et al. The effect of cervical plating on one-level anterior cervical discectomy and fusion. *J Spinal Disord*. 1999;12:467–471.
6. Zoega B, Karrholm J, Lind B. One-level cervical fusion. A randomized study with or without plate fixation, using radiostereometry in 27 patients. *Acta Orthop Scand*. 1998;69:363–368.
7. Wang JC, McDough PW, Endow K, et al. Increased fusion rates with cervical plating for two-level anterior cervical discectomy and fusion. *Spine*. 2000;25:41–45.
8. Arrington ED, Smith WJ, Chambers HG, Bucknell AL, Davino NA. Complications of iliac crest bone graft harvesting. *Clin Orthop*. 1996;329:300–309.
9. Banwart JC, Asher MA, Hassanein RS. Iliac crest bone graft harvest donor site morbidity: a statistical evaluation. *Spine*. 1995;20:1055–1060.
10. Cockin, J. Autologous bone-grafting complications at the donor site. *J Bone Joint Surg (Br)*. 1971;49:153.
11. Silber JS, Anderson DG, Daffner S, et al. Donor site morbidity after anterior iliac crest bone harvest for single-level anterior cervical discectomy and fusion. *Spine*. 2003;28:134–139.
12. Robertson PA, Wray AC. Natural history of posterior iliac crest bone graft donation for spinal surgery: a prospective analysis of morbidity. *Spine*. 2001;26:1473–1476.

第 20 章 间接撑开治疗中使用的技术

Hansen A. Yuan，Adam K. MacMillam，Edward S. Ahn

简介

骨质疏松会导致骨皮质和骨小梁越来越细，直至在平时正常的活动负载下出现骨折。在椎体的骨质疏松病例中，脊椎压缩骨折（VCF）可以自发或来源于低能量损伤，结果产生慢性疼痛和行动不便[1]。如治疗不及时，多发的 VCF 将会发生从而引起慢性疼痛、身高降低和脊柱畸形。更重要的是从人口统计学上看，VCF 的发生率随年龄老化而增加。此外在欧洲每年发生约 44 万例 VCF，带来 4.4 亿美金的医疗费；在美国每年 70 万例 VCF 发生，带来每年 7.5 亿的医疗费[2-5]。

为了解决这个临床问题，Galibert 和 Deramond在 1984 年进行了第一例经皮脊柱矫形术（VP）[6]。在此过程中，聚甲基丙烯酸甲酯（PMMA）在高压下被注入椎体，分散了椎体的压力和改善了结构整体的抗压性，缓解了疼痛。KypHyon 公司为进一步简化脊柱整形术来治疗脊柱侧弯，通过发展充气气囊撑开法来间接分散脊椎应力，使低压注入 PMMA 成为现实；这个方法被称为脊椎后凸矫形法（KP）。脊柱矫形术（VP）和脊椎后凸矫形法（KP）的目的都是为了增加已减弱的椎体的强度来缓解疼痛。

虽然间接撑开治疗在椎体压缩骨折方面 VP 和 KP 已经解决了经皮注入技术及所需设备问题，但 PMMA 在间接撑开治疗的使用仍局限于老年患者。在美国 PMMA 仍然是唯一被准许用于 VP 和 KP 的水泥，虽然在美国之外磷酸钙水泥（CPC）已被使用。一般来说，间接撑开治疗有好的耐受性和低的并发症，但并发症一旦发生，也是致命的。由于椎体易碎，故首先要考虑的是 PMMA 或 CPC 的外溢。在脊椎矫形术中水泥外溢是经常发生的，通常是病例的 38%～72.5%[7-9]。外溢进入软组织 6%～53%；进入脊髓腔 38%。进入椎间盘的 5%～25%；进入椎前静脉 5%～17% 及进入硬膜外静脉 16.5%[10]。水泥栓塞是经常发生的但通常无症状[11]，然而某些病例中也能致命[12]。水泥也可能会漏进硬膜外和椎间盘空隙里或通过终板。漏进硬膜外空隙的会引起脊髓压迫，为避免神经并发症而导致额外的手术。漏进椎间盘内和椎旁软组织是没有临床症状的，然而漏进终板就会引起相邻椎体压缩骨折的高风险。

本章我们将回顾这些水泥在间接撑开治疗中的操作过程。许多作者在这方面已经提供了很好的总结，总结出在 VP 和 KP 适应证里使用注射水泥有价值的特点[13-16]。这些特性被分类为操作和凝固，机械和生物力学及体内特点，本章将回顾这些水泥的性能和反应，还会讨论在这方面有影响的近期和未来技术。

聚甲基丙烯酸甲酯水泥

虽然 PMMA 间接撑开治疗已经取得了出色的临床效果[13]，但由于该物质的自然属性要想获得良好的效果而避免 PMMA 相对的潜在风险，只有推荐仔细选择患者人群，即老年骨质疏松患者。这些风险主要与物质的特性如操作、凝固和体内表现相关。

调试和凝固的特点

在 VP 应用早期，原始 PMMA 骨水泥操作和凝固特点不十分适合 VP 使用。PMMA 一般常温下凝固时间大约 8 分钟。这个时间的大部分 PMMA 都维持在一个不变的黏度。在混合后最初 30 秒~50 秒该物质有一个稀的浓度；然而这个浓度对于注射是太低了，因此外溢容易发生。当甲基丙烯酸酯单体的聚合发生时，PMMA 分子重量增加以使水泥浓度明显提高。此刻注射时外溢的风险减小。然而工作浓度状态与非工作凝固状态的转化非常快，通常这种转化被通俗描述为"速成凝固"，因此注射的窗口就显得相对狭窄。

因此，早期 VP 的使用者使用可负担得起的灌注水泥关节成型的 PMMA，如 Simplex® P，Osteopal® 和 Palacos® 以达到他们特殊的需要，调节压力和流量比以获得适当的"感觉"。他们增加单体与多体比率高于推荐比率（通常 PMMA 固体中单体含量 0.5mL/g）以延长凝固时间，减少黏度，以改善可注射性[8,17,18]。这样变化的结果是降低了 PMMA 的机械强度[18,19]。然而我们相信降低的机械强度不影响临床功能效果，因为 CPC 也能获得这样的临床效果，而 CPC 的强度比 PMMA

弱得多。更重要的是，传统的 PMMA 水泥在 VP 和 KP 中对引导过程没有足够的放射线显影性，也不适于改善可视效果。水泥经常被加入 20~30wt/wt% 的 BaSO4 和/或 1~5g 钽或钨粉[16]。当前脊椎矫形术水泥使用 30wt/wt% BaSO4 或 ZrO2，见表 20.1。同增加了单体对多体的比率一样，放射线显影性显示为强度和疲劳寿命减小[20]。但这不应影响功能性的临床效果。最后，残留的没反应的单体数目在凝固的水泥中的增加会引起动脉血压过低、心功能障碍、神经变性[18,19]。

正如前面所述，相对用于全关节置换的 PMMA 骨水泥，由于 VP 的操作特性要求改变 PMMA 的配方以降低黏度，延长凝固时间和增加发射线显像率。现在新的为脊椎矫形术"备用的"PMMA 水泥如 Osteopal® V（Biomet Merck）和 Vertebroplastic®（-Johnson 和 Johnson），无须繁多的水泥调试而能安全注入，见表 20.1。由于程序不同 PK 操作和凝固的特性与 VP 有少许不同。因为 PK 注射前对目标椎体使用充气囊，KypHon 的脊椎后凸矫形术水泥 KypHx HV-R，增加固体部分即增加黏度又增加放射线显像率。PMMA 的生物相容性和生热反应是它的主要缺点，但对于好的临床结果和通常少量注射这似乎又不是主要问题。

表 20.1 脊椎成形术 PMMA 水泥

制造商	产品名称	发射显影剂	粉末	单体	启动子;引发剂
Advanced Biomaterial Systems Inc.	SympHon™ VR Radiopaque	28 wt/wt% BaSO$_4$	71.3wt/wt% 聚甲基丙烯酸甲酯 共苯乙烯	甲基丙烯酸甲酯	二甲基对甲苯胺 过氧化苯甲酰
DePuy Spine; DePuy CMW	vertebroplastic™ Radiopaque Bone Cement	28.6 wt/wt% BaSO4	56.8wt/wt% 聚甲基丙烯酸甲酯 14.2% wt/wt% 聚甲基丙烯酸甲酯 共苯乙烯	甲基丙烯酸甲酯	二甲基对甲苯胺 过氧化苯甲酰
KypHon,Inc.	KypHX® HV-R™	30wt/wt% BaSO$_2$	68wt/wt% 聚甲基丙烯酸甲酯 共苯乙烯	甲基丙烯酸甲酯	二甲基对甲苯胺 过氧化苯甲酰

续表

制造商	产品名称	发射显影剂	粉末	单体	启动子;引发剂
Heraeus Kulzer GmbH	Osteopal® V	33wt/wt% ZrO_2	40wt/wt% 聚甲基丙烯酸甲酯 共苯乙烯	甲基丙烯酸甲酯	二甲基对甲苯胺 过氧化苯甲酰
Stryker	Spineplex®	30wt/wt% $BaSO_4$	69.1wt/wt% 聚甲基丙烯酸甲酯 共苯乙烯	甲基丙烯酸甲酯	二甲基对甲苯胺 过氧化苯甲酰

正如前述与外溢有关的主要并发症是 PMMA 注入和凝固特性的直接结果。尽管在绝大多数病例水泥溢出极少，但严重的并发症和死亡的危险是存在的，例如 Chung 等观察到在 8mL 单侧注射后双侧肾区发生脂肪栓塞[21]。Nussbaum 等确认从 1999 年到 2003 年中 58 份报告归因于并发症，其中包括 8 份死亡病例。病例包括对骨水泥过敏反应导致心脏骤停，后壁破裂导致水泥溢出及脊髓神经压迫[22]。Monticelli 等报告在这些病例中平均水泥注射量 5.4～7.1mL，主要并发症是外溢入脊髓腔或椎体周围静脉系统[12]。Monticelli 等报告在他们的病例中患者被注入 15mL PM-MA 后不久死于急性肺栓塞。法庭尸检显示水泥完全堵塞了左右肺动脉。这些并发症是直接来源于 PMMA 的操作特性。为了减小外溢，最佳化的黏度是关键。高黏度的水泥被推荐；剪切变稀或触变的特点应是理想的。

机械和生物机械性质

在间接撑开治疗中水泥的生物机械表现是由水泥本身的机械特性及水泥的注射体积及水泥在脊柱的分布决定的。几个研究者阐明了注射 PMMA 在骨折脊体中的强度和硬度的效果。Liebschner 等使用有限因素分析系统对水泥容积在椎体刚度效果方面进行了有意义的研究调查。尽管从理论上讲，他们推测在一个压缩骨折后只有 15% 的体积或 3.5mL 被需要用于恢复刚度，但对比原始水平体积越大刚度越大。不过过度灌入或不对称灌入可能达不到理想的生物力学结构[23]。Belkoff

等在一个体外尸体椎体双侧 VP 生物力学模型进行了相似目的的研究，检测剂量与恢复强度和刚度原始状态，该作者指出恢复强度仅需要 2mL，恢复刚度胸椎部需要 4mL 和腰椎部需要 6mL[24]。对比这些结果，Ryu 等在临床上注入小于 3mL 获得痛疼减轻的效果[25]。另外在骨质疏松和血管瘤症状的患者中注射 2.5mL～4mL PMMA 进入椎体也能获得疼痛缓解作用[26,27]。

本文已有很多讨论关于机械行为和临床疗效来源于增加治疗椎体的强度和刚度。给少量水泥注入，椎体的强度和刚度可能不会有明显改变，因此不能仅用水泥使病变的椎体变坚固来解释止痛效果。少量注射 PMMA 后变坚固的效果好像是不大，如果仅用少量的 PMMA 来获得止痛效果，它应仅仅是增加需要的局部刚性以减少了碎片之间活动，断块不再移动压迫神经，受累椎体不再进一步发生骨折减少炎性细胞活素的释放，所以减少了疼痛。故少量较大强度和刚性的水泥被允许注入以获得止痛效果。

在体内行为

尽管在 VP 和 KP 中 PMMA 已有很好的耐受性，但 PMMMA 仍存在三个主要热点问题。首先关注的是高聚合等温线。PMMA 聚合期间水泥的温度区间从 80°～120°，这可导致增强区域软组织热坏死。因此对于水泥外溢时这个发热反应有潜在损伤相邻组织的可能。第二个关注的是单体的毒性反应。其残存部分能导致化学坏死和血管怒张[28]。第三关注的是对于骨形成缺乏 PMMA 反应。

尽管存在这些被关注问题，但 PMMA 已经取得了临床效果。Fessl 等报告的脊椎矫形术是非常成功的。在 3 个月内疼痛减轻了 70%。经过 6 个月和 12 个月患者的生命质量增加了 92% 和 100%。然而外溢在 20% 的病例中被发现，在随访中椎体额外的骨折也被发现[29]。Martin 等在 4 年内非常成功使用脊椎成形术治疗了 40 例 68 级患者，他们使用稀释的 Simplex P（Stryker）化合物延长工作时间到 8 分钟并加 1g 钨粉（Nycomed）增加放射线显影性。他们每级取得了完全成功率 80% 和并发症率 6%。绝大多数并发症与过量 PMMA 外溢到硬膜外静脉和靠拢神经根的弓型孔有关，强调需要具有较好可操作性能的水泥[30]。

磷酸钙水泥

磷酸钙水泥（CPC's）在可用于外科治疗并具有骨传导性和可吸收性等附加优点的最好生物适应性水泥中排行前列。一组商业上可使用的 CPC 产品被提供在表 20.2 中。CPC 系列的成分固然使它们成为最"像骨的"水泥和避免了 PMMA 相关的毒性问题，使得间接撑开治疗能更积极应用于年轻患者，受益于 CPC 系列具有优秀的骨传导和可吸收性。然而 CPC 系列有几个缺点：强度差，操作困难特点及固化时间长。因此在美国 CPC 系列仅被批准于非负重使用如颅骨缺如；尚无 CPC 系列被批准用于 VP 和 KP。最后，CPC 系列在 VP 和 KP 的使用方面已导致几个负面的临床结果。

表 20.2　磷酸钙水泥

制造商	产品名称	水泥类型	基本 CaP	酸 CaP	其他添加剂	液体
Biomet Europe	Calcibon®	CDHA	α-TCP	DCP	碳酸钙；PHA	
ETEX	α-SM	CDHA	ACP	DCPD		0.9% NaCl
Lorenz Surgical	Mimix	HA	TTCP	α-TCP		柠檬酸
Merck/ Biomet	Biocement D	CDHA	α-TCP	DCP	碳酸钙 carbonate；PHA	
Mutsubishi Materials Co. , Saitama,Japan	Biopex R	CDHA	75% α-TCP 18% TTCP	5% DCPD	2% HA；硫酸软骨素钠	琥珀酸钠
Stryker	Hydroset™ Injectable HA Bone	HA	TTCP	DCP	柠檬酸三钠	磷酸钠 聚乙烯吡咯烷酮 e；水

续表

制造商	产品名称	水泥类型	基本 CaP	酸 CaP	其他添加剂	液体
	Substitute					
Stryker	BoneSource®；	HA	72% TTCP	28% DCP		0.25mol/l 磷酸氢钠
	BVF					
Synthes	ChronOS	透钙磷石	42 wt.% β-TCP	21 wt.%		5 wt% 磷酸氢镁
	Inject™		3 wt.% β-TCP	MCP		<1 wt% 焦磷酸氢钠
		颗粒				硫酸镁
Synthes	Norian® SRS®	CDHA	α-TCP	MCPM	碳酸钙	

CDHA，钙羟基磷石；DCPD，二水磷酸二钙；HA，羟磷灰石 TCP，磷酸三钙；TTCP，磷酸四钙；HA，羟磷灰石；DCP，磷酸二钙；MCPM，过磷酸钙。

磷酸钙水泥化学特性

虽然早在 1976 年 Monma 和 Kanazawa 报告 CPC 系列基于 a（alpHa）-TCP，但它高的固化温度（80℃）和长的固化时间（2H）显示它不实用[31]。直到 Chow 和 Brown 提出了一个配方基于基本磷酸四钙（TTCP；Ca4（PO4）2O）和酸性钙磷石（DCPD；CaHPO4·2H2O）混合或基本 TTCP 和酸性三斜磷钙石（DCPA；CaHPO4）混合才使得CPDs具有了临床使用的潜能[32]。

TTCP 对于 CPC 系列是一个特别重要的反应物，因为它是最基础的可溶性磷酸钙，并且是唯一的钙磷比率 2、大于 1.67（羟磷灰石的钙磷比率）的磷酸钙。DGPD 和 DCPA 首先被选择是因为他们的溶解等温线相交接近 PH 值 8。α-磷酸三钙［α（alpHa）-TCPZ；α（alpHa）Ca3（PO4）2］是第二最基本磷酸钙，但是钙磷比率只有 1.5。TTCP 用 DCPD 或 DCPA 调制成能使所有的反应物中钙磷比率为 1.67，形成化学计量 HA 水泥产品。对于 α（alpHa）-TCP 和 DCPD 或 DCPA 配方，形成非化学计量 HA 水泥产品。这些基本的磷酸钙形成了所有 CPC 系列的主干。

尽管自由基聚合使用在凝固和硬化 PMMA 是相对直接的，但 CPC 凝固和硬化的反应差别更微小且容易受生理条件影响。

典型的是 CPC 系列被调试通过磷酸钙粉末和酸性液体加速剂如磷酸氢钠混合而成。粉末与水的比率一般是 0.5g/mL，以达到要求的机械强度和可注射性。较高的粉末与液体比率有利于强度，而较低的比率以利于可注射性。

不论比率如何，凝固和硬化 PCPs 还涉及磷酸钙粉末在液体加速器的溶解度和水泥产品晶体随后的二次沉淀。当水泥晶体充分地生长到机械性地互相缠绕在一起时，被视为水泥的"硬化"，由此引发的机械强度的升高与晶体混合的程度是成比例的。形成 CPC 系列第一步是在生理条件下各种酸和基本磷酸钙盐的溶解，当周围的环境对于产品相（也就是羟磷灰石）处于不饱合溶解时便发生，直到 pH 和溶解成分达到明显的酸和基础钙盐在溶液中达到平衡的点。然而在一个给定 pH 值的溶液中，相对于少溶解相的磷酸钙，这些钙和磷酸盐离子是超饱和的，因此溶解度小的磷酸钙相开始沉淀。故钙和磷酸盐离子被从液体中耗尽以形成少溶解相，因为反应物要额外增加溶解来维持饱和度，直到所有反应物被耗尽。

在绝大多数 CPC 系列成员中，羟磷灰石是溶解度最小的磷酸钙而沉淀。水泥产品的化学性能被调试变换在①在生料中酸和基础磷酸钙，②出现沉淀时的 pH 和③添加物。例如，TTCP 能被当作基本磷酸钙的成分出现在化学计量的羟磷灰石水泥配方中。而 α（alpha）-TCP 被当作低钙羟磷灰石（CDHA）的基础磷酸钙以获得更快被吸收的材料。幸运的是凝固时间在使用液体加速剂后被缩短，液体加速剂如磷酸、乙酸、乳酸、柠檬酸、丙烯酸。这些液体加速器临时降低了水泥的 pH 值，增加了反应物的溶解度比率到达要求的阶段，使溶解的离子到达超饱和状态，最后这个化学调节直到透钙磷石水泥沉淀出现。当溶液的 pH 值大于 4 时，羟磷灰石$^{[HA;Ca10(PO4)6(OH)2]}$，低钙羟基磷灰石（CDHA）或碳酸化羟基磷灰石（CHA）水泥能被形成。然而当溶液中 PH 值小于 4 时透钙磷石水泥（二水磷酸二钙；DCPD；CaHPO4·2H2O）形成因为在这样的 PH 值时 HA 是溶解的。在这些酸反应条件下，磷酸钙也少于 TTCP 和 α-（alpha）-TCP，如 β（beta）-TCP 作为基本底物被使用。注射型 ChronOs 唯有透钙磷石水泥用于临床（仅在美国之外），其组成是 β（bete）-TCP 作为基本磷酸钙和一水磷酸一钙（MCPM）作为酸性磷酸氢钙。这个水泥由于它的酸性凝固条件一般会出现快速吸收和一些炎性反应。

调制和凝固

或许用于 VP 和 KP 中最困难的水泥系列是 CPC 系列。为了引入椎体水泥需要两个特性：注射能力和内聚力。不幸的是，这些或许是 CPC 最大的两个弱点。相似于 PMMA，CPC 是由粉末和液体混合形成适合注射的浆糊。因为 CPC 系列的亲水性，它们较易溶于体液而失去凝聚力。尽管通过增加固体和液体的比率 CPC 系列的凝聚力是增加的，结果增加了黏度从而要求更高的注射压力。因此，这浆糊在注射中可能脱水，容器中剩下的是水泥实体。用于 CPC 系列中的液体催化剂不像 PMMA 液体单体成为水泥的一部分，它通常渗出水泥，留下残存的气孔，因此粉末与液体的比率（P/L）或许是 CPC 水泥最重要

的参数。这个比率决定着 CPC 的强度和可注射性。比率低，CPC 容易注射但强度弱和松懈；比率高，CPC 较难注射但强度和密度较大。不考虑 P/L 比率，通常的缺点是缺少大的孔隙，结果是水泥在骨的快速生长中不变化，使水泥在体内的外皮退变[16]。这样，CPC 系列的多孔性和机械性能需要平衡，以获得好的可吸收性和足够的强度以及好的流变特性。

CPC 系列的凝固通过一个慢放热反应过程，溶解和沉淀的比率决定低温升高的程度。凝固的时间通常在 10 至 20 分钟范围，而 CPC 系列硬化非常慢，得到最大强度的时间大大长于 PMMA 和混合水泥。较小颗粒的粉末拥有较大的体表面积能用来增加比率促进完全转变为 HA 从而使强度增大[33]。然而小颗粒和大的体表面积均要求更多的液体形成可注射浆糊，从而最终降低了水泥的强度。

缓慢凝固的条件和差的强度肯定是缺点，然而最大的缺点是凝固中的 CPC 放射线显影性差。在荧光透视下看见正在凝固的 CPC 是困难的，而一旦看清时 CPC 就已经凝固。因为 CPC 系列用于间接撑开治疗需要可注射性（也就是低的 P/L），它们是松懈的且可视性更差。它们的放射线显影性也取决于水泥的多孔性，实践中它们是经常没足够的放射线显影性。

强度和生物机械特性

尽管 CPC 系列具有生物适应性和可吸收性，但它们仍然具有明显的时效性。当磷灰石水泥没有凝固时，它降解慢并能引起炎症反应，主要因为液体催化剂和磷酸钙[34]。磷酸氢钙水泥比磷灰石水泥降解能力强，但在体内吸收能力太快并使强度快速减弱（尽管当骨内生长发生时康复骨的机械特性增加）[35,36]。最后它们确实没凝固，然而注射非常困难。对于实用目的，CPC 系列的拉力强度是不存在的，而压力强度是低的，更重要

的是，在生理负载下疲劳负荷寿命是非常有限的[37]。由于这些差的机械特性，CPC 系列依赖骨的内生长来维持它们的物理特性。动物研究已经表明，磷灰石水泥 CPC 系列的机械特性往往持续性增加，对比之下那些磷酸氢钙 CPC 系列的机械特性由于快速吸收的特点最初降低然后当骨内生长发生时而增加[16]。然而改善 CPC 系列的机械特性有广泛研究领域且焦点在于合并聚合体添加体作为溶剂或纤维。

尽管 PMMA 与 CPC 系列相比其机械性能有很大的不同，间接撑开治疗的生物机械研究提示 CPC 系列的机械性能是足够的。大量的研究已显示在单纯的应力实验中，CPC 系列和 PMMA 的性能确有不同。Lim 等在脊柱椎体成形术模型中进行了 CPC 系列和 PMMA 的生物机械实验并对比对照椎体与被 CPC 系列或 PMMA 浸润的椎体。在他们的实验中，CPC 系列和 PMMA 的表现相似[38]。Tomita 等的结果是相似于 Lim 的，无论在间接撑开技术的 VP 或 KP 中被注射 CPC 系列和 PMMA 的椎体中强度和硬度是相似的[39]。Belkoff 等比较 Craioplastic™（PMMA）和 BoneSource™（CPC）在体外尸体脊柱模型。不像以前的报道那样，PMMA 在胸椎有较强修复性而在腰椎比较 CPC 其结果是相似的。Belkoff 的结论两种物质修复或增加椎体的强度但不是硬度[40,41]。Tomita 等也确认 CPC 系列能修复强度但不是硬度[42]。Bai 等在他们生物力学实验中比较椎体在使用 PAAM 和 CPC 系列后压力强度、硬度和整个骨质疏松和骨折的高度恢复。原始的骨质疏松椎体伴骨折强度 527 ± 43N 和硬度 84 ± 11N/mm。当 PMMA 和 CPC 系列浸润后强度和硬度分别增加到 1036 ± 100N（156 ± 8N/mm 硬度）和 1063 ± 127N（157 ± 21N/mm 硬度）。治疗骨折椎体时 PMMA 和 CPC 系列都能恢复强度导致前椎体高度增加 58%。Bai 等推论 PMMA 和 CPC 之间没有区别[43]。Perry 等也报道用磷酸钙对比 PMMA 时得出相似的结果[44]。

虽然在上述统计实验提示对比 PMMA 和 CPC 系列表现，这二者在机械特性上疲劳实验显示不同。Wilke 等发展了一种方法模拟体内椎体压力骨折动力负载已比较椎体后凸矫形术和椎体矫形术的效果，还有不同的增强材料。他们的结果证明不考虑增强的材料，椎体后凸矫形术中比椎体成形术下沉大。然而在 10 万偏心负荷周期后在 CPC 系列发现小的疲劳裂隙而 PMMA 无疲劳症状[45]。这些结果突出了关于 CPC 系列在 VP 和 KP 使用中的基础问题。考虑到 CPC 系列的低强度和脆弱的韧性，在 KP 和 VP 中 CPC 系列在疲劳负载下的表现是怎样的？如果延长疲劳负载后是否 CPC 系列崩溃，骨的内生长发生能支持结构吗？功能性临床结果是什么？

磷酸钙水泥吸收和塑形

特性如组成、孔径大小、口径的体积和结晶度提示磷酸钙水泥具有塑形和再吸收的程度。例如，由于在组成成分和它们随后溶解度的不同，透钙磷石 CPC 比磷灰石 CPC 具有更好的吸收性。另外，Norian® SRS（Synthes）和 α（alpHa）-BSM®（Etex-Merck）由于他们的非化学计量性和较差结晶度（表 20.2），因此被预期吸收性比 BoneSource®（Orthofix-Howmedica）、Biopex®（Mitubishi）和 Cementak®（Teknimed）快。Young 等报告在 24 个月后兔股骨的 Norian® SRS 体积有 30% 的降低[46]。在这个研究中，塑型期间的 Norian® SRS 通过正常细胞塑型和维持强度的过程中被吸收。如果需要快的吸收应选择硫酸钙盐如 MIIG® X3（Wright Medical Technology），尽管担心大孔隙能加速吸收但主要关心的是在骨生长进入骨缺陷前它将被吸收掉[47]。

如果新骨形成前在骨间隙中骨水泥被吸收太快那就成了缺点。此外当 CPC 再吸收时慢性微动将阻止骨的内生长。在不稳的羊胫骨缺损模型中，CPC 系列出现疲劳载荷。20

周以内明显的纤维组织出现在缺损处阻止骨生长[48]。虽然距 KP 或 VP 模型中的研究有距离，但这个研究确实提示在负载的环境里使用 CPC 系列须多几分慎重。

临床发现

不像 PMMA，CPC 系列没有因为发热反应和低血压造成的神经损伤的风险，这些反应由于单体释放进入血管系统并能够促进骨内生长。但他们由于在间接撑开中使用黏液而具有相似的并发症，也就是泄露和迟发血栓。基于最新研究和另外的 FDA 调查，CPC 系列在血栓方面比原始的设计相比具有更高的危险性。尽管如此，在美国之外间接撑开操作中使用 CPC 系列是积极的，而在美国 CPC 系列的临床记录是困难的。

Nakano 等在 55 个患者中进行了 65 次脊椎成型术，使用 Biopex，一种软骨素硫酸钠包含 α（alpHa）-TCP 基水泥（三菱材料）。被注射体积范围从小于 2mL 到多于 8mL。CPC 的 P/L 比率变化从小于 2.5 到多于 3.1.无临床症状的外溢有 23 例，相似于 PMMAD 结果（37.5%）。该作者的结论为 CPC 外溢的危险性与 PMMA 相似[49]。

Hillmeier 等比较 Calcibon（Biometric Europe），一种 α-（alhpa）-TCP 基 CPC，与 PMMA 在 KP 的使用。99 个患者（173 脊椎骨折）用 PMMA 治疗，66 例（127 脊椎骨折）使用 Calcibon 治疗。经过 KP 治疗两种水泥拥有相似的临床结果而没有灾难性事故[50]。Maestretti 等也临床评估了 Calcibon 在 KP 的使用，没有发现主要的并发症，相似于 Hillmeier 等的结果。而且 Maestretti 等观察到 Calcibon 的吸收且在一年内发生率 20.3%（在 0.3%-35.3% 范围）。因为吸收与个体生物新陈代谢有关，宽大范围的吸收率提示 CPC 系列的吸收率是不可预测的[51]。在进一步的 Calcibon 研究中，Libicher 等报告在 Calcibon 的 PK 临床结果是整体骨覆盖而 PMMA 只有

30%。影像也显示出在 CPC 再吸收和骨的内生长[52]。在另一个研究 Libicher 等使用高分辨率计算机 X 线断层摄影术在球囊扩张后凸成形术后评估椎管内水泥的体积对比 PMMA，在 12 个月后 Calcibon 平均体积减小 0.08mL，符合 2% 体积的吸收[52]。这些结果与 Nakano 的结果有些矛盾也解释了产品和不可预测的生物学上的变化性。

尽管 CPC 系列比 PMMA 有更好的生物相容性、骨传导性和吸收性，在 KP 和 VP 中使用 CPC 系列有它自己独特的一系列危险性，如在 VP 中使用 Norian 已经出现了患者死亡[53]。因为机制不清楚，Bernards 等提示 Norian 刺激凝块形成结果引起致命的肺栓塞[54]。他们报道猪在静脉注射 2mL Norian 后死亡率高达 86%，死亡率随时间的推移和注射混合计量的增加而增加。心血管变化包括肺动脉压增加和 CO_2 分压增加及动脉压降低和组织缺氧。Krebs 等用母羊进行了相似的研究，比较 PMMA 与实验的 α（alpHa）-TCP 基水泥[55]。然而没有血管栓塞和死亡被发现，但肺动脉压增加和动脉血压减少的发生相似于 Bernards 等的工作结果[54]。除了不足以引起肺栓塞外，两个研究的主要不同在于水泥的配方。在 Bernard 等的研究中使用 Norian 而 Kreb 等使用透明质酸钠包含实验的 α（alpHa）-TCP 基水泥，说明 CPC 化学成分的不同能引起明显的不同结果。根据 Kreb 等的研究，他们的水泥对比 Norian 改进了凝聚力，能阻止肺栓塞[55]。

使用在间接撑开的未来技术

间接撑开治疗领域的未来技术将要涉及先进仪器设计、材料和矫形生物学各方面。关于间接撑开操作的主要问题之一是相应的外溢物和肺栓塞的相对危险。StaXX® FX（Spinewave）已被批准用于结构椎体后凸成形术是一个潜在的减少溢出物方法。用 StaXX® FX 仪器，1mm 厚 PEEK 板插入椎体通过外侧或后外侧方法以恢复后凸畸形并用少量 PM-

MA 水泥固定之。然而 StaXX® FX 要求 8mm 宽的 PEEK 薄片和相当宽的设备。虽然外溢的风险被减小，但这操作是比 VP 和 KP 有更多的侵害性。发展肯定是其他几何固体物质通过传统椎弓根和非传统椎弓根以外的入路方法，小的入侵途径和减少外溢并恢复脊椎后凸畸形。而且这些固体物质将是 PEEK、钛合金、结构磷酸钙、可吸收的聚合物或复合材料。其他方法阻止外溢物包括使用变化的网孔以控制水泥流动。

另外一种阻止外溢物的方法是在 PMMA 中使用自由基聚合反应在间接撑开操作中发展新类型水泥如 Cortoss® （Orthovita）。尽管广泛使用在牙科实践中，但复合水泥如 Cortoss® 还没广泛使用在矫形外科。复合水泥通常由自由基聚合单体和特殊工程玻璃填料组成。这些工程玻璃填料被设计为混合单体到高体积百分比（高到 70wt%）和仍然保持足够能被注射的低黏度。另外这些玻璃填料的表面用偶联剂处理使它们与单体形成化学键。当彻底固化时这些复合水泥有极大的强度、生物适应性和抗磨损能力。

Cortoss® 具有生物适应性和容易调制性，使用一种"混合应需"系统。它是低黏度水泥拥有高于 PMMA 和 CPC 系列的机械特点。Cortoss 的突出特性是它的单体非挥发性的，黏度保持恒定直到凝固，它最大的发热温度是 63℃。它有弹性系数接近皮质骨并且能与表面骨贴合[56]。树脂成分包括双酚-A-缩水甘油基二甲基丙烯酸盐（Bis-GMA），双酚基-A-乙氧基-二甲基丙烯酸盐（Bis-EMA）和三乙二醇二甲基丙烯酸酯（TEGMA）。不像 PM-MA 聚合形成线性热塑性，Cortoss 聚合成高铰链热固成型的，导致凝固时间比 PMMA 短[16]。树脂已经广泛地使用在牙科和矫形外科并被发展为了抵销 PMMA 的缺点如放热反应和释放未反应单体。用于 Cortoss 的填充物是玻璃陶瓷能促进骨贴合；钡硼铝硅酸盐玻璃有放射线显影性和强度；摇溶硅石以减少黏度。

不像实验室的混合方法需要 PMMMA，Cortoss 的"应需混合系统"提供或许是最简单制备技术之一。Cortoss 是两部分系统被无菌地包装在一个常规的环氧基树脂筒内。使用一个枪，注射时成分被挤入混合。在注射时一次性混合端自动混合二种浆糊启动凝固反应。虽然这"混合应需"发射系统理论上允许直接水泥注射，但医师可能仍然喜欢传统套管发射系统，因为它们提供好的触觉反馈，减少水泥泄露危险。然而注射水泥的注射器和导管系统是不理想的。快速凝固也是危险的，因为可能会导致椎体内的针堵塞，因为当 Cortoss 将要凝固时没有反馈信息给外科医师。凝固时间是 3.5-8 分钟。我们相信最佳化的产品将包括为较大的安全性而设计的进一步发射系统。

与 PMMA 相比，Cortoss 拥有令人羡慕的一系列机械特性：压缩强度 210MPa，拉力强度 57MPa，在以百万次循环周期中压缩疲劳强度 120MPa。另一个优点对比 PMMA，Cortoss 具有更好的生物适应性。一个研究对比 Cortoss 与 PMMA （Simplex®P）生物适应性和界面骨强度，而植入兔股骨达 52 周和羊长骨到 78 周显示，新骨膜和骨内膜成骨形成在两个水泥的缺少部位均出现。然而起初的反应 Cortoss 比 PMMA 大。不像 PMMA，新的血管侵入 Cortoss 植入体的周围在长时期两种水泥均被包绕，但在 24 周后一半的 Simplex P 样品与骨被一层连续的纤维膜隔离。关于移位力这个研究也显示两个水泥随时间而增大。对于单杆固定法 Cortoss 比 PMMA 的移位力大。在 24 周后二种水泥相对强度相差 4.5N，这归功于 Cortoss 较快速的初期骨反应和周围较大的矿化度。使用 Cortoss 在间接撑开操作中的最初的临床观察发现疼痛缓解与 PMMA 相似。

当这些方法和材料能够足够应对骨质疏松椎体压缩骨折患者的需要时，更先进的水泥技术和骨生物活性材料将被要求治疗年轻的脊椎骨折患者。在这些病例中可能不希望被注射 Cortoss 或插入 peek 薄片，相反可注射的、承重的、可吸收水泥可能更符合要求。虽然众多的公司正在发展这样的水泥但还没有一家能够投放市场。CPC 系列以前的经验提示这些承重，可吸收水泥石不可能是纯相磷酸钙而是在磷酸钙或钙盐之间的复合材料，相似于 Orthovita 的 Cortoss 仅使用可吸收的树脂化学成分。这样的化学成分不可能利用自由基聚合体而取而代之是使用附加的化学成分。因此对于插入的固体装置，物质被限制在结构磷酸钙，可吸收聚合物或复合材料。此外要求更快的骨内生长和替换生长将要求使用骨生物活性物质如生长因子（也就是骨形态基因蛋白，血小板衍化生长因子，血管内皮生长因子等等）或干细胞。骨生物活性物质随固体植入是容易观察到，在那里溶液或包含生长因子或干细胞的胶体被注射到固体植入物之间的裂缝里，骨生物活性物质与水泥结合将有更多的挑战。因为这些骨生物活性物质是敏感的，所以在凝固反应方面水泥配方将是非常温和的。尽管如此我们相信我们仅仅是揭示了关于间接撑开操作新方法的冰山一角，未来几年医务人员将有惊喜发现。

结论

尽管间接撑开治疗的功能恢复已经是肯定的，许多材料和设备的改进将能减少患者的危险性并允许广泛交叉学科的患者使用。当前水泥配方仍然要求混合固体和液体随后放入注射装置。而且一旦水泥被混合就仅能在有限的时间内被外科医师使用。在未来的配方中，容易制备和调试将是令人期待的特性。我们相信应需混合方法将大量处理这些问题。不像 PMMA，应需混合方法也将提供更长的工作时间和考虑配制后立即注射。也无论被使用的是水泥还是固体结构设备，所有方法都将是容易插入最低限度侵入途径。关于水泥，凝固反应将发生在体温环境并具有生物适应性。另外，水泥和结构设计二者均需要具有支持成骨性能；促进骨生长的显微结构和一定吸收的范围可吸收性。

（石青译 李世民校）

参考文献

1. Ferguson SJ, Steffen T. Biomechanics of the aging spine, *Eur Spine J.* 2003;12(Suppl 2):S97–S103.
2. Akesson K, Adami S, Woolf AS. *The Year in Osteoporosis: 2004.* Boca Raton, FL: CRC Press; 2004.
3. European Prospective Osteoporosis Study Working Group. Incidence of vertebral fracture in Europe: results for the European Prospective Osteoporosis Study (EPOS). *J Bone Miner Res.* 2002;17:716–724.
4. Johnell O. Economic implication of osteoporotic spine disease: cost to society. *Eur Spine J.* 2003;12(Suppl 2):S168–S169.
5. Melton III LJ. Epidemiology of spinal osteoporosis. *Spine.* 1997;22:2S–11S.
6. Galibert P, Deramond H, Rosat P, Le Gars D. Preliminary note on the treatment of vertebral angioma by percutaneous acrylic vertebroplasty. *Neurochirurgie.* 1987;33:166–168.
7. Cotten A, Dewatre F, Cortet B, et al. Percutaneous vertebroplasty for osteolytic metastases and myeloma: effects of the percentage of lesion filling and leakage of methyl methacrylate at clinical follow-up. *Radiology.* 1996;200:525–530.
8. Jensen ME, Avery JE, Mathis JM, Kallmes DF, Cloft HJ, Dio JE. Percutaneous polymethylmethacrylate vertebroplasty in the treatment of osteoporotic vertebral compression fractures: technical aspects. *AJNR Am J Neuroradiol.* 1997;18:1897–1904.
9. Weill A, Chiras J, Simon JM, Rose M, Sola-Martinez T, Enkaoua E. Spinal metastases: indications for and results of percutaneous injection of acrylic surgical cement. *Radiology.* 1996;199(1):241–247.
10. Laredo JD, Hamze B. Complications of percutaneous vertebroplasty and their prevention. *Semin Ultrasound CT MR.* 2005; 26:65–80.
11. Bernhard J, Heini PF, Villiger PM. Asymptomatic diffuse pulmonary embolism caused by acrylic cement: an unusual complication of percutaneous vertebroplasty. *Ann Rheum Dis.* 2003;62:85–86.
12. Monticelli F, Meyer HJ, Tutsch-Bauer E. Fatal pulmonary cement embolism following percutaneous vertebroplasty (PVP). *Forensic Sci Int.* 2005;149:35–38.
13. Burton AW, Rhines LD, Mendel E. Vertebroplasty and kyphoplasty: a comprehensive review. *Neurosurg Focus.* 2005;18 (3):1–9.
14. Heini PF, Berlemann U. Bone substitutes in vertebroplasty. *Eur Spine J.* 2001;10:S205–S213.
15. Lieberman IH, Togawa D, Kayanja MM. Vertebroplasty and kyphoplasty: filler materials. *Spine J.* 2005;5(6 Suppl): 305S–316S.
16. Lewis G. Injectable bone cements for use in vertebroplasty and kyphoplasty: state of the art review. *J Biomed Mater Res B Appl Biomater.* 2006;76B:456–468.
17. Deramond H, Depriester C, Toussaint P, Galibert P. Percutaneous vertebroplasty. *Semin Musculoskeletal Radiol.* 1997;1(2): 285–296.
18. Jasper LE, Deramond H, Mathis JM, Belkoff SM. The effect of monomer to powder ratio on the material properties of cranioplastic. *Bone.* 1999;25:27S–29S.
19. Belkoff SM, Sanders JC, Jasper LE. The effect of the monomer

to powder ratio on the material properties of acrylic cement. *J Biomed Mater Res.* 2002;63:369–399.

20. Philips FM. Minimally invasive treatments of osteoporotic compression fractures. *Spine.* 2003;28:S45–S53.

21. Chung SE, Lee SH, Kim TH, Yoo KH, Jo BJ. Renal cement embolism during percutaneous vertebroplasty. *Eur Spine J.* 2006 October;15(Suppl 17):590–594.

22. Nussbaum DA, Gailloud P, Murphy K. A review of complications associated with vertebroplasty and kyphoplasty as reported to the Food and Drug Administration medical device related web site. *J Vasc Interv Radiol.* 2005;15(11):1185–1192.

23. Liebschner MA, Rosenberg WS, Keaveny TM. Effects of bone cement volume and distribution on vertebral stiffness and vertebroplasty. *Spine.* 2001;26(14):1547–1554.

24. Belkoff SM, Mathis JM, Jasper LE, Deramond H. The biomechanics of vertebroplasty. The effect of cement volume on mechanical behaviour. *Spine.* 2001 July 15;26(14):1537–1541.

25. Ryu KS, Park CK, Kim MC, Kang JK. Dose-dependent epidural leakage of polymethylmethacrylate after percutaneous vertebroplasty in patients with osteoporotic vertebral compression fractures. *J Neurosurg.* 2002;96(1 Suppl):56–61.

26. Chiras J, Depriester C, Weill A, Sola-Martinez MT, Deramond H. Percutaneous vertebral surgery: techniques and indications. *J Neuroradiol.* 1997;24:45–59.

27. Vasconcelos C, Gailloud P, Beauchamp NJ, Heck DV, Murphy KJ. Is percutaneous vertebroplasty without pretreatment venography safe? Evaluation of 205 consecutive procedures. *Am J Neuroradiol.* 2002;23:913–917.

28. Carrodeguas RG, Lasa BV, del Barrio JSN. Injectable acrylic bone cements for vertebroplasty with improved properties. *J Biomed Mater Res B Appl Biomater.* 2004;68:B94–B104.

29. Fessl R, Roemer FW, Bohndorf K. Percutaneous vertebroplasty for osteoporotic vertebral compression fractures: experiences and prospective clinical outcomes in 26 consecutive patients with 50 vertebral fractures. *Rofo.* 2005;177(6):884–892.

30. Martin JB, Jean B, Sugiu K. Vertebroplasty: clinical experience and follow-up results. *Bone.* 1999 August;25(2 Suppl):11S–15S.

31. Monma H, Kanazawa T. The hydration of α-tricalcium phosphate. *Yogyo Kyokai Shi.* 1976;84:209.

32. Brown WE, Chow LC. In: Brown PW, editor. *Cement's Research Progress.* Westerville, OH: American Ceramic Society; 1986. p. 352.

33. Otsuka M, Matsuda Y, Suwa Y, Fox JL, Higuchi WI. Effect of particle size of metastable calcium phosphates on mechanical strength of a novel self-setting bioactive calcium phosphate cement. *J Biomed Mater Res.* 1995;29:25–32.

34. Miyamoto Y, Ishikawa K, Takechi M. Histological and compositional evaluations of three types of calcium phosphate cements when implanted in subcutaneous tissue immediately after mixing. *J Biomed Mater Res Appl Biomater Res.* 1998;40:139–144.

35. Flautre B, Delecourt C, Blary M, van Landuyt P, Lemaitre J, Hardouin P. Volume effect of biological properties of a calcium phosphate hydraulic cement: experimental study on sheep. *Bone.* 1999;25:S35–S39.

36. Ikenaga M, Hardouin P, Lemaitre J, Andrianjatovo H, Flautre B. Biomechanical characterization of a biodegradable calcium phosphate hydraulic cement: a comparison with porous biphasic calcium phosphate ceramics. *J Biomed Mater Res.* 1998;40:139–144.

37. Mattsson P, Larsson S. Calcium phosphate cement for augmentation did not improve results after internal fixation of displaced femoral neck fractures: a randomized study of 118 patients. *Acta Orthop.* 2006 April;77(2):251–256.

38. Lim TH, Brebach G, Renner S, Kim WJ, Kim J, Lee R, Andersson G, An H. Biomechanical evaluation of an injectable calcium phosphate cement for vertebroplasty. *Spine.* 2002;27:1297–1302.

39. Tomita S, Kin A, Yazu M, Abe M. Biomechanical evaluation of

kyphoplasty and vertebroplasty with calcium phosphate cement in a simulated osteoporotic compression fracture. *J Orthop Sci.* 2003;8(2):192–197.

40. Belkoff SM, Mathis JM, Jasper LE, Deramond H. An ex vivo biomechanical evaluation of a hydroxyapatite cement for use with vertebroplasty. *Spine.* 2001;26(14):1542–1546.

41. Belkoff SM, Mathis JM, Jasper LE. Ex vivo biomechanical comparison of hydroxyapatite and polymethylmethacrylate cements for use with vertebroplasty. *AJNR Am J Neuroradiol.* 2002;23(10):1647–1651.

42. Tomita S, Molloy S, Jasper LE, Abe M, Belkoff SM. Biomechanical comparison of kyphoplasty with different bone cements. *Spine.* 2004;29(11):1203–1207.

43. Bai B, Jazrawi LM, Kummer FJ, Spivak JM. The use of an injectable, biodegradable calcium phosphate bone substitute for the prophylactic augmentation of osteoporotic vertebrae and the management of vertebral compression fractures. *Spine.* 1999;24(15):1521–1526.

44. Perry A, Mahar A, Massie J, Arrieta N, Garfin S, Kim C. Biomechanical evaluation of kyphoplasty with calcium sulfate cement in a cadaveric osteoporotic vertebral compression fracture model. *Spine J.* 2005;5(5):489–493.

45. Wilke HJ, Mehnert U, Claes LE, Bierschneider MM, Jaksche H, Boszczyk BM. Biomechanical evaluation of vertebroplasty and kyphoplasty with polymethylmethacrylate or calcium phosphate cement under cyclic loading. *Spine.* 2006;31(25):2934–2941.

46. Young SW, Holde M, Gunasekarun S, Poser RD, Constanz BR. The correlation of radiographic, MRI and histological evaluation over two years of a carbonated apatite cement in a rabbit model. In: Andersson GBJ, editor. *Transactions of the 44th Annual Meeting of the Orthopaedic Research Society.* 1998; 23(2):846.

47. Chow LC, Takagi S. A natural bone cement—a laboratory novelty led to the development of revolutionary new biomaterials. *J Res Natl Inst Stand Technol.* 2001;106:1029–1033.

48. Gisep A, Wieling R, Bohner M, Matter S, Schneider E, Rahn B. Resorption patterns of calcium-phosphate cements in bone. *J Biomed Mater Res A.* 2003;66(3):532–540.

49. Nakano M, Hirano N, Ishihara H, Kawaguchi Y, Matsuura K. Calcium phosphate cement leakage after percutaneous vertebroplasty for osteoporotic vertebral fractures: risk factor analysis for cement leakage. *J Neurosurg Spine.* 2005;2(1):27–33.

50. Hillmeier J, Meeder PJ, Nöldge G, Kock HJ, Da Fonseca K, Kasperk HC. Balloon kyphoplasty of vertebral compression fractures with a new calcium phosphate cement. *Orthopade.* 2004;33(1):31–39.

51. Maestretti G, Cremer C, Otten P, Jakob RP. Prospective study of standalone balloon kyphoplasty with calcium phosphate cement augmentation in traumatic fractures. *Eur Spine J.* 2007 May;16(5):601–610.

52. Libicher M, Hillmeier J, Liegibel U, et al. Osseous integration of calcium phosphate in osteoporotic vertebral fractures after kyphoplasty: initial results from a clinical and experimental pilot study. *Osteoporos Int.* 2006;17(8):1208–1215.

53. Ulatowski TA, Warning Letter to Maria L. Maccecchini, Ph.D. (President, Synthes Biomaterials), Department of Health and Human Services, Food and Drug Administration, Center for Devices and Radiological Health, Rockville, MD, November 5, 2004.

54. Bernards CM, Chapman J, Mirza S. Lethality of embolized Norian bone cement varies with the time between mixing and embolization. In: *Proceedings of the 50th Annual Meeting of the Orthopedic Research Society;* 2004; San Francisco.

55. Krebs J, Aebli N, Goss BG, Sugiyama S, Bardyn T, Boecken I, Leamy PJ, Ferguson SJ. Cardiovascular changes after pulmonary embolism from injecting calcium phosphate cement. *J Biomed Mater Res B Appl Biomater.* 2007;82(2): 526–532.

56. Orthovita, Inc. Cortoss. Intimate bone bonding. *Company brochure.* Malvern, PA: Orthovita, Inc.; 2003.

索 引

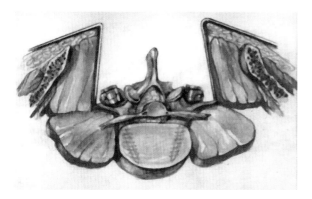

图 1.1

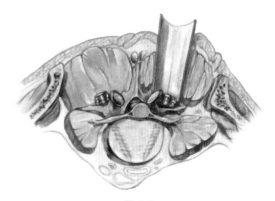

图 1.2

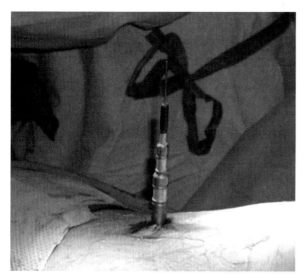

图 1.3

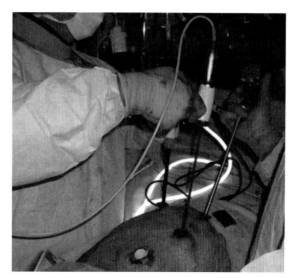

图 1.5

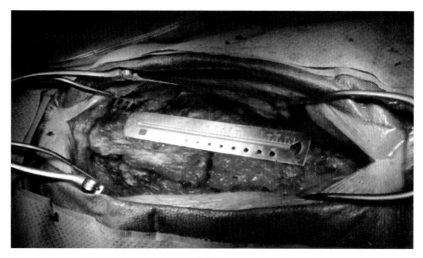

图 1.6

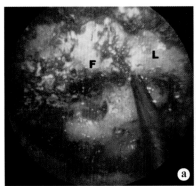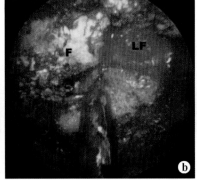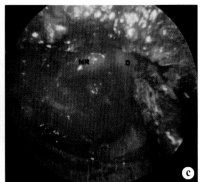

图 4.5

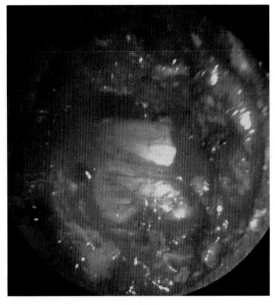

图 4.7

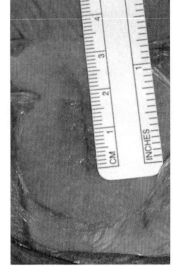

图 4.9

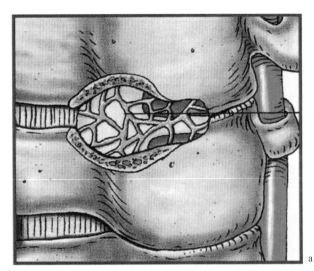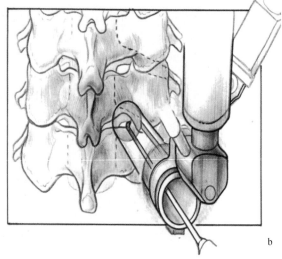

图 5.4

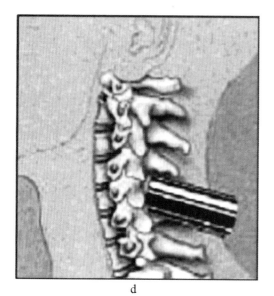

图 5 .6(d)

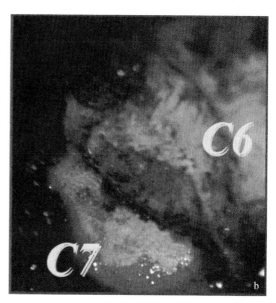

图 5.8(b)

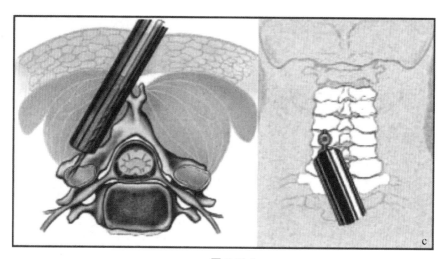

图 5.9(c)

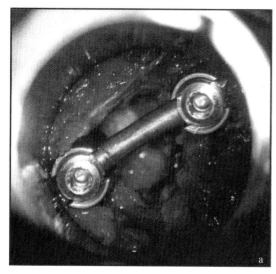

图 5.10(a)

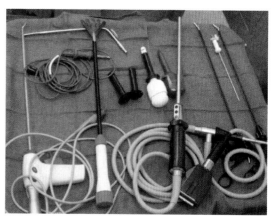

图 6.1

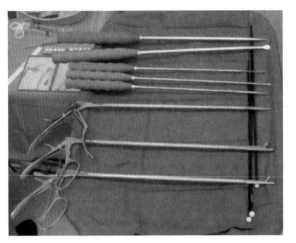

图 6.2

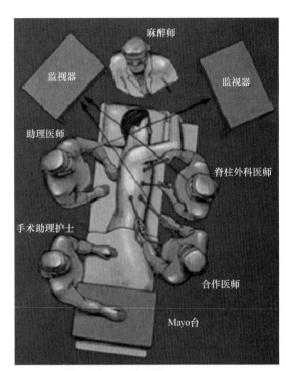

图 6.3

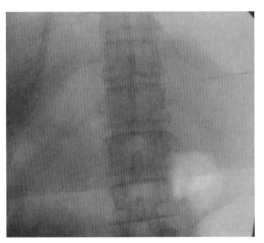

图 6.4

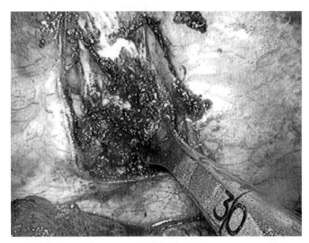

图 6.5

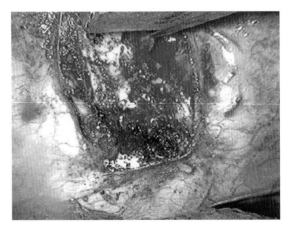

图 6.6

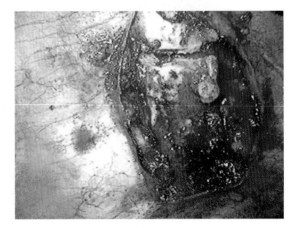

图 6.7

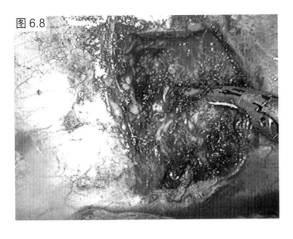

图 6.8

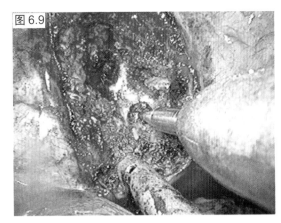

图 6.9

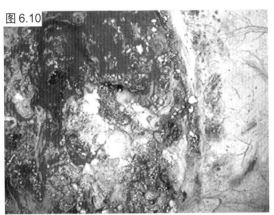

图 6.10

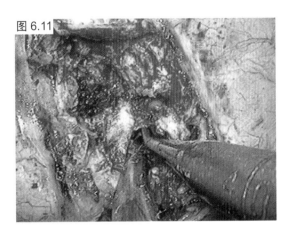

图 6.11

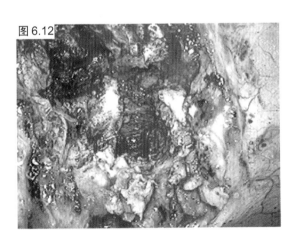

图 6.12

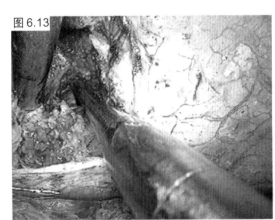

图 6.13

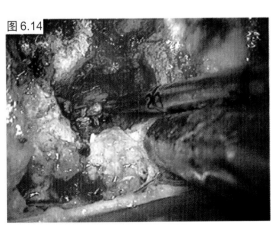

图 6.14

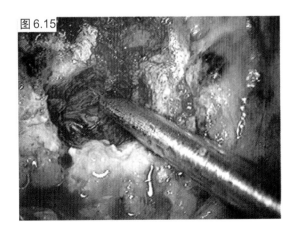

图 6.15

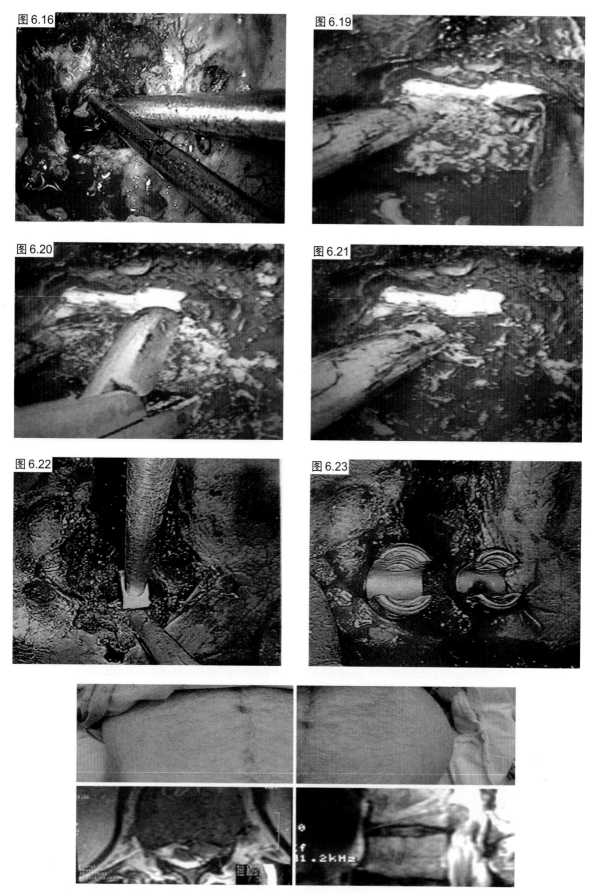

图 6.16 图 6.19

图 6.20 图 6.21

图 6.22 图 6.23

图 6.25

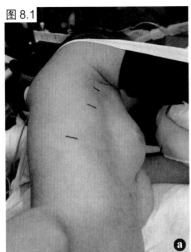

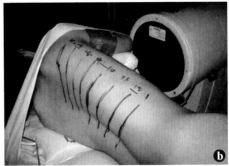

图 8.1

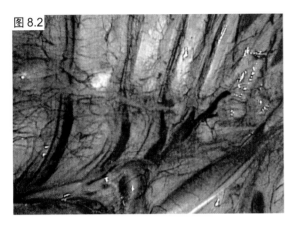

图 8.2

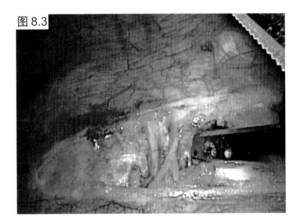

图 8.3

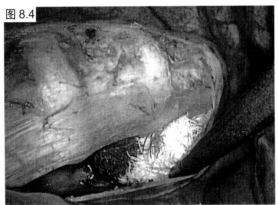

图 8.4

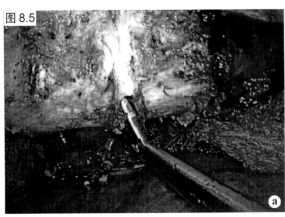

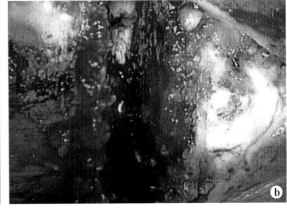

图 8.5

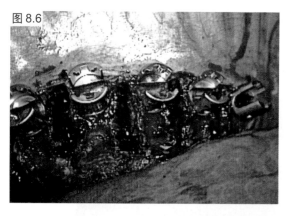

图 8.6

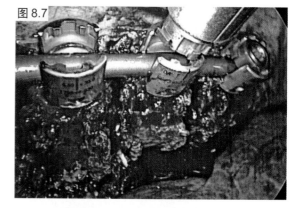

图 8.7

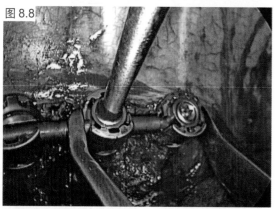

图 8.8

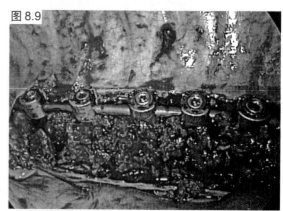

图 8.9

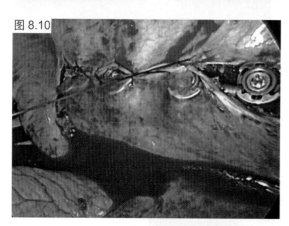

图 8.10

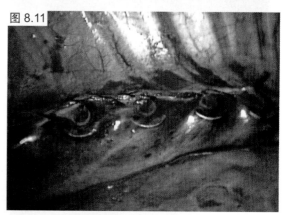

图 8.11

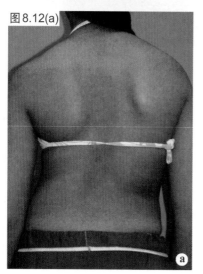

图 8.12(a)

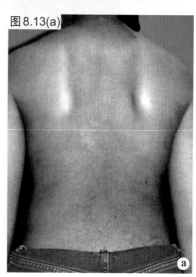

图 8.13(a)

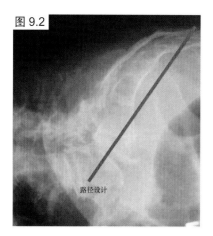
图 9.2

路径设计

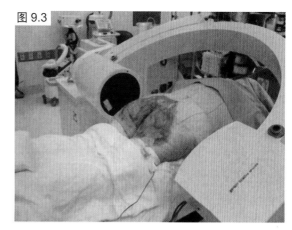
图 9.3

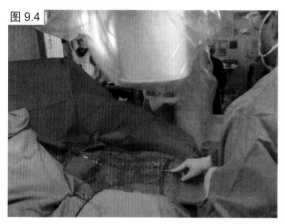
图 9.4

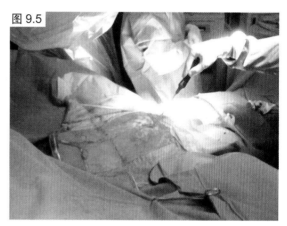
图 9.5

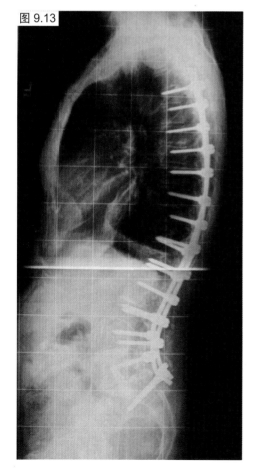
图 9.13

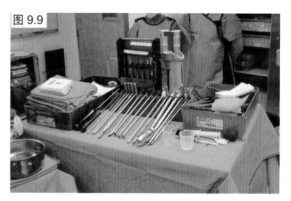
图 9.9

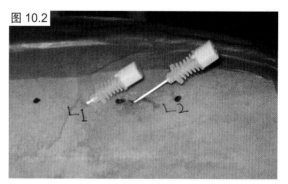
图 10.2

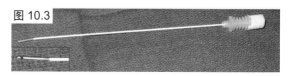
图 10.3

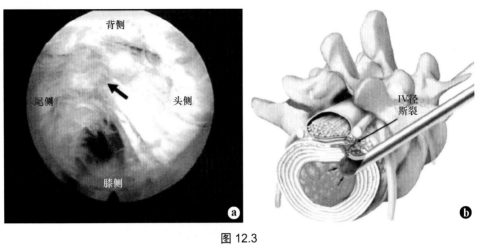

图 12.3

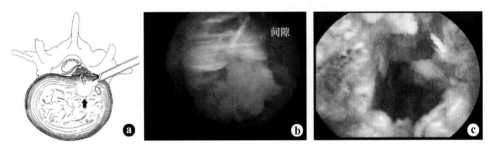

图 12.4

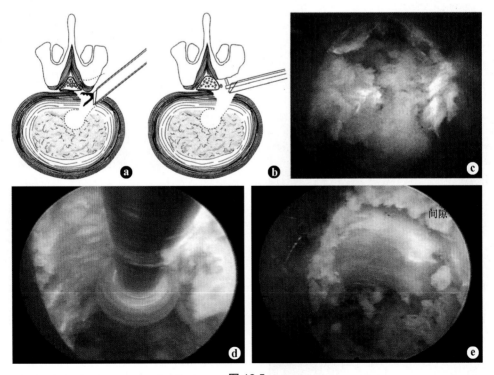

图 12.5

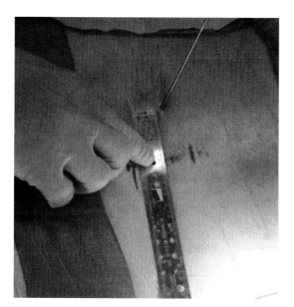

图 13.2

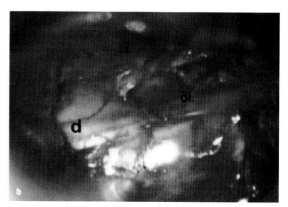

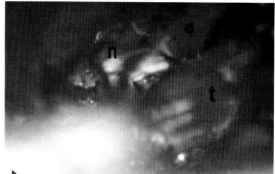

图 13.11(b)

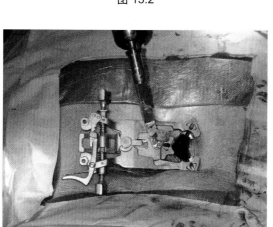

图 15.3

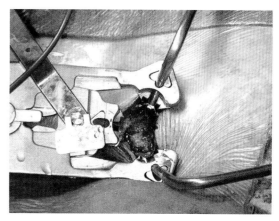

图 15.4

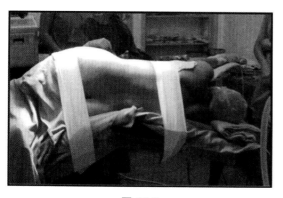

图 16.2

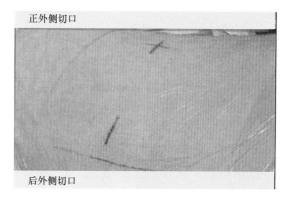

正外侧切口

后外侧切口

图 16.3

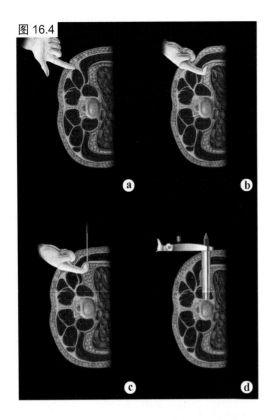

图 16.4

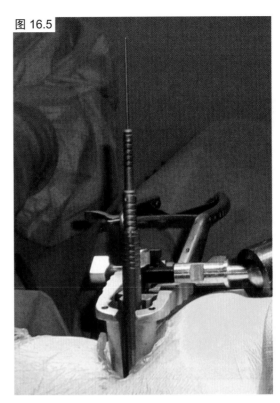

图 16.5

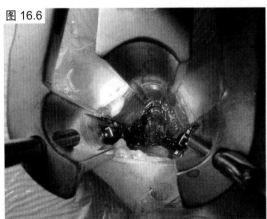

图 16.6

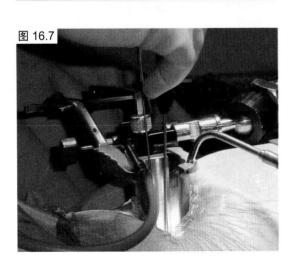

图 16.7

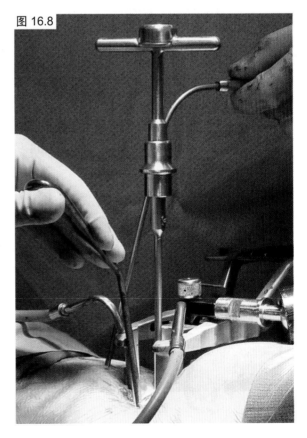

图 16.8

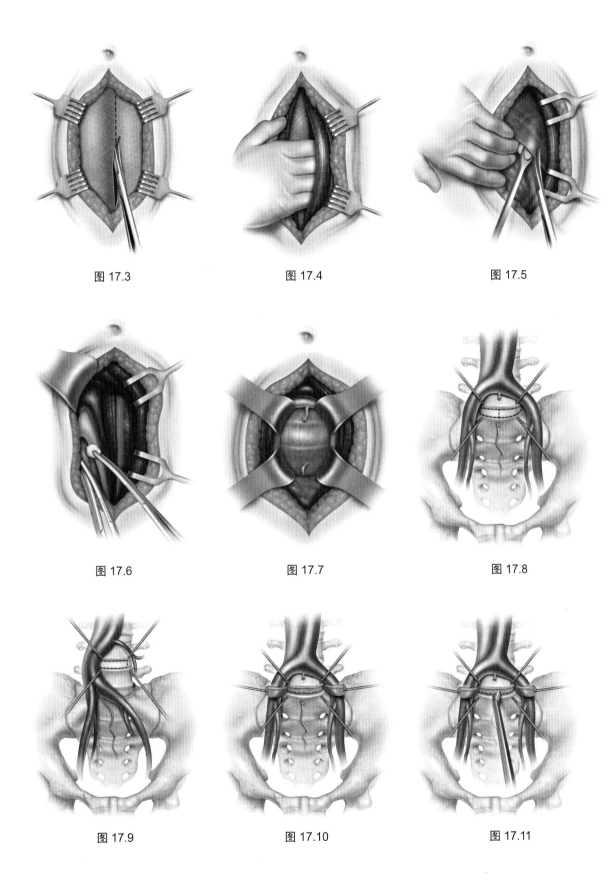

图 17.3

图 17.4

图 17.5

图 17.6

图 17.7

图 17.8

图 17.9

图 17.10

图 17.11

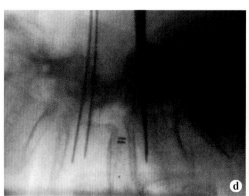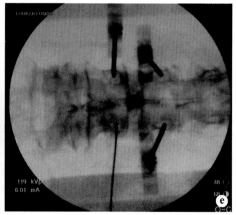

图 18.1(d,e)

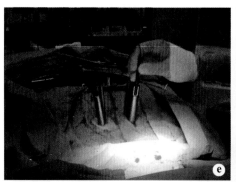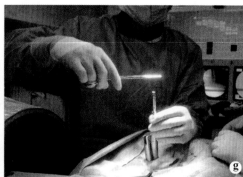

图 18.2(e,g)

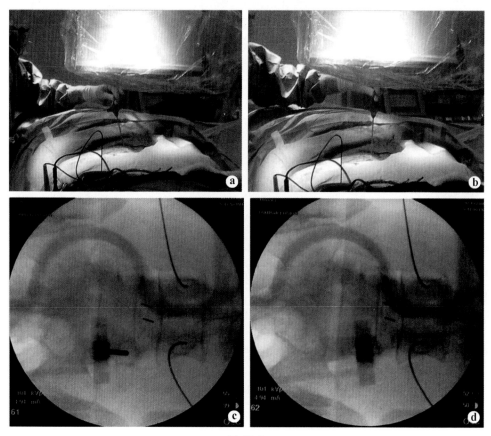

图 18.3

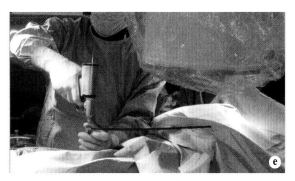

图 18.3(续)

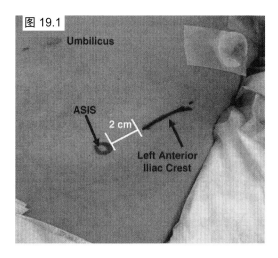

图 19.1

Umbilicus

ASIS

2 cm

Left Anterior
Iliac Crest

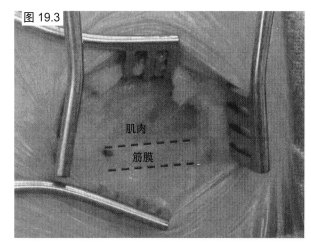

图 19.3

肌肉

筋膜

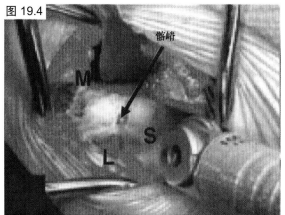

图 19.4

髂嵴

M

S

L

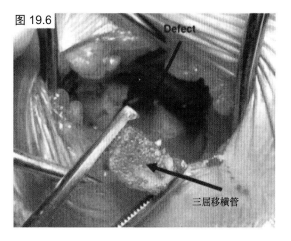

图 19.6

Defect

三屈移横管

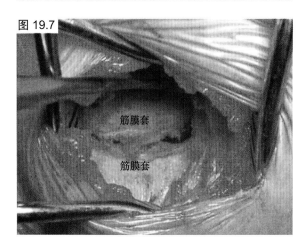

图 19.7

筋膜套

筋膜套

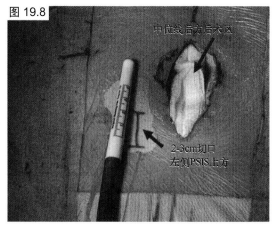

图 19.8

中位线后方后术区

2-3cm切口
左侧PSIS上方

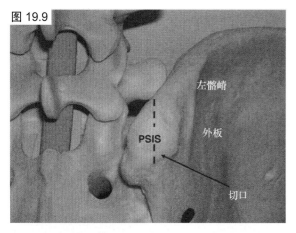

图 19.9

左髂嵴

外板

PSIS

切口

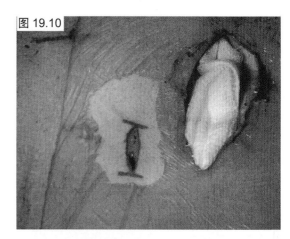

图 19.10

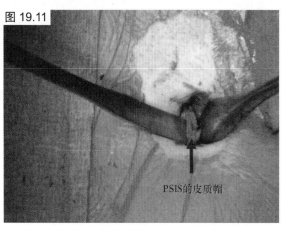

图 19.11

PSIS的皮质帽

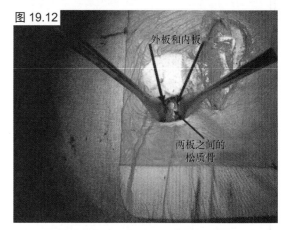

图 19.12

外板和内板

两板之间的
松质骨

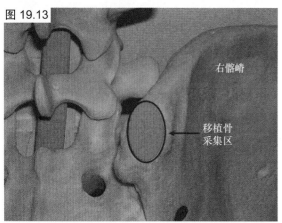

图 19.13

右髂嵴

移植骨
采集区

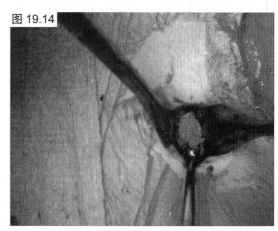

图 19.14

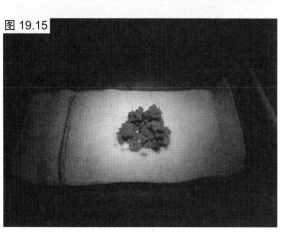

图 19.15

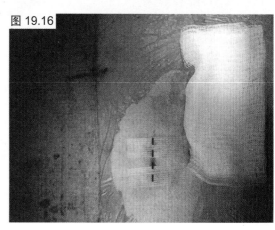

图 19.16